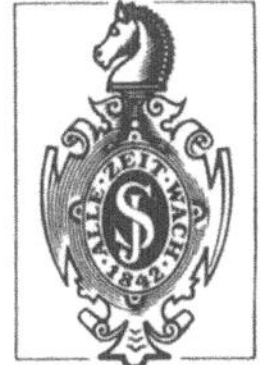

Ch. Herfarth · H. J. Buhr (Hrsg.)

Möglichkeiten und Grenzen der Medizin

Mit 12 Abbildungen und 4 Tabellen

Springer-Verlag
Berlin Heidelberg New York London Paris Tokyo
HongKong Barcelona Budapest

Prof. Dr. Christian Herfarth
Chirurgische Klinik der Universität
Kirschnerstr. 1 (INF 110)
69120 Heidelberg

Prof. Dr. Heinz J. Buhr
Chirurgische Klinik der Universität
Kirschnerstr. 1 (INF 110)
69120 Heidelberg

ISBN-13: 978-3-540-57666-2   e-ISBN-13: 978-3-642-78798-0
DOI: 10.1007/978-3-642-78798-0

Satz: FotoSatz Pfeifer GmbH, Gräfelfing/München
24-3130-543210 – Gedruckt auf säurefreiem Papier

Vorwort

Möglichkeiten und Grenzen der Medizin werden mit zunehmender Skepsis hinsichtlich des wirklich möglichen medizinischen Fortschritts und des wirtschaftlich Machbaren diskutiert. Die akademische Ausgangssituation in der Medizin an den Universitäten ist durch Kooperationsfragen zwischen Kliniken und Grundlagenforschung und zunehmender Ressourcenenge bei nach wie vor hohen Studentenzahlen wesentlich geprägt. So besteht kein Zweifel, daß in der akademischen Medizin ein Umdenken notwendig ist.

Die Trennung der Forschung von der klinischen Krankenversorgung gilt als ein Lösungsmodell. Wenn diese Trennung auch vordergründig betriebswirtschaftlich logisch erscheint, da sie mehr Kostentransparenz erlaubt, so müssen doch die erheblichen Einflüsse und Folgen einer derartigen Entscheidung auf die klinische Forschung beachtet werden. Voraussetzung für die klinische Forschung sind „Centers of excellence", d.h. auch die Finanzierung einer über die Maximalversorgung hinausgehende Krankenversorgung. Eine Trennung von Forschung und Lehre von der Klinik gefährdet das Ziel bzw. reißt Festzusammengefügtes auseinander. Ein Vorbild für diese Planung geht gerade mit den wissenschaftlichen Akademien in den ehemaligen sozialistischen Ländern unter. Die Krankenversorgung belastet die Forschung durch ihren Zeitaufwand, sie stellt aber immer wieder neue Probleme an die klinische Forschung und belebt sie damit. Eine Trennung von Klinik und Forschung führt zum Realitätsverlust und birgt grundsätzlich eine Krise der akademischen Medizin in sich. Der Politiker – und besonders der Wissenschaftspolitiker – fühlt sich zum Handeln aufgefordert, und die akademische Gemeinschaft – vor allem repräsentiert durch den Wissenschaftsrat – hält Lösungsvorschläge bereit. So bieten sich Aufteilen und Reduzieren der klinischen Arbeit als Instrument an.

Gleichzeitig zeichnen versicherungsrechtliche und versicherungspolitische Zukunftsberechnungen neue Wirklichkeiten. Die Bevölkerungsentwicklung mit ihrem demographischen Altersaufbau gibt Zahlen vor, die eine breit angelegte Solidarversicherung und damit eine Medizin in der traditionellen Form in den kommenden Jahren fast unmöglich erscheinen läßt.

Der Rahmen ärztlichen Handelns liegt aber auch durch verfassungsrechtliche Prinzipien und ethische Normen fest. Diese Orientierungspunkte sind eindeutig. Ressourcenmängel, etwa in der Organspende oder durch wirtschaftlichen Zwang, und der Rechtsanspruch des individuellen Patienten lassen aber Frage offen. Die Situation wird durch gravierende gesundheitspolitische Probleme in der Dritten Welt noch komplizierter.

Auf einem Symposium anläßlich des 175jährigen Bestehens der akademischen Chirurgie an der Universität Heidelberg diskutierten berufene Vertreter der angesprochenen Disziplinen über Möglichkeiten und Grenzen der Medizin. Der Standpunkt des Theologen, des Rechts- oder Naturwissenschaftlers, des Wissenschafts- oder Wirtschaftspolitikers ist nicht immer der des Mediziners. Auch Modetrends des Zeitgeistes mischen sich ein. Es zeigte sich: Eine interdisziplinäre Diskussion tut not.

Das große öffentliche Echo dieser Diskussion regte zum Druck der Beiträge an. So danken die Herausgeber ganz besonders der Jung-Stiftung für Wissenschaft und Forschung für die großzügige Unterstützung zur Veröffentlichung dieses Bandes.

Heidelberg, im Januar 1994   *Ch. Herfarth*
                                                             H. J. Buhr

Inhaltsverzeichnis

Autorenverzeichnis

Prof. Dr. Heinz J. Buhr
Chirurgische Klinik der Universität
Kirschnerstraße 1 (INF 110)
69120 Heidelberg

Prof. Dr. Hermann Bujard
Zentrum für Molekulare Biologie der
Universität
Im Neuenheimer Feld 282
69120 Heidelberg

Prof. Dr. Dr. mult. h.c. Wilhelm Doerr
em. Direktor des Pathologischen
Instituts der Universität
Im Neuenheimer Feld 220/221
69120 Heidelberg

Prof. Dr. Manfred Erhardt
Senator für Wissenschaft und Forschung
Senatsverwaltung für Wissenschaft und
Forschung
Bredtschneiderstraße 5
14057 Berlin

Dr. Heinz-Joachim Fischer
Rom-Korrespondent der Frankfurter
Allgemeinen Zeitung
Via Flaminia 497 D II
I-00191 Rom

Peter Greisler
Vorstandsvorsitzender der Debeka-
Versicherungen
Ferdinand-Sauerbruch-Straße 18
56073 Koblenz

Dipl.-Volkw. Irmtraut Gürkan
Verwaltungsdirektorin des Universitätsklinikums
Theodor-Stern-Kai 7
60596 Frankfurt/Main

Prof. Dr. Dr. h.c. Harald zur Hausen
Stiftungsvorstand Deutsches Krebsforschungszentrum
Im Neuenheimer Feld 280
69120 Heidelberg

Prof. Dr. Christian Herfarth
Chirurgische Klinik der Universität
Kirschnerstr. 1 (INF 110)
69120 Heidelberg

Prof. Dr. Wolfgang Huber
Wissenschaftlich-Theologisches Seminar
der Universität
Systematische Theologie
Kisselgasse 1
69117 Heidelberg

Prof. Dr. Paul Kirchhof
Institut für Finanz- und Steuerrecht
der Universität
Friedrich-Ebert-Anlage 6–10
69117 Heidelberg
Richter am Bundesverfassungsgericht

Prof. Dr. jur. Dr. h.c. Adolf Laufs
Institut für Geschichtliche Rechtswissen-
schaft der Universität
– Germanistische Abteilung –
Friedrich-Ebert-Platz 2
69117 Heidelberg

Prof. Dr. Jürgen van de Loo
Medizinische Klinik und Poliklinik
Abteilung Innere Medizin A der
Universität
Albert-Schweitzer-Straße 33
48149 Münster
*Wissenschaftsrat – Vorsitzender des
Ausschusses Medizin*

Prof. Dr. theol. Ditmar Mieth
Katholisches Seminar der Universität
Ethik II
Liebermeisterstraße 12
72076 Tübingen

Prof. Dr. Dr. h.c. Klaus Peter
Institut für Anästhesiologie
Klinikum Großhadern und Innenstadt-
kliniken
Ludwig-Maximillians-Universität
Marchioninistraße 15
81377 München

Prof. Dr. Rudolf Pichlmayr
Klinik für Abdominal- und
Transplantationschirurgie
Zentrum Chirurgie
Medizinische Hochschule
Konstanty-Gutschow-Straße 8
30625 Hannover

Prof. Dr. Ernst Otto Riecken
Abteilung Innere Medizin mit
Schwerpunkt Gastroenterologie
Klinikum Steglitz
Freie Universität
Hindenburgdamm 30
12203 Berlin

Prof. Dr. J. Rüdiger Siewert
Chirurgische Klinik und Poliklinik der
Technischen Universität
Klinikum rechts der Isar
Ismaninger Straße 22
81675 München

Prof. Dr. Michael Trede
Chirurgische Klinik im Klinikum Mannheim der Universität Heidelberg
Theodor-Kutzer-Ufer
68167 Mannheim

1. Einführung

Möglichkeiten und Grenzen der Medizin

W. DOERR

Der ehrenvolle Auftrag, in diesem Kreis über ein brisantes Thema – aktuell und schwierig zugleich – zu sprechen, hat mir Mühe gemacht. Ich berichte als Pathologe. Pathologen sind Ärzte mit besonderem Auftrag. Sie leben noch heute nach den Kernsätzen ihres großen Rudolf Virchow, nämlich:

1. daß wir – alle Ärzte, die einem wissenschaftlichen Auftrag verpflichtet sind – getragen werden von dem Glauben an den Fortschritt in der Erkenntnis der Wahrheit;
2. daß die Lehre von der Moral nach *den* Regeln entwickelt werden muß, welche die allgemeine Naturwissenschaft bestimmt haben.

Weil für das Verstehen des gegenwärtigen Standes der Medizin als Wissenschaft eine gründliche Kenntnis des Ganges, den sie genommen hat, unerläßlich ist, deshalb kann das wahre Wissen nur ein historisches Wissen sein (Löffler 1955). Zu Lebzeiten des großen Chelius vollzog sich der Wandel von der naturphilosophischen zur naturhistorischen, 30 Jahre nach Chelius zur naturwissenschaftlichen Betrachtung [8].

Gottfried Wilhelm Leibniz (1646–1716), den Gadamer den „Pionier der wissenschaftlichen Organisation" genannt hatte, verfolgte das Ziel: Den Coelum in terris durch die Societas eruditorum Germaniae zu schaffen. *Seine* Wissenschaft sei als Propaganda fidei zu verstehen! Baco de Verulam (1561–1626) hatte wohl *zuerst* die Methode gelehrt, aus der die Naturwissenschaft hervorgegangen ist: 1. Bewußtes Handeln zu einem bestimmten Zweck, 2. Kenntnis der Tatsachen, 3. logisches Denken und experimentelle Erfahrung; diese drei in methodischer Verknüpfung erzeugten die (eigentliche) Naturwissenschaft [17].

Nachdem Thales von Milet die Welt als Einheit erklärt und nach dem Urstoff gesucht, aus dem alles auf natürliche Art entstanden sei und ihn im *Wasser* findet, nachdem Heraklit im *Feuer* das Wesen der Welt sieht, nachdem Pythagoras nach der inneren Ordnung der Welt sucht und findet, daß die *Zahl* das Urbild der göttlichen Ordnung darstellt, begründet Demokrit den *Atomismus* [27]: Alles geschieht mit mechanischer Notwendigkeit!

Hiermit stoßen wir auf unsere heutige Problematik: Natur ist das Dasein der Dinge, insofern es nach formalen Gesetzen bestimmt und beherrschbar ist [36]. Unser Thema bemüht sich um den Menschen. An seiner Zugehörigkeit zur Biosphäre ist kein Zweifel. Er kann nicht „erklärt", er kann allenfalls „verstanden" werden. Der Mensch sollte seine Orientierungslosigkeit verlieren und zu einem neuen Selbstverständnis vorstoßen. Es ist ein Urbedürfnis des Menschen, die eigene Existenz in einen begreifbaren Zusammenhang einzuordnen [14]:

Der Mensch hat *drei* Demütigungen erlitten:
1. Durch Copernicus: Der Mensch ist nicht mehr der Mittelpunkt der Welt, er ist eine Randfigur!
2. Durch Darwin: Der Mensch ist ein Tier – wir würden sagen, ein „Gehirntier und noch etwas dazu"!
3. Durch Freud: Komplexe unbewußter Triebe steuern unser Leben [35]!

Eine letzte *Prämisse*, bevor ich auf die Medizin im eigentlichen Sinne eingehe: L. v. Bertalanffy [2], der Begründer der Theoretischen Biologie und Pathologie, hatte *drei* Schwierigkeiten markiert, die man sehen muß, wenn man die Grenzen der Heilkunde abstecken will:

1. Es wäre unsinnig, eine erfolgreich gewesene Entwicklung der Naturforschung nur darum abzubrechen, weil es Bedenken an ihrem endgültigen Erfolg gibt.
2. Wenn die Verfolgung bestimmter Kausalketten – etwa zur Erklärung besonderer Sachverhalte – nicht ausreicht, wird die Forschung schwierig, denn wir müssen von jetzt an uns mit der Wechselwirkung zahlreicher Variabler herumschlagen.
3. Wenn es ständig nicht gelingen sollte, das „Spezifisch-Menschliche" – und um dieses geht es – sichtbar werden zu lassen, dann hätte Nietzsche recht: Die moderne Menschheit stünde im Begriffe, ihr „gottgegebenes Eigengut" für das „Linsengericht einer Scheinzivilisation" zu opfern: Das bedeutet im heutigen Zusammenhang: Homo faber triumphiert über homo sapiens – und eben dies ist unser kritischer, um nicht zu sagen neuralgischer Punkt.

Das Ärgste ist nicht die Unwissenheit der Menschen, sondern daß sie Falsches für richtig halten und Richtiges nicht wissen wollen (Tschou en Lai [38]). Für *uns* bleibt gültig: Nicht die Hand allein, sondern das Herz macht den tüchtigen Arzt aus (W. His 1916, zit. nach [13]).

Ich habe vorzutragen über „Möglichkeiten und Grenzen". Welche Möglichkeiten, welche Grenzen sind es? Geht es um Leben und Tod?

Leben „reitet" auf der Materie [39]. Es handelt sich um eine Seinsschwebe zwischen Aufbau und Zersetzung, biotechnisch gesteuert durch 50 Enzyme [31]. Jene garantieren die Stabilität des Informationsspeichers durch Interkonnektivität der zellularen Matrix. Störungen des Informationsaustausches verursachen Entgleisung, pathologisches Wachstum, Krankheit mit Gefahrenwert, vielleicht gar Tod. Freilich: Der Begriff „organismisches Leben" darf sich nicht im Werkzeugdenken erschöpfen [6].

Die *Möglichkeiten* der zeitgenössischen Medizin liegen bei folgenden Haltepunkten:

1. *Anästhesiologie*: Schmerzbekämpfung, Intensivpflege, Beherrschung des Blutverlustes, Steuerung von Schock und Kollaps;
2. *Kontrolle der mikrobiellen Infektionen*, erfolgreich bis auf wenige Ausnahmen, z. B. erworbene Immundefektkrankheiten (AIDS);
3. *Frühentdeckung von Geschwülsten:* RIA-Test (Radioactive Immune Assay) und ELISA-Test (Enzyme Linked Immune Sorbent Assay), Entdeckung der monoklonalen Antikörper, großartig und genaugenommen eine sehr späte Frucht von Ehrlichs Seitenkettentheorie.
4. *Computergesteuerte bildgebende Verfahren*: Sono-, Computertomographie, Radionuklidtomographie, Kernspinresonanztomographie [12].

5. *Chirurgische Großtaten im eigentlichen Sinne*: Dabei resultieren Schwierigkeiten, wie man mit der Wissenschaftsexplosion umgeht [15]. Man hat die Vorgänge des Fortschreitens mit jenen des „freien Falles" verglichen [22].

Schadhaftes wird entfernt, intakte Substitute – gleich welcher Herkunft – werden eingebaut. In meiner Generation bewunderte man die Transplantate von Erich Lexer, untersucht von Max Borst (ganze Kniegelenke, Schädeldächer, Aortenimplantate u. v. a. [23]. *Und heute*: Gewebe und Organe vom lebenden Spender, wie Niere, Teile von Pankreas, Leber, Dünndarm. Vom toten Spender: Herz und Leber, – das Panorama ist imponierend.

Natürlich wird so etwas wie ein bestimmtes Organwertgefühl zu beachten sein. Das Herz sei die „Akropolis" des Körpers, und Schopenhauer meinte: Im Herzen steckt der Mensch, nicht im Kopf! *Dennoch*: Die Erfahrungen mit der Herztransplantation sind ermutigend, selbst wenn wir Pathologen immer wieder einmal immunokritische Situationen beobachten.

Die Verpflanzung des Gehirnes verbietet sich aus vielen Gründen: biotechnisch, ärztlich, ideell. Hier stoßen aneinander der biologische und der ethische Imperativ [12]. Eine Organentnahme ist nur aus solchen Toten möglich, bei denen Herz- und Kreislauftätigkeit intakt waren, der Hirntod aber eindeutig dokumentiert wurde. Die Wirklichkeit des Todes hat ein „differenziertes Gesicht" bekommen [19–21]. Die Aufrechterhaltung der Reanimation nach erfolgtem Hirntod im Interesse der guten Konservierung der zu entnehmenden Organe bedarf der besonderen Legitimation. Der fortwirkende Persönlichkeitsschutz reicht über den Hirntod hinaus. Auch hier spielt das „Qui tacet consentire videtur", das uns Pathologen die Arbeit als Obduzenten erschwert, eine Rolle! Das Verhältnis zwischen Arzt und Patient trägt mehr denn jemals juristische Züge. Man spricht von dem rechtlichen Dickicht des Berufsalltags. Den Ärzten, die im Dienst der Transplantationsmedizin stehen, muß man sagen: Man sollte sich hüten, technische Effizienz mit geistigem Fortschritt zu verwechseln. Die Medizin liefert dem Leben neue Jahre, ohne den Jahren intaktes, nämlich geistiges Leben liefern zu können [28–30].

Bionegative Erscheinungen sind *Erbanomalien* ohne Krankheitsgefühl. Insofern die *Gentechnologie* imstande sein wird, konstitutionell bedingte Krankheiten künftig zu verhindern – korrekturbedürftige Genkonstellationen würden kompensiert, die pathologischen Folgen blieben aus –, insoweit durch experimentelle Gentechnik Regulatorstoffe (Insulin, Interferon, Impfstoffe) hergestellt werden können, begrüßen wir die Früchte der Erbforschung. Dagegen haben wir absolute Vorbehalte gegen genetische Manipulationen am Menschen, Nichtwissen ist hier besser als „Wissen und Nicht-helfen-können". Bei den genetischen probabilistischen Arbeiten am Menschen, z. B. der extrakorporalen Befruchtung, d. h. der Erzeugung eines Menschen durch einen technischen Vorgang, verstößt man gegen die Achtung vor dem Individuum [37].

Die *Grenzen* der zeitgenössischen Medizin als Wissenschaft kann gerade der Pathologe immer wieder einmal erleben. Der jüdische Religionsphilosoph Martin Buber hat überzeugend dargelegt: Der Mensch wisse seit Urzeiten, daß er sich selbst der würdigste Gegenstand sei [3]. Buber erinnert an die *drei* Fragen von Immanuel Kant:

Was kann ich wissen?	Und spricht damit an: Metaphysik
Was soll ich tun?	Moral und
Was darf ich hoffen?	Religion!

Was der Mensch im freien Gebrauch seiner Vernunft aus sich machen soll, sagt ihm die Ethik [32a]. Ethik ist Handlungsorientierung [16], als Theorie des menschlichen Verhaltens ist sie eine philosophische Unternehmung [7]. Sie kann als Wegbereitung verstanden werden und hat für *Vorletztes* zu sorgen [24]. Ethik ist nichts anderes als die Ehrfurcht vor dem Leben [32]. Nicht alles, was machbar ist, ist anthropologisch-ethisch richtig. Deshalb haben wir ja Ethikkommissionen [9]. Sie bringen Entscheidungshilfen. Je weiter das technische Können reicht, desto dringender stellt sich die Frage nach dem Dürfen und Sollen. Johann Rudolf Glauber (1604–1670, Wertheim am Main) hatte formuliert: Thue nicht alles, was Du kannst, sag nicht alles, was Du weißt, glaub nicht alles, was Du hörst! – Wenn die Idee der Machbarkeit zum Kriterium der Wahrheit erhoben wird, ist der Lebensnerv der Ethik durchschnitten [24]. Alle diese Aussagen berühren die Verantwortung des Wissenschaftlers für das Leben [1]. Heute richten sich Furcht und Hoffnung im gleichen Maße auf die Wissenschaft, denn man glaubt zu wissen, daß die Ärzte die Macht haben, das Leben zu gestalten. Die Fähigkeit, Arzt sein zu können, schöpft sich aber *nur* aus der Humanität [33].

Heute weiß jeder Laie, daß die Medizin Gefahren abwehrt und Leben erhält. Viele Träger sog. Herzschrittmacher, implantierter Herzklappen, fremder Nieren, Lebern oder subtotaler Knochenmarkregenerate wären längst gestorben, wenn keine Hilfe gebracht worden wäre. **Leben ist das fundamentalste Rechtsgut**, *aber es ist der Güter höchstes nicht (cf. Matth. 10_{28})!*

Wo liegen die Grenzen der medizinischen Kunst? Der eigentliche Auftrag des Arztes ist *Minderung jedweden menschlichen Leides!* Er kann heute in erstaunlichem Umfang wahrgenommen werden. Allein es erhebt sich die Frage: Bis zu welcher Grenze ist Hilfe wirkliche Hilfe [35]? Heilkunde steht immer an der Grenze des überhaupt Wißbaren [5], sie ist Kunsthilfe im Kranksein. Wie und wann die biologische Lebenserwartung des Genus homo erfüllt sein wird, weiß niemand ganz sicher. Der älteste Mensch, den ich habe untersuchen können, war 111 Jahre alt. Solche Menschen sterben gar nicht, sie hören nur auf zu leben!

Linzbach [25] hat die Polypathie herausgestellt, d. h. die Tatsache, daß mit mathematischer Sicherheit, die er durch die Gompertzsche Gleichung verständlich zu machen suchte, die Fülle schicksalsmäßiger, jeweils nicht eigentlich bedrohlicher Ereignisse das Leben beenden würde. Ich hatte von harmonischem und nicht-harmonischem Altern gesprochen. Die Menschen der letzteren Gruppe füllen die Siechenheime, also die Pflegestationen. Sie leiden an den Folgen der Dissoziation der Stärke der senilen Umbauvorgänge der verschiedenen Organe, besonders von Hirn und Herz. Hier liegt eine eminente Schwierigkeit bei der Beherrschung der kritischen Finalphase menschlicher Existenz. Schon Richard Siebeck forderte „Führung und Geleit" der Hochbetagten in Würde [34].

Unantastbarkeit der Menschenwürde ist die Grundlage ärztlicher Ethik. Recht und Sittlichkeit haben ihren ontologischen Grund in der „Personalen Natur" des Menschen. Die sittliche Pflicht des Arztes entsteht nicht aus einem Konglomerat von Notwendigkeit und Zufall. Ihr Wertbereich ist umfassender, selbst als der des Rechtes.

Nur zu leicht gerät der Schwerkranke, aber auch der Hochbetagte, in eine technisch vorprogrammierte Behandlungsmaschinerie, die ausschließlich am Erfolg der Lebenserhaltung orientiert ist. Das eigentliche Problem ist das der Verhältnisbestimmung unter den Gütern: Leidminderung und Befindlichkeit, Lebensverlängerung und Selbstverständnis (Wissen um sich selbst) des Kranken.

Die außerordentliche Schwierigkeit des heutigen Generalverhandlungsthemas liegt darin, daß der Arzt über den Todeszeitpunkt verfügen kann und zuweilen auch muß. Dabei bildet Leben die „vitale Basis" der Menschenwürde. Die Entschleierung der Wahrheit ist ohne Divergenz der Meinungen nicht denkbar. Ich glaube, die Würde des Menschen ist das, was ihn (den Menschen) im *wesenhaften* Sinne ausmacht. Nur in der menschlichen *Gestalt* tritt er uns in diesem Leben entgegen. Wir sprechen von der *Gottesebenbildlichkeit*. Sie ist das verbindliche Kriterium für die Medizin mit Heilauftrag[1].

Freilich, insofern der Pathologe als Naturforscher sprechen darf, der sich mit vergleichender Krankheitslehre bei Mensch und Tier beschäftigt, muß er die Aussage wagen, daß Gottes Hand auch in den wunderbaren Gestalten tierischen Lebens erkennbar wird. Und so fügt er mit Goethe hinzu: Leben ist die schönste Erfindung der Natur, und der Tod ist ihr Kunstgriff, viel Leben zu haben!

Geist, Moral, Kultur sind die Varianten des menschlichen Sozialverhaltens. Die Selbstverantwortung der Wissenschaft garantiert die Gesinnungsethik der Verantwortlichen. Für sie ist die Absicht verbindlich, mit Hilfe einer Theorie die Bestimmung des Sittlich-Guten zu emanzipieren. Hier, an diesem Punkt, würde sich Hans Jonas [18] melden, könnte er es noch, und die „Verantwortung in das Zentrum der Moral" rücken. Er würde wahrscheinlich argumentieren:

„Immanuel Kant: Du kannst, denn Du sollst!
Hans Jonas: Du sollst, denn Du kannst!"

Die *Möglichkeiten* habe ich zu skizzieren versucht. Die *Grenzen* des ärztlichen Handelns liegen bei der Würde des uns anvertrauten kranken Mitmenschen.

Medici sumus, homineus simus, was ja heißt: Ärzte sind wir, laßt uns auch Menschen sein!

Der Anatom und besonders der Patho-Anatom, so lehrte Niels Stensen (1638–1687), der große Arzt und Kirchenfürst:

Der Anatom ist ein Zeigestab in der Hand Gottes!

Literatur

1. Amelung E (1986) Die Verantwortung der Wissenschaft für das Leben. In: Klingmüller W (Hrsg) Genforschung im Widerstreit, 2. Aufl. Wissenschaftliche Verlagsgesellschaft, Stuttgart S 11
2. Bertalanffy L v (1970) Biologie und Weltbild. In: Lohmann M (Hrsg) Wohin führt die Biologie? Hanser, München
3. Buber M (1982) Das Problem des Menschen, 5. Aufl. Schneider, Heidelberg
4. Buhr HJ (1981) Der Grenzbereich zwischen Leben und Tod als klinisches Problem. Rupert-Carola Heft 65/66: 112

---

1 cf. Gottes Ebenbild. Perthes' Handlexikon für ev. Theologen, Bd. I, S. 484. Gotha: Friedr. Andreas Perthes 1890.

 5. Christian P (1952) Das Personverständnis im modernen medizinischen Denken. Mohr (Paul Siebeck), Tübingen
 6. Doerr W (1975) Das Altern in anthropologischer Sicht. Verh Dtsch Ges Pathol 59: 260–271
 7. Ebeling G (1982) Zum Verhältnis von Dogmatik und Ethik. Z ev Ethik 26: 10
 8. Ernst P (1934) Epochen der Medizin seit 75 Jahren. Von Assistenten, die einem etwas bringen. Festschrift für Heinrich Zangger. Rascher, Zürich, S 665–672
 9. Eser A, Koch HG (1982) Zum rechtlichen Wert von Ethik-Kommissionen. Dtsch med Wochenschr 107: 443–447
10. Gadamer H G (1972) Diskussionsbemerkung. Heidelberger Akademie der Wissenschaften
11. Gross R (1984) Was bleibt in der Medizin? Was ändert sich in der Medizin? In: Barkow D, Graul EH (Hrsg) Berichtsband Medicenale XIV. Iserlohn 1984. Iserlohn, Medice Hausdruck, S 8 ff
12. Gross R (1984) Die Spannung zwischen Technologie und Ethik im ärztlichen Beruf. Festvortrag Heilmeyer-Symposium 30.11.1984, Düsseldorf (Manuskript)
13. Gsell O (1983) Hundert Jahre innere Medizin. Med Welt 34:3 428–433, 462–465
14. Heintzeler W (1981) Der Mensch im Kosmos – Krone der Schöpfung oder Zufallsprodukt? Seewald, Stuttgart
15. Herfarth Ch (1983) Die aktuellen Aufgaben der Allgemeinen Chirurgie. Heidelberger Jahrbücher 27: 65–76
16. Hübner J (1981) Wissenschaft, Glaube und Ethik. Ev Theol 41: 507
17. Jacob W (1972) Virchows Begriff der „naturwissenschaftlichen Methode" – Deutung und Grenzen. Wege der Naturforschung 1822–1872 im Spiegel der Versammlungen Deutscher Naturforscher und Ärzte. Springer, Berlin Heidelberg New York, S 88
18. Jonas J (1979) Das Prinzip Verantwortung. Insel, Frankfurt/Main
19. Laufs A (1985) Juristische Probleme des Hirntodes. Nervenarzt 56:399
20. Laufs A (1985) Zugänge im Dickicht des Gesundheitsrechts. Chirurg 56:416
21. Laufs A (1986) Arzt und Recht im Wandel der Zeit. Medizinrecht 4:163
22. Lepenies W (1976) Das Ende der Naturgeschichte. Hanser, München Wien
23. Lexer E (1936) cf. L. Aschoff: Pathologische Anatomie, Bd I. Fischer, Jena, S 571 ff
24. Link Chr (1981) Die Herausforderung der Ethik durch die Humangenetik. Z ev Ethik 35: 84–101
25. Linzbach AJ (1975) Altern und Krankheit. Verh Dtsch Ges Pathol 59: 242
26. Löffler W (1936) Über induzierte und sogenannte spontane Wandlungen im infektiösen Krankheitsgeschehen. Verh Dtsch Ges Pathol 39: 89–105
27. Mialki W (1966) Der Atombegriff des Demokrit im Lichte der modernen Kerntechnik. Humanismus Technik 11: 7
28. Schipperges H (1973) Ausbruch aus der Gesellschaft in die Zukunft. Arzt und Christ 3–4: 129
29. Schipperges H (1982) Die Zukunft der Medizin. Mutmaßungen eines Medizinhistorikers. Schweiz Ärztez 63: 59
30. Schipperges H (1986) Niels Stensen in seiner Bedeutung für die Entwicklung der Medizin. In: Lebendiges Zeugnis. Schriftenreihe der akademischen Bonifatius-Einigung 41: 45
31. Schriefers H (1987) Das Leben als molekulare Verständigung. Med Welt 38: 9–15
32. Schweitzer A (1923) Kultur und Ethik. Beck, München
32a. Schwemmer O (1982) Die Bildung der Vernunft aus der Erfahrung zur Grundlegung einer philosophischen Anthropologie. Z ev Ethik 26: 40
33. Schweninger E (1906) Der Arzt. In: Büber M (Hrsg) Die Gesellschaft, Bd 7. Rütteln & Loening, Frankfurt/Main
34. Siebeck R (1936) Der Kranke und seine Lage. In: Assmann H, Bergmann G v, Bonenkamp H, et al. (Hrsg) Lehrbuch der Inneren Medizin, Bd I. Julius Springer, Berlin, S 3 ff
35. Thielicke H (1976) Menschsein – Menschwerden. Piper, München Zürich
36. Troll W (1948) Urbild und Ursache in der Biologie. Sitzungsberichte Heidelberger Akademie der Wissenschaften, mathemat.-naturwissenschaftl. Klasse, 6. Abhandlung. Springer, Heidelberg
37. Vitzthum W Graf (1985) Gentechnologie und Menschenwürde. Medizinrecht 3: 249
38. Wamsler K (1981) Die Chemische Industrie. Rede vor der Mitgliederversammlung des VCI 1981. Econ, Düsseldorf
39. Wilder Schmith AE (1979) Die Demission des wissenschaftlichen Materialismus, 3. Aufl. Hänssler, Neuhausen Stuttgart

2. Wissenschaftsplanung und Wissenschaftspolitik

Forschungsorientierte Hochschulmedizin: Illusion oder realistisches Ziel?

J. van de Loo

Es ist nicht selbstverständlich, daß die Medizin an Hochschulen auf Forschung hin ausgerichtet ist. Das Wissenschaftssystem der ehemaligen sozialistischen Staaten hatte die medizinische Forschung aus den Universitäten in die Institute der Wissenschaftsakademien verlagert und dadurch einen unmittelbaren staatlichen Einfluß auf die Wissenschaft ausgeübt. Aber auch im System der westlichen Staaten sind andere Prioritäten der Hochschulmedizin denkbar: Primäre Zielsetzung kann die qualitative Spitzenversorgung der Bevölkerung sein. Oder die Gesellschaft erwartet von den Hochschulkliniken in erster Linie die Ausbildung hervorragender Fachärzte bzw. künftiger Chefärzte. Schließlich ist denkbar, daß medizinische Hochschuleinrichtungen primär zur Ausbildung von Medizinstudenten zu künftigen Ärzten im Sinne von Medizinschulen genutzt werden sollen.

Um keinen Zweifel zu lassen: Die Hochschulgesetze fast aller unserer Bundesländer weisen den medizinischen Fakultäten Forschung, Lehre, Krankenversorgung und Ausbildung des wissenschaftlichen Nachwuchses in genau dieser Reihenfolge zu. Der Wissenschaftsrat hat in vielen Empfehlungen zur Medizin in den letzten 20 Jahren keinen Zweifel daran gelassen, daß Forschung die maßgebende Leitlinie universitärer Medizin sei und ihr eine klare Priorität zukommen muß. Nicht zuletzt bezeugt die Priorität von Forschung und Lehre in der Hochschulmedizin ihr Selbstverständnis als Teil der Universität.

Im folgenden soll analysiert werden, welche Faktoren, welche staatlichen oder gesellschaftlichen Einflüsse oder welche Einstellungen und Gewohnheiten den Primat der Forschung in unserer deutschen Hochschulmedizin begrenzen oder behindern, welche Wege, dies zu ändern, sich bewährt haben, und welche Maßnahmen vorzunehmen sind, um der Forschung wieder ihre maßgebende Rolle einzuräumen. Diese Ausführungen sind nicht in jeder Einzelheit die Meinung des Wissenschaftsrates. Sie stützen sich aber auf viele frühere Empfehlungen dieses Gremiums und auf eigene Erfahrungen bei der Beurteilung zahlreicher medizinischer Fakultäten der alten und neuen Bundesländer.

Es ist unstrittig, daß die genannten vier Aufgabenschwerpunkte der Hochschulmedizin keine Alternativen sind, sondern gleichzeitige Aufgaben unterschiedlicher Wertigkeit und unterschiedlicher Inanspruchnahme. Sie stecken gleichzeitig das Spannungsfeld ab, innerhalb dessen sich Hochschulmedizin entwickelt und – daran liegt mir besonders – innerhalb dessen sich kreativer Gestaltungsspielraum für den einzelnen Hochschullehrer und für die Fakultät entfalten kann.

Krankenversorgung und Forschung

Das schwierigste Problem liegt in der Abgrenzung klinischer Aufgaben in der Patientenversorgung von der Investition für Forschung. Eine Bedingung ist für diese Beurteilung ausschlaggebend: Die Mehrzahl der deutschen Hochschulkliniken liegt in einem regionalen Umfeld von Krankenversorgung, das durch zahlreiche mittlere und große Krankenhäuser, meist der Maximalversorgung, gekennzeichnet ist. Ein hoher Prozentsatz der Chefärzte dieser Krankenhäuser sind ehemalige Oberärzte von Universitätskliniken. Die Qualität der Krankenversorgung ist vielfach hervorragend, der Spezialisierungsgrad nähert sich dem der Universitätskliniken und überschreitet ihn mancherorts. Die ärztliche Fortbildung, d. h. der Transfer neuen Wissens in Krankenhäuser und Praxis, hat quantitativ und qualitativ ein nie gekanntes Ausmaß erreicht. Universitätskliniken sind also – von wenigen bekannten Ausnahmen, insbesondere in den neuen Bundesländern, abgesehen – von einem Netzwerk hochwertiger Krankenhäuser umgeben.

Vor diesem Hintergrund hätten sich – so möchte man meinen – die Prioritäten universitätsklinischer Medizin von den Zwängen des Wiederaufbaus nach dem Kriege hin zu wachsender Investition in die klinische Forschung ändern und entwickeln können. Die Realität jedoch zeigt, daß zahlreiche Universitätskliniken sich immer noch auf eine quantitative Erweiterung ihrer klinischen Leistungen konzentrieren, während die Forschungsleistung deutlich unter dem Durchschnitt liegt. Quantitative Leistungsbewertung, also hohe Zahlen von Operationen, koronaren Angioplastien oder von Endoskopien, zählt häufig mehr als der Nachweis guter Forschung. Dabei ist der persönliche Konflikt zwischen einer großen Zahl von Notaufnahmen und langen Wartelisten für besondere Eingriffe einerseits und der Verpflichtung zu kreativer Forschung andererseits für jeden engagierten Kliniker Alltag. Diesem Dilemma ist nur durch Begrenzung der universitären Bettenkapazität und Verlagerung weiterer Leistungen in außeruniversitäre Krankenhäuser gegenzusteuern. Dies ist der Grund dafür, daß der Wissenschaftsrat seit über 15 Jahren den Fakultäten den Rat gibt, die Betten und die operative Kapazität ihrer Kliniken so zu begrenzen, wie es für die klinische Forschung und den Studentenunterricht, allerdings unter Beibehaltung des wissenschaftlichen Personals, erforderlich ist. Dies bedeutet quantitative Reduktion universitätsklinischer Krankenversorgung zugunsten hoher forschungszentrierter Qualität.

Weiterbildung von Fachärzten und Forschung

Ein wichtiges Argument gegen eine quantitative Reduktion von Krankenversorgung ist der Auftrag, auch an der Universitätsklinik spezialisierte Fachärzte auszubilden. Der Wunsch der jungen Ärzte, diese Ausbildung in der vorgesehenen Mindestzeit abzuleisten, Operationslisten bzw. den Nachweis einer bestimmten Zahl von Endoskopien oder ähnliches vorzulegen, spricht eher für die umgekehrte Tendenz, nämlich eine Erhöhung der Bettenkapazität. Ich denke, Ärztinnen und Ärzte, die sich an Universitätskliniken ausbilden lassen wollen, müssen zum einen davon ausgehen, daß ihre Ausbildungszeit länger dauern wird als nach der Weiterbildungsordnung vorgesehen ist. Zum anderen hat es sich schon jetzt bewährt, daß spätere universitätsklinische

Mitarbeiter zunächst einen ersten Teil ihrer Fachausbildung in einem geeigneten, nichtuniversitären Krankenhaus erfahren, wo die Patienten-, Operations- und Untersuchungszahl erfahrungsgemäß größer ist.

Studentenunterricht

Es ist unbestritten, daß der Ausbildung des akademischen Nachwuchses, also der studentischen Lehre, eine der Forschung vergleichbare Priorität zukommt. Mehrere Empfehlungen des Wissenschaftsrates haben sich in den letzten 15 Jahren mit der Ausbildung zum Arzt befaßt. Dabei betraf ein früheres Papier über die klinische Forschung u. a. die notwendige und beide Seiten befruchtende Interdependenz zwischen Forschung einerseits und studentischem Unterricht andererseits. Die Diskussion um die sog. „Leitlinien zur Reform des Medizinstudiums" wirft dem Wissenschaftsrat u.a. vor, daß er nicht gleichzeitig den Primat der Forschung fordern und den Studentenunterricht intensivieren könne. Das ist in der Tat ein Konfliktfeld. In den medizinischen Grundlagenfächern ist die Forschung vielfach durch ein Übermaß an Lehre bedroht, solange die Studentenzahlen so unerträglich hoch und das vorklinische Lehrpersonal ebenso wie die baulichen Voraussetzungen für Praktika ungenügend sind. Im Gegensatz dazu wird in den klinischen Fächern so schnell niemand argumentieren, seine Forschung sei durch ein Übermaß an Lehre in Frage gestellt. Vielmehr betrifft die Kritik an der klinischen Lehre wiederum die Überlastung der Lehrpersonen durch Krankenversorgung.

Mit anderen Worten: Es liegt am Organisationswillen des leitenden Arztes, Lehrpersonen für den Studentenunterricht freizustellen, und das heißt wiederum, Krankenversorgung quantitativ zu reduzieren. Dem Vorschlag, die medizinischen Fakultäten mögen sich in forschungsorientierte und in lehrkonzentrierte Fakultäten differenzieren, sollte man aus verschiedenen Gründen, insbesondere wegen des übereinstimmenden gesetzlichen Auftrags für Forschung und Lehre, nicht zustimmen. Gleichwohl bleibt dieses Spannungsfeld bestehen und stellt eine Herausforderung an uns dar. Wege zur Lösung sehe ich in der weiteren Reduktion der Studentenzahlen, in einer adäquaten Ausstattung der vorklinischen und klinisch-theoretischen Einrichtungen sowie in der quantitativen Reduktion universitärer Krankenversorgung.

Forschung und Hochschulstrukturen

Nach den Erfahrungen des Medizinausschusses bei der Begehung fast aller medizinischen Fakultäten der alten und neuen Bundesländer in den vergangenen 15 Jahren bestehen deutliche Beziehungen zwischen Qualität und Intensität der Forschung einerseits und den Strukturen der Institute und Kliniken andererseits. Wie in zahlreichen Empfehlungen zum Ausdruck gebracht, sind zu kleine organisatorische Einheiten, die etwa nur aus einem Hochschullehrer und wenigen Mitarbeitern bestehen ebensowenig langfristig forschungsfördernd wie übergroße Einheiten, deren leitender Kopf mehrere unterschiedliche Forschungsbereiche nicht mehr wirklich kreativ und kritisch überschauen kann. Diese Aussage gilt cum grano salis, mir sind Ausnahmen in beiden Richtungen bekannt. Zahlreiche Fakultäten sind den entsprechenden Empfehlungen gefolgt, beim Wiederaufbau in den neuen Ländern wurden sie vielfach berücksichtigt.

Berufungspolitik

Die Berufung neuer Professoren ist gewiß die wirkungsvollste Handhabe einer Fakultät, sich um ihre wissenschaftliche Exzellenz zu bemühen. Eine kritische Analyse muß aber die Frage stellen, ob die Berufungspolitik mancher unserer medizinischen Fakultäten primär forschungsorientiert ist. Erhalten wirklich die oder der den Zuschlag, die sich durch Erfolg und Anerkennung in der Forschung – und das ist meßbar –, durch Kreativität und Innovation auszeichnen? Oder sind nicht doch noch allzu oft quantitative klinische Leistungen ausschlaggebend? Wird der Kandidat mit der doppelten Zahl von Prostata-Operationen nicht doch für geeigneter gehalten, als ein jüngerer mit der Hälfte? Ist die Rückberufung des bewährten Kandidaten aus der eigenen Schule wichtiger als Innovation und neue Denkrichtungen? Passen die Forschungsleistungen in bestehende Schwerpunkte der Fakultät? Und: Hat die Fakultät überhaupt ein langfristiges Forschungskonzept entwickelt, an dem sich Berufungsverfahren orientieren können?

Staatliche Hochschul- und Forschungspolitik

Abschließend komme ich zu einigen Überlegungen über die Abhängigkeiten forschungsorientierter Hochschulmedizin von der staatlichen Hochschul- und Forschungspolitik. Drei Säulen bestimmen die Finanzierung medizinischer Forschung: 1. der von Bund und Ländern gleichrangig getragene Hochschulbau einschließlich Großgeräten; 2. die sog. Zuführungsbeträge der Länder an ihre Hochschulkliniken für Forschung und Lehre, und schließlich 3. die Drittmittel, einerseits aus staatlichen Quellen, insbesondere DFG und BMFT, und andererseits von privaten Forschungsförderern.

Die deprimierende Entscheidung der Bundesregierung, den bisherigen Bundesbeitrag zur Hochschulbauförderung nicht zu erhöhen – wie von Wissenschaftsrat und Kultusministerkonferenz dringend gefordert –, wird zu einer schwerwiegenden Verzögerung des Aufbaus und der Erneuerung von Instituten, Laboratorien und Kliniken der neuen Bundesländer führen und in der alten Republik die Aufnahme neuer Bau- und Investitionsmaßnahmen wahrscheinlich unmöglich machen. Schlimmer noch schätze ich allerdings das geringe politische Interesse ein, das der Forschung, und gerade der biomedizinischen Forschung, beigemessen wird, wenn Wissenschaftsminister fast willkürlich austauschbar sind und der notwendige Bildungsgipfel immer weiter hinausgeschoben wird. Hier geht es um politische Meinungsbildung und politische Prioritätensetzung. Daher sind wir als Bürger aufgerufen, jedweden persönlichen Kontakt zur Politik, insbesondere zu den Vertretern der derzeitigen Koalition zu nutzen, um auf die drohenden Fehlentwicklungen aufmerksam zu machen.

Die zweite Säule der Forschungsfinanzierung in der Medizin – der Landesanteil an der Finanzierung der Kliniken – bedarf unserer kritischen Aufmerksamkeit: Mehr und mehr wird er aufgezehrt für die Deckung des wachsenden Defizits der Krankenversorgung. Dieser Landesanteil beträgt etwa ein Viertel bis ein Drittel der Gesamtbudgets. Manche Verwaltungsdirektoren argumentieren, in jeder Klinik sei auch tatsächlich ein Viertel des Personals für Forschung und Lehre zugewiesen bzw. ca. ein Viertel der Arbeitszeit des wissenschaftlichen Personals sei für Forschung und Lehre einzusetzen. Wäre es den Ländern mit dieser Zweckbindung tatsächlich ernst und hätten wir Kliniker den Mut, diesen Wechsel auf Forschung und Lehre in der Tat einzulösen, wäre eine wesentliche Verbesserung der klinischen Forschung möglich. Aber das geht einher mit quantitativer Reduktion der Krankenversorgung und damit schließt sich der Kreis. Die jüngste Ausschreibung des BMFT zur Einrichtung interdisziplinärer Zentren für klinische Forschung will festschreiben, daß ein wachsender Anteil des Zuführungsbetrags tatsächlich in exzellente klinische und Grundlagenforschung fließt.

Will man die medizinische Forschung an den Hochschulen ernsthaft und nachhaltig fördern, werden sich Universitäten und Länder bald aber auch anderen heißen Eisen, die nur gesetzgeberisch lösbar sind, zuzuwenden haben.

Wir werden prüfen müssen, ob die Verbeamtung der Professoren auf Lebenszeit wirklich ein forschungsförderndes Element ist oder ob nicht etwa die Erneuerung der „tenure" alle 5 Jahre aufgrund nachgewiesener Forschungsleistung stimulierender wirkte. Müßte uns das Vorbild der Industrie nicht nachdenklich stimmen, wo heutzutage unter hohem Leistungsdruck Vorstandsverträge in aller Regel nach 5 Jahren der Erneuerung bedürfen?

Und ein weiteres: Kann man wirklich davon ausgehen, daß das Nebentätigkeitsrecht des deutschen Medizinprofessors seiner Forschung förderlich ist? Das Recht zur Nebentätigkeit bedingt die Pflicht zur persönlichen Betreuung des Patienten. Diese Pflicht bindet Zeit, Intellekt und Engagement in gelegentlich hohem Ausmaß. Es wären Lösungen ohne Nebentätigkeitsrecht denkbar, die einerseits eine verantwortungsbewußte Patientenbetreuung, andererseits aber einen adäquaten finanziellen Ausgleich für die zusätzliche Tätigkeit als verantwortlicher Chefarzt gewährleisten. Allerdings setzen solche Lösungen freie Anstellungsverträge außerhalb des Beamtenrechts voraus. Und wenn schon Beibehaltung des Nebentätigkeitsrechts: Welcher Stimulus ginge von der Überweisung eines Teils des Nutzungsentgeltes auf ein zentrales Forschungskonto aus, dessen Mittel nach Leistung vergeben werden!

Schlußbemerkung

Abschließend möchte ich auf eine Entwicklung aufmerksam machen, die die medizinische Forschung bedroht und der wir deshalb entgegentreten sollten. In Zeiten wirtschaftlicher Restriktion wird der Ruf laut, die medizinischen Einrichtungen aus dem Verband der Universitäten herauszulösen, zumindest aber die Universitätskliniken in freier Trägerschaft separat zu finanzieren. Es ist zu befürchten, daß eine ausschließlich rentabilitätsbezogene Bewirtschaftung der Kliniken für Forschung keinen Platz mehr läßt. Es droht aber auch die Isolation und Verarmung der akademischen Lehre, wenn sie von der Universität und von befruchtender Forschung abgeschnitten ist.

Vielfältige Einflußfaktoren bestimmen erfolgreiche Forschung in der Medizin. Diese zu analysieren heißt gleichzeitig nach Wegen zu suchen, Hemmnisse zu beseitigen und positive Entwicklungen zu fördern. Mir scheint, forschungsorientierte Hochschulmedizin ist in der Bundesrepublik gut möglich und daher ein realistisches Ziel.

Die Aufgaben einer zukunftsorientierten Wissenschaftspolitik

M. ERHARDT

Einleitung

In unserer Welt, sagte der Stuttgarter Oberbürgermeister Manfred Rommel auf dem diesjährigen Hegel-Kongreß, wird

- mehr ausgegeben als eingenommen,
- mehr geschrieben als gelesen,
- mehr geredet als zugehört,
- mehr gefordert als geschuldet,
- mehr gejammert als gelitten.

Wenn ich diese „Komparatistik" im Blick auf das Thema meines Vortrags verlängere, so ergibt sich folgender Befund:

1. In der *Hochschulforschung*
- wird mehr publiziert als innoviert,
- wird mehr produziert als evaluiert;
- wird mehr in die Breite finanziert als die Spitze animiert und das Risiko honoriert.

2. Im *Hochschulstudium*
- gibt es mehr Curriculum als Erziehung,
- gibt es mehr Nivellierung als begabungs- und leistungsbezogene Differenzierung;
- wird mehr immatrikuliert als qualifiziert,
- wird mehr politisiert als reformiert,
- wird mehr zertifiziert als gebildet.

3. In der *Hochschulmedizin*
- gibt es mehr Administration als Innovation,
- gibt es mehr Technisierung als Humanisierung,
- gibt es mehr Juridifizierung als Finanzierung,
- gibt es mehr Krankenversorgung als Forschung;
- wird mehr auseinandergenommen als zusammengefügt,
- wird mehr zugelassen als gut ausgebildet.

Die verrutschten Gewichte wieder ins Lot zu bringen, ist nur eine der Aufgaben einer zukunftsorientierten Wissenschaftspolitik. Gleichviel, welches prägende Etikett wir unserer sich weiterentwickelnden Gesellschaft geben (sei es Industriegesellschaft, Informationsgesellschaft oder postindustrielle Gesellschaft), die hohe Relevanz von Forschung und Bildung für Wirtschaft und Beschäftigung, für Wohlstand, Lebensqualität und sozialen Frieden tritt immer deutlicher zutage. Also richtet sich an die Wissenschaft die Erwartung, sie möge ihren Beitrag leisten zur Bewältigung der großen Herausforderungen unserer Zeit.

Zu diesen Herausforderungen gehören:

a) der Strukturwandel in der Wirtschaft, hervorgerufen durch
- die internationale Verflechtung der Volkswirtschaften,
- die Arbeitsteilung zwischen Hoch- und Niedriglohnländern,
- neue Technologien,
- weitere Innovationsschübe aus der Forschung sowie
- die zunehmende Bedeutung des Dienstleistungssektors und der Informations-, Kommunikations- und Verkehrsinfrastruktur;
b) die damit zwangsläufig verbundenen gesellschaftlichen und sozialen Umbrüche;
c) die konjunkturellen und die strukturellen Beschäftigungsprobleme, die zu krisenhaften Erscheinungen auf dem Arbeitsmarkt geführt haben;
d) die ökologischen Gefahren und die großen und kleinen Umweltprobleme;
e) das Zusammenwachsen von Ost und West in Deutschland und in Europa;
f) die Sinn- und Orientierungskrise unserer Gesellschaft.

All diesen Herausforderungen ist nicht durch neue Heilslehren, sondern nur – mit Hilfe der Wissenschaft – durch Forschung, Bildung und Ausbildung zu begegnen.

Gleichwohl ist ein Teil der durch die politische Wende verunsicherten Intelligenzia schon wieder auf der Suche nach einem ideologischen Muster, um ihrer Lieblingsbeschäftigung nachzugehen: erklären und belehren, moralisieren und stigmatisieren.

Das löst nichts und hilft auch den erzieherischen Defiziten in Familie, Schule, Hochschule und anderen gesellschaftlichen Institutionen nicht auf. Hier wären die Geisteswissenschaften aufgerufen, der Entzauberung und Entgeschichtlichung der Wirklichkeit (Max Weber) entgegenzuwirken. Denn viele Menschen sind auf der Suche nach einem neuen Lebenssinn, den sie zu entdecken hoffen in der Ästhetik des Künstlerischen, in der Tradition des geschichtlich Gewordenen, in dem Kreatürlichen von Natur und Schöpfung oder im Mitmenschlichen eines sozialen Engagements.

Dazu könnten und sollten die Geisteswissenschaften beitragen, ohne negative Einstellungen zu provozieren gegenüber den Kräften, denen wir unseren beachtlichen Wohlstand verdanken, nämlich Industrie und Wirtschaft, Medizin und Technik. Ohne Innovationen, ohne neue Erkenntnisse, neue Produkte, neue Verfahren, ohne Neugier, Flexibilität, Mut und Verantwortung läßt sich die Zukunft nicht bewältigen.

Die forschungspolitischen Aufgaben

In der Forschung rangiert der Wissenschaftsstandort Deutschland – nach USA und Japan – an dritter Stelle. Freilich sind wir in einigen besonders zukunftsträchtigen, wirtschaftsnahen High-tech-Bereichen (z. B. Mikroelektronik, Computer- und Kommunikationstechnologien, Bio- und Gentechnologie) bereits weit zurückgefallen.

Noch bedenklicher stimmt, daß in Deutschland der FuE-Anteil am Bruttosozialprodukt (BSP) seit drei Jahren rückläufig ist. Für den Rückgang ist vor allem die Wirtschaft verantwortlich. Ihr Anteil am nationalen Forschungsbudget ist in den letzten drei Jahren um 3,4% gesunken, in Japan aber um 4% gestiegen.

Auch die staatlich finanzierte Forschung weist nominell nur noch geringe Steigerungsraten auf, real sind die Mittel seit Jahren fallend.

Während also der Forschungsanteil auf ganze 2,58% sinkt, steigt der Sozialanteil am BSP auf stolze 33,1%. Von 1990 bis 1992 ist das Sozialbudget in Deutschland um 35% auf 1.000 Mrd. DM angestiegen. Auch die Abgabenlast (Steuern und Sozialabgaben in % des BSP) hat sich von 38,2% (1990) auf 41,7% (1992) erhöht. Gleichwohl hat das Defizit in den öffentlichen Kassen 1993 die Rekordmarke von 245 Mrd. DM erreicht; die staatliche Kreditaufnahme beansprucht inzwischen (1992) 84% des deutschen Sparaufkommens (1989 waren es erst 29%). Die vier Hauptziele des Stabilitätsgesetzes für die Wirtschaftspolitik sind 1993 sämtlich verfehlt worden:

- statt Preisstabilität beträgt der Preisanstieg 4,5%,
- statt Vollbeschäftigung beträgt die Arbeitslosenzahl 3,5 Mio.,
- statt Wirtschaftswachstum Minuswachstum von 1,5%,
- statt außenwirtschaftlichem Gleichgewicht beläuft sich das Leistungsbilanzdefizit auf 40 Mrd. DM.

Im Wettstreit um Auslandsinvestitionen rangiert Deutschland inzwischen unter „ferner liefen". Die ausländischen Investitionen in Deutschland beliefen sich 1992 auf 3,8 Mrd. DM, die deutschen Investitionen im Ausland dagegen auf 23,9 Mrd. DM. Zum ersten Mal in der Industriegeschichte kommen nicht die Menschen zur Fabrik, sondern die Fabriken zu den Menschen, und zwar in die Länder, in denen das Verhältnis von Kosten und Produktivität besonders günstig ist.

Geradezu fatal aber ist, daß die Industrie nicht nur Produktionsstätten in Billiglohnländer verlagert, sondern zunehmend auch Forschungslabors in Ländern mit forschungsfreundlicheren Rahmenbedingungen errichtet. Dabei gehört es inzwischen zu den Binsenweisheiten, daß das Schicksal unserer Gesellschaft weitgehend von der Wirtschaft und diese weitestgehend von der Forschung bestimmt wird, nämlich von der durch Qualität und Kreativität der Forschung bestimmten Innovationsfähigkeit sowie der Innovationsgeschwindigkeit, mit der neueste Erkenntnisse in Produkte, Verfahren und Dienstleistungen umgesetzt werden und auf den Markt kommen.

Staat, Wirtschaft und Wissenschaft sind also aufgerufen, in arbeitsteiliger Kooperation das Ihre zu tun, um den Forschungs- und Technologiestandort Deutschland nachhaltig zu stärken.

Aufgabe des Staates in der Forschungs- und Technologiepolitik ist es, für verläßliche und die Forschung stimulierende Rahmenbedingungen zu sorgen sowie eine leistungsfähige Forschungsinfrastruktur zu schaffen und zu unterhalten. Dazu muß er vor allem die Grundlagenforschung in ihrer ganzen Vielfalt und Breite fördern, den Technologietransfer verbessern und organisatorisch absichern, die rechtlichen und bürokratischen Forschungshemmnisse beseitigen oder wenigstens vermindern (Positivbeispiel: Novellierung des Gentechnikgesetzes; Negativbeispiel: Novellierung des Tierschutzgesetzes). Er muß qualifizierten Wissenschaftlern attraktive Arbeitsbedingungen und dem wissenschaftlichen Nachwuchs Entwicklungschancen bieten sowie – ganz allgemein – ein forschungsfreundliches Klima schaffen und pflegen.

Gerade in Zeiten knapper Kassen sollte die staatliche Forschungsförderung wieder Mut zeigen und dadurch Mut machen: Förderkriterien müssen Leistungsfähigkeit und Leistungsbereitschaft des Forschers und die Qualität seiner Forschung sein. Die Gießkanne (bei der Mittelverteilung) und der Rasenmäher (bei Mittelkürzungen) sind keine geeigneten Instrumente der Forschungspolitik.

Aufgaben der Wirtschaft sind angewandte, wirtschaftsnahe Forschung und Entwicklung, Einschätzen des Marktes, Produktplanung, Produktion und Vermarktung. Die Wirtschaft muß es sich zur Pflicht machen, neue Erkenntnisse aus der Forschung aufzuspüren, um sie in Produktion, Verfahren und auf dem Markt umzusetzen. Technologietransfer ist daher eine strategische Gemeinschaftsaufgabe von Staat, Hochschulen, Forschungseinrichtungen und Wirtschaft. Die Wirtschaft soll durch Forschungs- und Drittmittelaufträge das Potential der Hochschulen und Forschungseinrichtungen gezielt nutzen und dazu beitragen, daß neue betriebliche Problemstellungen Forschung und Ausbildung inspirieren. In den neuen Ländern kommt es jetzt entscheidend darauf an, mit dem Neuaufbau der Industrie auch der Industrieforschung wieder aufzuhelfen. Der wirksamste Technologietransfer aber ist der Personaltransfer von den Hochschulen zur Wirtschaft. Und gerade dieser stockt gegenwärtig!

Aufgabe der Hochschulen und außeruniversitären Forschungseinrichtungen ist die Pflege der Wissenschaft in Freiheit – aber unter Beachtung ihrer gesellschaftlichen, ökonomischen, ökologischen und sozialen Dimension.

Offenheit, Transparenz, Pluralität, interdisziplinärer und internationaler Diskurs sind das Lebenselixier der Wissenschaft und Voraussetzungen für wissenschaftlichen Fortschritt. Die Forschungseinrichtungen und jeder Forscher tragen Mitverantwortung nicht nur für die Nutzung der Chancen, sondern auch für die Begrenzung der Risiken des wissenschaftlich-technischen Fortschritts. Dabei kann und darf sich die Assistenz der Geisteswissenschaften nicht darin erschöpfen, Probleme zu markieren und Ängste zu schüren.

Die enge Kooperation von Staat, Wirtschaft und Wissenschaft in Forschung und Technologietransfer darf aber nicht zur völligen Vermischung der Aufgabenfelder und zur Verwischung der Verantwortlichkeiten führen. Insbesondere ist darauf zu achten, daß der Charakter der Universität als Hort zweckfreier Grundlagenforschung nicht verlorengeht, da weder Quellen, noch Wege oder Anwendungsmöglichkeiten wissenschaftlicher Innovationen vorherbestimmbar sind.

Hauptaufgabe der staatlichen Forschungspolitik ist die institutionelle und finanzielle Absicherung von Spitze und Breite, Qualität und Pluralität in der erkenntnisorientierten und anwendungsorientierten Grundlagenforschung. Dazu und darüber hinaus möchte ich 15 forschungspolitische Vorschläge machen:

- Unser Ausbildungs- und Forschungssystem muß stärker als bisher auf die Erkennung und gezielte Förderung von Spitzenbegabungen und Spitzenleistungen eingestellt werden.

- Fördermittel sollten grundsätzlich erst nach Begutachtung des Forschungsvorhabens, aufgrund von Leistungskriterien, zeitlich befristet und gebunden an regelmäßige interne und externe Evaluation vergeben werden.

- Peer review birgt aber auch die Gefahr, den letzten Stand des wissenschaftlichen Irrtums gegen frappante Hypothesen und systemsprengende Einsichten abzusichern. Zur Forschung und damit zur Forschungsförderung gehört deshalb Wagemut und Risikobereitschaft. Besser scheitert später eine interessante Idee oder ein kühner Versuch, als daß sie vorzeitig verworfen werden.

- Andererseits darf es auf Benachteiligtenmetaphern oder für Relevanzhuberei (wie sie häufig durch die Vorsilben Öko, Frieden, Frauen, Folgen, Ethik oder durch Länder-, Geschlechter- und Bereichsproporze artikuliert werden) keinen wissenschaftlichen Rabatt geben.
- Wenn schon die institutionellen Zuschüsse nicht erhöht werden können, so sollten wenigstens die Zuwendungen an die DFG deutlich aufgestockt werden, um weitere Forschungsschwerpunkte, Sonderforschungsbereiche, Graduiertenkollegs, Forschergruppen und interdisziplinäre Forschungsverbünde einrichten zu können.
- Dasselbe gilt für die MPG zur Errichtung der in Aussicht genommenen 10 neuen Max-Planck-Institute in den neuen Ländern.
- Die Wirtschaft und unterstützend BMFT und BMW sollten für den raschen Wiederaufbau der industriellen Forschung in den neuen Ländern sorgen.
- Staat, Wirtschaft und Wissenschaft sollten in einer konzertierten Aktion die strategisch bedeutsamen Technologien und Wachstumsfelder explorieren und zeitlich befristet die Einrichtung entsprechender Forschungsbündnisse anregen.
- Der Wissens- und Technologietransfer ist durch Einrichtung von Beratungsdiensten, Transferstellen, Transferzentren, Innovationsinstituten und verbesserte Information (Institutspräsentationen, themenbezogene Gesprächskreise zwischen Wissenschaft und Wirtschaft) zu aktivieren und organisatorisch abzusichern.
- Die Drittmitteleinwerbung sollte durch Anschub- und Überbrückungsfinanzierungen unterstützt und andere Anreizsysteme gefördert werden.
- Die Kooperationsbeziehungen der Universitäten mit außeruniversitären Forschungseinrichtungen sollten durch gemeinsame Berufung leitender Wissenschaftler, gemeinsame Forschungsprojekte, gemeinsame Diplomanden- und Doktorandenbetreuung verstärkt werden.
- Die anwendungsbezogene Forschung und Entwicklung in Fachhochschulen muß – vor allem im Hinblick auf die Zusammenarbeit mit mittelständischen Unternehmen – verbessert werden.
- Wir brauchen ein Programm zum wechselseitigen, zeitlich befristeten Austausch von Wissenschaftlern aus Hochschule und Wirtschaft.
- Die Wissenschaft und jeder einzelne Wissenschaftler müssen sich darum bemühen, für ihr Tun in der Öffentlichkeit Verständnis zu finden und gesellschaftliche Anerkennung zu gewinnen.
- Im Rahmen der DFG ist ein hochrangiger Arbeitskreis einzurichten zur Aufdeckung forschungshemmender rechtlicher Regelungen, administrativer Abläufe, wissenschaftsfeindlicher Geisteshaltungen und technikfeindlicher Grundstimmungen (also ein Rechts-, Bürokratie- und Ideologiefolgen-Abschätzungsinstitut).

Die bildungspolitischen Aufgaben

Der Geist ist fast unser einziger natürlicher Rohstoff. Wissen und Wollen, Können und Tun bestimmen unsere Zukunft. Nachkriegsdeutschland verdankt seinen Aufstieg aus den Trümmern der Intelligenz, dem Geschick, dem Fleiß und der Motivation seiner Menschen. Mit diesen Pfunden müssen wir auch heute wieder wuchern. Trotz Mängel und Schwächen zählt das Bildungswesen noch immer zu den positiven Standortfaktoren der Bundesrepublik. Allerdings müssen Fehlentwicklungen korrigiert und Mängel behoben werden. Dazu ist zunächst erforderlich, deren Ursachen zu erkennen, die teils ideologischer, teils quantitativer, teils struktureller Natur sind.

1. Zu den *ideologischen Fehlhaltungen* zähle ich:

- die Diffamierung von Leistung, Leistungsförderung und Leistungsauslese als repressiv,
- die Diskreditierung von Qualität und Niveau als elitär,
- die Negierung unterschiedlicher Begabungen, Neigungen, Interessen und Leistungsvermögen bei der Strukturierung von Bildungswegen und der Organisation von Bildungsgängen,
- die Entkoppelung von Bildung und Beruf,
- die Überbewertung der Bildung durch Wissenschaft und die Unterbewertung der beruflichen Bildung sowie der Bildung im und durch den Beruf,
- die Überbetonung von Berechtigung und Zertifikat gegenüber Ziel und Inhalt der vermittelten Bildung,
- die Unterbewertung der beruflichen Bildung sowie der Bildung im und durch den Beruf,
- die Überbetonung von Berechtigung und Zertifikat gegenüber Ziel und Inhalt der vermittelten Bildung,
- die Abwertung der sog. Sekundärtugenden (wie Fleiß, Ordnungsliebe, Leistungsbereitschaft, Anständigkeit, Wahrheitsliebe) und die Aufwertung von vagabundierender Kritikfähigkeit zur „Tugend des Dagegenseins",
- die Ausblendung der Kategorien Anschauung und Erfahrung, Charakter und Gewissen, Handeln und Verantwortung in Erziehung und Pädagogik,
- die einseitige Ausrichtung der Pädagogik an formalen Bildungszielen (wie Emanzipation, Konfliktfähigkeit, Sozialisation, Partizipation) sowie am Weg zum Bildungsabschluß (Curriculum),
- den Irrglauben, für die Definition von Bildungszielen sei vor allem die Wissenschaft kompetent.

2. Die *strukturellen Fehlentwicklungen* sehe ich in

- der zu geringen begabungs- und leistungsabhängigen Differenzierung der Bildungsgänge,
- der Nivellierung von Leistungsanforderungen und zu geringen Fördermöglichkeiten für besonders Begabte und besonders Motivierte,
- der zu engen Verknüpfung von Bildungsabschluß und tariflicher Einstufung (was zu einer Überbewertung universitärer, zu einer Unterbewertung fachhochschulischer und beruflicher Abschlüsse und damit zu einer Fehlleitung bei der Wahl der Bildungsgänge geführt hat),
- die Offenhaltungs- und Untertunnelungspolitik, die für die Überfüllung und Unterfinanzierung der Hochschulen und damit für den Qualitätsverlust mitverantwortlich ist,
- den Regelungen für den Hochschulzugang, die mit ihrer Orientierung an Abitur und Wartezeit mehr auf die Studienberechtigung als auf Studierfähigkeit und Fachinteresse abstellen,

– der Verschleppung der Studienstrukturreform durch die Hochschulen,
– der Politisierung der Hochschulen durch ständestaatliche Binnenstrukturen (Gruppenuniversität, Gremienunwesen),
– der rechtlichen, administrativen und finanziellen Gängelung der Hochschulen,
– der fehlenden Abstimmung zwischen den verschiedenen Bildungsbereichen und damit dem Fehlen einer konsistenten Gesamtbildungspolitik.

3. Die *quantitativ/strukturellen Mängel* sind:

– Überfüllung der Hochschulen bei unbesetzten Lehrstellen der beruflichen Bildung,
– Überalterung der Studienanfänger und der Hochschulabsolventen aufgrund zu langer Gymnasial- und Studienzeiten,
– unvertretbar hohe Fachwechsel- und Abbrecherquoten im Hochschulbereich,
– schlechte Betreuungsrelationen,
– fehlendes Geld.

4. Meine *Therapievorschläge* möchte ich in ein 12-Punkte-Programm kleiden:

1. Verkürzung der Schulzeit zum Abitur auf 12 Jahre. Im Gymnasium gebührt der Vermittlung einer fundierten Allgemeinbildung Vorrang vor der Spezialisierung. Die Studierfähigkeit der Abiturienten muß durch Betonung der zentralen Fächer (Deutsch, Mathematik, Fremdsprache, Geschichte, Naturwissenschaft) verbessert werden. Das Niveau des Abiturs ist durch eine landeszentrale Abiturprüfung zu sichern.

2. Erhöhung der Attraktivität des dualen Systems der beruflichen Bildung, und zwar auch für Abiturienten. Bundesweite Einführung der Berufsakademie nach dem Vorbild Baden-Württembergs.

1970 kamen auf *einen* erwerbstätigen Hochschulabsolventen noch sieben Facharbeiter. Heute sind es noch knapp drei. In zehn Jahren wird die Relation 1:1 betragen. Die Zahl der Studenten ist inzwischen höher als die der Auszubildenden. Dabei sind nach Winfried Schlaffke nur 25 % der in der Wirtschaft tätigen Hochschulabsolventen wirklich ausbildungsadäquat eingesetzt.

3. Der Hochschulbereich braucht ein Mehr an institutioneller und curricularer Differenzierung. Es müssen vermehrt Teilzeitstudiengänge für Berufstätige, berufsintegrierende und kooperative Studiengänge angeboten werden.

Das berufsqualifizierende Erststudium mit höchstens 9 bis 10 Semestern Regelstudienzeit und die Ausbildung des wissenschaftlichen Nachwuchses in weiterführenden Promotionsstudien oder Graduiertenkollegs sind deutlicher zu strukturieren. Das spezifische Ausbildungsprofil der Fachhochschule ist zu schärfen. Das institutionelle Promotionsrecht, der lehrende Mittelbau oder die Personalkategorie des wissenschaftlichen Assistenten passen nicht zum Bildungsauftrag der Fachhochschule.

4. Der Fachhochschulbereich ist ggf. zu Lasten der universitären Massenfächer vorrangig auszubauen. Von der Einrichtung universitärer Kurzstudiengänge ohne eigen-

ständiges arbeitsmarktrelevantes Qualifikationsprofil ist abzusehen. Dagegen ist nichts einzuwenden gegen die Verleihung des Grades „Bakkalaureus" nach bestandener Vordiplom- oder Zwischenprüfung.

5. Die Qualität der Lehre muß verbessert, die Betreuung der Studenten intensiviert und die tatsächlichen Studienzeiten auf acht bis zehn Semester verkürzt werden. Dazu müssen Lehrpläne und Studium entfrachtet und das Pflicht- und Wahlpflichtpensum gesenkt werden. Die Studien- und Prüfungsordnungen sollten strukturell-quantitative Eckdaten enthalten über die Planstudienzeit, die Semesterwochenstunden, Prüfungsleistungen, Prüfungstermine, Prüfungsdauer, Korrekturzeiten. Ein Freiversuch bei frühzeitiger Prüfungsmeldung ist vorzusehen.

Nach zwei bis vier Semestern ist eine obligatorische Vor- oder Zwischenprüfung abzulegen, die der frühzeitigen Orientierung dient. Wer sich zum vorgegebenen Prüfungstermin nicht meldet und keine Gründe geltend machen kann, die er nicht zu vertreten hat, dessen Prüfung sollte erstmals als nicht bestanden gelten.

Wer sich auch zur Wiederholungsprüfung nicht meldet oder diese nicht besteht, wird in diesem Studiengang exmatrikuliert.

6. Die 1977 begonnene Öffnungspolitik muß überdacht werden. Wo Offenhalten zu Qualitätsverlusten geführt hat, muß um der Qualität willen der Zugang örtlich beschränkt werden. Dies ist auch gesellschaftspolitisch vertretbar, da es in den Hochschulen der neuen Bundesländer und im Bereich der beruflichen Bildung viele freie Kapazitäten gibt und der Arbeitsmarkt für Akademiker enger wird.

7. Die Auswahlentscheidungen in zulassungsbeschränkten Studiengängen sollten von der ZVS in die Hochschulen zurückverlagert werden. Dabei sollten Leistungskriterien wieder stärkeres Gewicht gegenüber Wartezeit und Wohnort erhalten. Die Hochschulen sollten die Möglichkeit erhalten, die Auswahl nach studiengangspezifischeren Auswahlkriterien vorzunehmen, wie z. B. besondere Gewichtung der Abiturnoten, Tests, Auswahlgespräche, Eignungsprüfung, Berufstätigkeit oder Praktikum.

8. Zur Erhöhung der Transparenz und des Leistungsbewußtseins sollen die Hochschulen ein Berichtssystem zu Studium, Lehre und Prüfungen entwickeln. Lehrbericht und Leistungskennzahlen (z. B. Betreuungsrelationen, Studiendauer, Abbrecherquoten, Studienerfolg, Noten, Ergebnisse der Lehrevaluation) sind regelmäßig zu veröffentlichen. Die Mittelzuweisung erfolgt auf Vorschlag des Dekans nach Qualitäts- und Erfolgskriterien.

9. Bei Überschreitung der Regelstudienzeit um vier Semester sollten Studiengebühren erhoben werden. Bei weiterem Überschreiten sollte nach Fristsetzung Exmatrikulation erfolgen, der Prüfungsanspruch aber bestehen bleiben. Die jeweiligen Studienbedingungen und die persönlichen Lebensumstände des einzelnen Studenten müssen jedoch berücksichtigt werden. Studiengebühren sollten auch für Senioren und für Zweitstudien erhoben werden. Für Weiterbildungsveranstaltungen sind in der Regel Entgelte zu erheben.

Das Aufkommen an Studiengebühren und Entgelten muß den Hochschulen als Dispositionsfonds verbleiben. Nach bestandener Abschlußprüfung ist ex lege zu exmatrikulieren. Die Aufnahme eines weiterführenden Studiums setzt erneute Immatrikulation voraus.

10. Zur Stimulierung von Leistungen und Wettbewerb, zur Herstellung von Transparenz und zur Steuerung des Ressourceneinsatzes sind Fachbereiche und Studiengänge künftig in regelmäßigen Abständen hochschulintern und -extern zu evaluieren.

11. Die Selbststeuerung der Hochschulen ist durch ein entscheidungsfähiges Hochschulmanagement und eine Stärkung der Stellung der Dekane zu verbessern. Auf zentraler und Fachbereichsebene sind Stellen- und Mittelpools einzurichten, die von der Hochschulleitung bzw. vom Dekan nach Leistungs- und Erfolgskriterien aufgeteilt werden. Die Amtszeit des Dekans sollte auf drei Jahre verlängert werden. Seine Wahl sollte nach Managementqualifikation und nicht länger reihum erfolgen. Er ist dem Fachbereichsrat für die Aufstellung des Lehrangebots und die Einhaltung der Lehrdeputate sowie für die Evaluierung der Lehre verantwortlich.

12. Das Besoldungs- und Tarifgefüge muß anforderungs- und leistungsbezogen verändert werden. Die Orientierung an hierarchisch bewerteten Bildungsabschlüssen ist aufzugeben.

Eine Angleichung der Eingangsbesoldung von Universitäts- und Fachhochschulabsolventen ist überfällig. Die Beseitigung der Laufbahnschranken muß marktgerecht und kann kostenneutral erfolgen. So könnte in Laufbahnen mit Bewerbermangel der Fachhochschulabsolvent nach A 11/A 12 gleich besoldet werden wie der Universitätsabsolvent in Laufbahnen mit Bewerberüberhang. Auch die Besoldung der Professoren muß marktgerecht nach oben geöffnet werden. Insbesondere muß die nicht mehr wettbewerbsfähige C2-Besoldung der FH-Professoren aufgegeben und C3-Ämter mit Amtszulagen geschaffen werden.

Die Aufgaben in der Hochschulmedizin

Die Gesundheitsstrukturreform hat die Kosten des Gesundheitswesens und die Wirtschaftlichkeit der Krankenhäuser zum Gegenstand der öffentlichen Auseinandersetzung gemacht. Die Kostenträger haben schon lange nach einer Begrenzung der Kostenexplosion gerufen und nach dem Motto „Haltet den Dieb" Ärzte, Krankenhäuser und Pharmaindustrie als „Verursacher" ausfindig gemacht und auf die Anklagebank gesetzt. Wenn aber Schmalhans künftig Küchenmeister sein soll, dann müßte redlicherweise dem Patienten als Kostgänger gesagt werden, daß seine Gesundheit ein relatives Gut sei. Nicht alles, was nach dem Stand einer höchstentwickelten medizinischen Kunst möglich ist, werde künftig in Vorsorge und Therapie zum Einsatz kommen, sondern nur das, was bei einer individuellen Abwägung von Erfolgsaussicht, Alter und Kosten angezeigt erscheint.

Ich kenne keinen Gesundheitspolitiker und keinen Geschäftsführer einer Ortskrankenkasse, die bereit wären, dies den Wählern und Versicherten zu sagen. Also wird weiter so getan, als ob nicht die Ansprüche der Patienten, sondern primär das System aus Ärzten, Krankenhäusern und Pharmaherstellern schuld sei.

Ob Honorarbindung, Richtgrößen, Budgetdeckelung oder Leistungspauschalen – alle sog. Reformansätze setzen nur *indirekt* darauf, daß endlich der Leistungsumfang begrenzt wird, aber natürlich so, daß es zwar der Kostenträger spürt, aber der Patient nichts merkt. Dabei weiß jeder, daß *eine angemessene Kostenbeteiligung Wunder* wirken würde; so wie auch jeder an den Lebensgewohnheiten ablesen kann, daß die Gesundheit für die einzelnen Menschen einen unterschiedlichen Stellenwert hat. Der totalversicherte Patient kommt mir vor wie der Pauschalreisende: Warum sollte er am Buffet einhalten, wo doch alles schon bezahlt ist?

Für die Universitätsklinika besonders schmerzhaft ist der Umstand, daß das Gesundheitsstrukturgesetz sie wie „normale Krankenhäuser" behandelt, also den spezifischen Ausbildungsauftrag und vor allem den spezifischen Forschungsauftrag ignoriert, der zwangsläufig die Entwicklung neuer und – bis zur Routineanwendung – regelmäßig auch besonders teurer Methoden und Verfahren beinhaltet.

Zur Krankenversorgung

Das enorme Anwachsen der Finanzaufwendungen macht deutlich, daß Art und Umfang der medizinischen Leistungen einen spektakulären Qualititätssprung gemacht haben. Auch der Patientenandrang zu den Universitätsklinika hat beträchtlich zugenommen und nimmt weiter zu. Die Kapazitätsreserven, die vor allem durch die Verkürzung der Verweildauer freigesetzt werden konnten, sind – jedenfalls im Westen im wesentlichen aufgebraucht.

Ein Ventil für den Nachfragedruck, der auf den Universitätsklinika lastet, wären:

- die Verlagerung eines größeren Prozentsatzes der Maximalversorgung auf andere Krankenhäuser,
- die Einrichtung von mehr Alterspflegeheimplätzen mit medizinischer Betreuung,
- die gleichmäßigere Verteilung der Wochenend- und Feiertagsdienste sowie der Ersten Hilfe und Notversorgung,
- die Bereitschaft, zur Routine gewordene Behandlungsmethoden und Eingriffe frühzeitiger an außeruniversitäre Krankenhäuser abzugeben.

Ich bin mir bewußt, daß ein Teil dieser Vorschläge zwar volkswirtschaftlich sinnvoll, aber betriebswirtschaftlich kontraproduktiv ist; die Verkürzung der Verweilzeit, der teilweise Verzicht auf Routineeingriffe, die Befreiung der Universitätsklinika von der Funktion der geriatrischen Bewahranstalt müssen die Pflegesätze in die Höhe treiben. Anders verhält es sich bei der m. E. notwendigen Reduktion der poliklinischen Behandlungsfälle auf das für Forschung und Lehre notwendige Maß. Hier sorgt die im SGB verankerte Pauschalvergütung für eine chronische Unterfinanzierung, die letztlich zu Lasten des Staatszuschusses für Forschung und Lehre geht.

Zur Forschung

Daß das Versickern des für Forschung und Lehre bestimmten Staatszuschusses im betrieblichen Aufwand der Klinika nicht zu einem Aufschrei der Medizinwissenschaft führt, beweist nur, daß die Krankenversorgung im Bewußtsein der Klinikchefs Vorrang genießt. Seit langem beklagt der Wissenschaftsrat, daß Quantität und Qualität der Medizinforschung in Deutschland im internationalen Vergleich Not leiden, weil die „dynamischere" Krankenversorgung zu dominant geworden sei.

Wir brauchen ein „neues Bewußtsein" in den Köpfen und Herzen der Klinikchefs, das Forschung und Lehre wieder in den ihnen gebührenden Rang erhebt. Die Medizinischen Fakultäten müssen – notfalls gegen die Verwaltungsdirektoren – bestrebt sein, die im Staatszuschuß enthaltenen Forschungsmittel freizuschaufeln und ihrer Zweckbestimmung entsprechend einzusetzen. Bei Neuberufungen muß die Forschungskompetenz wieder stärker gewichtet werden. Für neue Forschungsschwerpunkte, insbesondere in Verbindung mit den Naturwissenschaften und mit außeruniversitären Forschungseinrichtungen, müssen durch Bereitstellung von Verfügungsflächen auch die räumlichen Voraussetzungen geschaffen werden. Notfalls müßte ein Weg gefunden werden, die Forschungsmittel im Haushalt gesondert auszuweisen und zu bewirtschaften.

Zur Lehre

Von Fachvertretern des In- und Auslandes wird die Qualität der deutschen Medizinerausbildung mit einem Fragezeichen versehen. Dafür gibt es mehrere Gründe. Einer – und nicht der unwichtigste ist die Zahl der Medizinstudenten und insbesondere die Gruppengröße bei der klinisch-praktischen Ausbildung am Krankenbett. Da das Bundesverfassungsgericht den deutschen Hochschulen bei zulassungsbeschränkten Fächern die „Niveaupflege" untersagt hat, hat es billigend in Kauf genommen, daß sich das von ihm entwickelte Teilhaberecht aus Art. 12 GG auf den Teilhabeanspruch an einer qualitativ mittelmäßigen Ausbildung beschränkt. Mit einer großen Zahl mittelmäßig ausgebildeter Ärzte ist aber niemandem gedient: weder den angehenden Ärzten, noch den Patienten und auch nicht unserer Volkswirtschaft.

Im vereinten Deutschland gibt es rund 244.000 berufstätige Ärzte und etwa halb so viel Medizinstudenten. Daß diese Zahl weit über dem Ersatzbedarf liegt, leuchtet ohne weiteres ein. Der Preis, der für das Aufbohren der Universitäten bezahlt werden muß, liegt also nicht allein im Qualitätsverlust, sondern auch in der Minderung der Berufschancen, z. B. in der gedrosselten Zulassung als Kassenarzt.

In Berlin haben wir versucht, das BVerfG bei seiner „Wesentlichkeitstheorie" zu packen und haben die Aufnahmekapazität in der Veterinärmedizin kraft Gesetzes auf 200 festgelegt. Aber die Verwaltungsgerichte haben aus Respekt vor dem BVerfG den Respekt vor dem Gesetzgeber verloren. Da also das Hochschulrecht nicht lenken darf, muß wieder einmal der Markt entscheiden:

An den Klippen des Arbeitsmarktes zerschellt das aus der Berufsfreiheit abgeleitete Teilhaberecht an einem Studienplatz. Fiat justitia, pereat mundi!

Wer das im Wechselspiel von Gesetzgebung, Rechtsprechung und Wissenschaftsbürokratie entwickelte Formelwerk von Kapazitätsermittlung und Hochschulzulassung einem Amerikaner oder Engländer erklären möchte, erntet bestenfalls ungläubiges Kopfschütteln, wenn er nicht für verrückt erklärt wird. Wir sind schon ein eigentümliches Volk, das seine Kräfte in Bürokratie und seine Ressourcen durch Pflastern von Rechts wegen vergeudet.

Das System der Kapazitätsermittlung nach der KapVO hat uns im Verein mit cleveren Anwälten und grundrechtstreuherzigen Verwaltungsrichtern nicht nur horrende Medizinerzulassungen beschert, sondern den Hochschulen auch jeden Spielraum genommen, ausschließlich für Zwecke der Forschung und/oder der Krankenversorgung oder zur Verbesserung der Lehre ärztlich-wissenschaftliches Personal neu einzustellen, ohne daß dies zwangsläufig sofort wieder zu einer Kapazitätserweiterung geführt hätte.

Inzwischen haben wir uns so sehr in den Fallstricken des Kapazitätsrechts verfangen, daß verantwortliche Wissenschaftspolitik eine Erhöhung des Lehrdeputats der Professoren von acht auf zehn SWS ablehnen muß, weil eine Erhöhung der Lehrverpflichtung nicht zu einer Verbesserung der Studiensituation, sondern nur zu vermehrter Zulassung führen würde.

Der einzige Ausweg, den ich sehe, besteht in einer Approbationsordnung, insbesondere in der Festlegung einer Obergrenze für die Gruppengröße bei der Ausbildung am Krankenbett.

Ein weiterer Grund, an der Qualität der Medizinerausbildung zu zweifeln, sind die vielen Prüfungen nach dem Multiple-choice-Verfahren. Was für die Führerscheinprüfung noch angängig sein mag, ist für ein akademisches Studium nicht nur unangemessen, sondern überdies unwürdig und in weiten Teilen auch sachlich ungeeignet, um den Studienerfolg adäquat festzustellen.

Schon ein Blick auf die aus dem Boden geschossene Hilfsliteratur zu dieser Prüfungsform zeigt, daß hier etwas nicht stimmen kann. Die Medizinstudenten werden hier auf abartige Variationen grammatikalischer Fragestellungen mit sinnlosen Verschachtelungen trainiert.

Vielleicht können wir die Rückkehr zur Vernunft im Prüfungswesen sogar mit einem Abschlag im Rahmen der KapVO erkaufen. Erkaufen – gegenüber den Verwaltungsgerichten und den prüfungsentwöhnten Medizinprofessoren.

Ein weiterer Reformschritt wäre die Beschränkung der staatlichen Prüfungsregie auf die Abschlußprüfung. Auch Lehrer und Juristen unterziehen sich erst am Ende des Studiums einer Staatsprüfung. Es gibt keinen sachlich einleuchtenden Grund, Medizinstudenten nach dem vierten und dem sechsten Semester staatlich zu prüfen, weil die Funktion staatlicher Prüfungen, nämlich im öffentlichen Interesse, den Berufszugang zu regeln, voll und ganz nach Abschluß des Studiums und des praktischen Jahres erfüllt werden kann. Die Verantwortung der Hochschulen für die Ausbildung ihrer Studenten zeigt sich auch im Engagement der Professoren in Prüfungen, die ja eine unmittelbare Rückmeldung über die Ausbildungsqualität ermöglichen.

Mit der Kritik an Inhalt, Struktur und Praxisbezug der Medizinerausbildung begebe ich mich als Jurist auf Glatteis. Deshalb will ich mich auf Fragen beschränken:

- Ist das Medizinstudium nicht völlig überfrachtet, wenn die Anlage zur Approbationsordnung insgesamt 14 verschiedene Praktika, Kurse und Seminare für die

Vorklinik und mehr als 20 Teilfachgebiete für klinische Studienabschnitte vorsieht?

– Ist eigentlich ein 12semestriges Studium erforderlich, wenn am Ende doch nur ein Praxislehrling herauskommt, der zunächst als AIP und dann im Regelfall als Weiterbildungsassistent noch jahrelang von einer eigenverantwortlichen ärztlichen Tätigkeit ausgeschlossen beibt?

– Ist die tradierte Aufteilung in vorklinische, klinisch-theoretische und klinisch-praktische Fächer nicht längst überholt?

– Was spricht dagegen, den Studenten schon von den ersten Semestern an über pflegerische Hilfstätigkeiten und Begleitung von Ärzten in das Untersuchungsgeschehen am Patienten einzubeziehen?

– Warum werden derart viele klinische Spezialdisziplinen im Studium als eigenständiges Teilgebiet ausgewiesen, obwohl später noch eine sechsjährige Weiterbildung zu durchlaufen ist?

– Könnten nicht theoretische und praktische Medizin mit in der Semesterfolge zunehmender Verschränkung angeboten werden?

– Sind die nach der 7. Novelle zur Approbationsordnung abzuleistenden sechs Praxisphasen stimmig? Ist die Abfolge von praktischem Jahr (im 6. Studienjahr) mit AIP mit einer Gesamtdauer von 2½ Jahren in Abfolge und Dauer sinnvoll, zumal dieser Zeitraum auch noch durch die letzte ärztliche Prüfung unterbrochen wird?

– Und schließlich: Sind die deutschen Ärzte, wenn sie schließlich selbstverständlich in den Beruf eintreten dürfen, nicht viel zu alt geworden?

Ich bin am Ende meiner Rede über die Aufgaben einer zukunftsorientierten Wissenschaftspolitik. Packen wir sie an, diese Aufgaben.

Denn – so sagt Wilhelm von Humboldt – „dem Staat ist es ebensowenig als der Menschheit um Wissen und Reden, sondern um Charakter und Handeln zu tun".

3. Maßstab ärztlichen Handelns: ärztliche Sicht und das Grundgesetz als Leitlinie

Leben oder überleben?
Aufgaben der onkologischen Chirurgie

M. Trede

Ein 57jähriger Patient kommt mit chronischen Bauchschmerzen, die sein Leben –
seine Lebensqualität – empfindlich beeinträchtigte, in die Klinik. Das Computer-
tomogramm deutet auf die Diagnose „chronische Pankreatitis" mit Zysten und Ver-
kalkungen im Pankreaskopf. Anlaß genug, um den Endoskopiker zu bitten, eine klärende Pankreasgangdarstellung vorzunehmen. Dieser Kollege hat aber nicht nur
seinen Auftrag erfüllt, er hat darüber hinaus (sozusagen „unterwegs zur Papille")
einen kleinen Ösophagustumor 30 cm von der Zahnreihe entdeckt und biopsiert, der
sich als Plattenepithelkarzinom herausstellte.

Nun ging es nicht mehr nur um Lebensqualität – jetzt ging es um das Überleben.
Aber das war noch nicht alles: Dem ebenfalls aufmerksamen Stationsarzt fiel auf, daß
dieser Patient heiser war – auf näheres Befragen eigentlich schon 3 Jahre lang. Deshalb wurde eine Laryngoskopie angeordnet, bei der ein Larynxkarzinom gefunden
wurde. Beide Tumoren schienen lokal gut operabel. Der Patient bot keine allgemeinen Kontraindikationen und so fiel nach Abwägen aller Alternativen gemeinsam mit
ihm und seinen Angehörigen der Entschluß zu einer abdominozervikalen Pharyngo-
laryngoösophagektomie – in einer Sitzung zusammen mit den HNO-Kollegen.

Das Operationspräparat reichte vom Zungenbein bis zur kleinen Magenkurvatur
mit den beiden dazwischenliegenden Tumoren (Tumorstadium: T3 N1). Die Speise-
passage wurde durch Anastomosierung des hochgezogenen Magenschlauchs an den
Mundboden rekonstruiert. Der postoperative Röntgenschluck demonstrierte dann
auch den ungehinderten Kontrastmitteltransport.

Bald darauf konnte der Patient entlassen werden – geheilt, wie alle Beteiligten hofften.

Der Rest der Kasuistik ist schnell berichtet: 2 Jahre später war der Patient verstorben. Er hatte sich von dem großen Eingriff nie richtig erholt. Zwar konnte er schluk-
ken, er lernte auch (unvollkommen) ohne Kehlkopf zu sprechen – aber es war nicht
wie früher. Trotz intensiver psychosozialer Betreuung wurde er depressiv und ging
selber in die Isolation.

Das Resümee: Ein Patient kommt etwas heiser und mit Bauchschmerzen in die Klinik und verläßt sie wieder: mit Dysphagie, Aphonie, einer schmerzhaften Narbe und
im übrigen denselben Bauchschmerzen wie vorher. (Natürlich wurde er auch von
2 bösartigen Geschwulsten zumindest vorübergehend befreit.) Und wir fragen uns
betroffen, ob das alles ist, was die onkologische Chirurgie zu bieten hatte.

Bevor wir mit dem Problem fortfahren, möchte ich mich bedanken für die Einladung, an diesem Symposium teilnehmen zu dürfen. Wir sind hier versammelt, um einen Chirurgen zu ehren, der viel mehr ist als ein virtuoser Operateur. Das erkennt man schon an dem anspruchsvollen Thema, das er für dieses Symposium gewählt hat.

Auf mich ist das Los gefallen, über die Frage Leben oder Überleben in der Krebschirurgie nachzudenken. Es ist dies die Kernfrage unseres chirurgischen Handelns überhaupt – am Krankenbett und am Operationstisch – und das nicht nur bei onkologischen Problemen. Ich werde mich ganz auf *chirurgische* Aspekte konzentrieren; Radio-, Chemo- und Immuntherapie werden nur am Rande erwähnt.

Die Frage, vor der wir stehen, ist bereits im Vorfeld emotional gewichtet. Gemeint ist nämlich: „Leben" (glückliches, menschenwürdiges Leben) oder (das bloße, gar noch qualvolle) „Überleben" des Krebskranken. Es geht also um die *Lebensqualität*.

Zwar möchte ich unterstellen, daß wir Chirurgen schon immer diese Dimension in unser abwägendes Handeln miteinbezogen haben. Aber beim Namen genannt kommt dieser Begriff erst in den letzten 5–6 Jahren auf unseren Tagungen zur Geltung [etwa in der Portugal-Konferenz „Measuring Quality of Life" (Weinstein 1986), beim Deutschen Chirurgenkongreß 1989 (Troidl 1989) oder bei der Meran Consensus Conference 1 Jahr später (Neugebauer 1991)].

Trotz allen Fortschritts haben wir Chirurgen (und nicht nur wir) Probleme mit der Definition des Begriffs „Lebensqualität". Bei der letzten Konferenz in Meran („Quality of Life Assessment in Surgery") ging es schon nicht mehr um das *Messen* der Lebensqualität. *„Assessment"* ist nicht dasselbe wie messen. Und ein Konsens wurde auch nicht erreicht. Das liegt daran, daß der Begriff Lebensqualität einem „Gedankencontainer" ähnelt – „gleichsam mehrdimensional vollgepreßt", wie Schreiber es so treffend formulierte (Schreiber 1989).

Hinzu kommt, daß *die* Lebensqualität von Reklame, Politik und Medien überstrapaziert und oft als Schlagwort mißbraucht wird. Alle führen sie im Munde, aber kaum einer hat sie im Kopf – will sagen: Sie ist schwer zu definieren und noch schwerer zu messen (Lorenz 1989).

Als Chirurg unter so vielen professionellen Vertretern der Human-, Sozial- und Religionswissenschaften möchte ich nur kurz auf die theoretischen Aspekte eingehen, bevor wir uns den Aufgaben der onkologischen Chirurgie zuwenden.

Es leuchtet ein, daß der Begriff Lebensqualität 3 Dimensionen umfaßt: die körperliche, die psychische und die soziale (Schreiber 1989). Zur Bewertung dieser 3 Dimensionen stehen uns sog. harte Daten zur Verfügung, d. h. meßbare, reproduzierbare Daten aus Labor, Pathologie und Röntgeninstitut, die von Medizinern geliefert werden.

Darüber hinaus gibt es weiche Daten der Befindlichkeit (wie Angst und Schmerz), die allenfalls auf visuellen Analogskalen subjektiv einschätzbar sind, auf die sich die psychosozialen Wissenschaftler stützen.

Wie „weich" aber die vermeintlich „harten" Daten oft sind, erleben wir täglich auf unserer chirurgischen Wachstation, etwa wenn eine Patientin mit einem verheerenden Thoraxröntgenbild (also eigentlich den harten Daten zufolge beatmungspflichtig) tatsächlich ruhig atmend mit rosiger Hautfarbe neben ihrem Bett sitzt.

Oder wenn aufgrund eines Röntgenkontrasteinlaufes die „harte" Diagnose Kolonkarzinom bei einer Patientin gestellt wird, die schließlich überhaupt gar keinen Tumor hatte, wie Laparotomie und intraoperative Koloskopie beweisen konnten.

Zu den „kleinen Weisheiten", die man im Laufe eines langen Berufslebens akquiriert, gehört auch die Skepsis gegenüber scheinbar „harten" Daten – besonders dann, wenn sie dem klinischen Befund zuwiderlaufen. Wieviel problematischer ist es demnach mit den sog. „weichen" Daten! Inzwischen haben wir erkannt, daß es nicht nur um die Meßdaten der Wissenschaftler (seien sie nun hart oder weich) geht, sondern darum, wie der Patient mit diesen umgeht. Es geht um seine Adaptationsfähigkeit (Schwarz 1989) (Abb. 1).

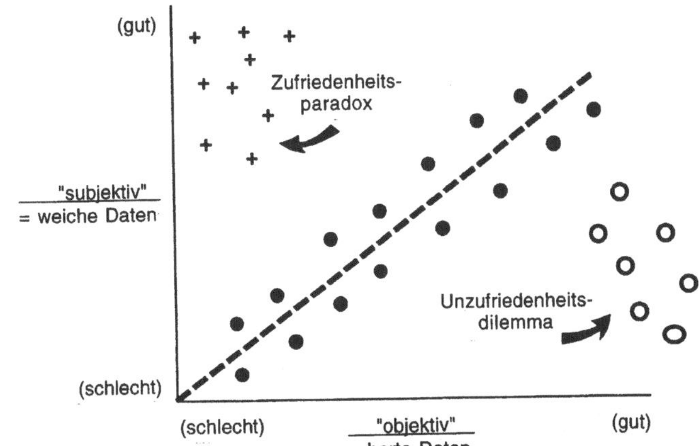

Abb. 1. Die Adaptationsfähigkeit des Krebspatienten und seine Lebensqualität (s. Text)

Und diese reicht von einem sog. „Unzufriedenheitsdilemma" (wenn trotz objektiv geringer Beschwerdebelastung das subjektive Befinden miserabel ist) bis zum „Zufriedenheitsparadox", dem wir immer wieder bei positiv eingestellten Optimisten im Endstadium des Krebsleidens begegnen (Glatzer 1984). Die möglichst treffsichere Einschätzung dieser Anpassungsfähigkeit beim individuellen Patienten ist ein wichtiger Aspekt der Kunst der Indikationsstellung vor onkologischen Eingriffen. Jeder Patient auf diesem Schema stellt nur eine statische Momentaufnahme dar. Das Leben, der postoperative Verlauf etwa; geht weiter wie ein Film. Henri Bismuth hat es mit Verlaufskurven nach Resektion zentraler Gallenwegstumoren deutlich gemacht (Abb. 2). Die obere Kurve zeigt das Überleben, die untere die Lebensqualität. Letztere wird an ganz einfachen reproduzierbaren Parametern gemessen – hier am Bilirubinspiegel und an der Antwort auf die Frage: „Wie geht es Ihnen?"

Und wir erkennen, wie die Kurven auseinander laufen, wie sich die Lebensqualität nach 30 Monaten verflüchtigt, während das Überleben für die Hälfte der Patienten noch viele Monate weitergehen mag.

So läßt sich die Effektivität einer onkologischen Therapie am möglichst deckungsgleichen Verlauf dieser beiden Kurven abschätzen. Bismuth spricht vom Comfort-Index, bei dem die Dauer des Wohlbefindens in Relation zur Gesamtüberlebenszeit gebracht wird:

$$\text{Comfort-Index} = \frac{\text{Dauer des Wohlbefindens (in Mon.)}}{\text{Dauer des Überlebens (in Mon.)}} \cdot 100$$

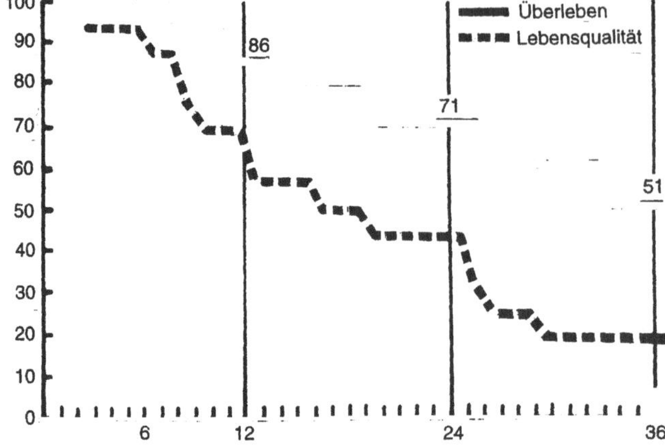

Abb. 2. Überleben und Lebensqualität von Patienten nach Resektion von Gallengangstumoren (nach H. Bismuth)

Die beste Therapieform ist demnach jene, bei der der Comfort-Index möglichst nahe an die Hundertprozentmarke heranreicht (Bismuth 1988).

Vor dem Hintergrund dieser Überlegungen nun einige Beispiele aus der onkologischen Chirurgie:

In einer Untersuchung des N.I.H. in den USA aus dem Jahre 1991 über 60 verschiedene Krebsformen war das *Pankreaskarzinom* dasjenige mit der schlechtesten Prognose (Warshaw 1992). Und in einer deutschen Sammelstatistik waren von 100 diagnostizierten Tumoren nur 20 operabel. 17 überlebten die Pankreasresektion (Operationsletalität 15%). Aber nach 5 Jahren war nur noch 1 Patient von 100 am Leben (Bittner 1985).

Angesichts dieser Zahlen ist es kein Wunder, daß Chirurgen in 3 Lager gespalten sind, wenn es um die Behandlung des Pankreaskarzinoms geht. Die „Nihilisten" meinen, daß hohe Operationssterblichkeit, magere Langzeitüberlebenschancen und schlechte Lebensqualität für die wenigen Überlebenden die Radikaloperation nicht rechtfertigen (Crile 1970). Sie empfehlen einen schonenden Palliativeingriff selbst für operable Tumoren.

Auf der anderen Seite stehen die Aktivisten mit ihrer Forderung nach dem erweiterten Radikaleingriff, selbst für einen kleinen T1-Pankreastumor (Fortner 1984). Die Ergebnisse dieser Variante, was Leben und Überleben betrifft, haben auch nicht zu einem Durchbruch geführt: Operationszeiten bis zu $31\frac{1}{2}$ h, Operationsletalität von 20% und magere Fünfjahresüberlebenszeiten (Fortner 1989, Sindelar 1990).

Demgegenüber bietet der realistische Mittelweg mit Pankreasresektion je nach Tumorsitz und Operabilität mehr Sicherheit und langfristig bessere Überlebenschancen: Das Überleben der Operation ist nicht mehr das Hauptproblem Operations- und Hospitalletalität beträgt derzeit bei 460 Duodenopankreatektomien der letzten 20 Jahre kaum noch 3% (Trede 1990).

Und auch die Langzeitergebnisse der alleinigen chirurgischen Resektion sind heute besser als in der eingangs erwähnten Statistik:

Für 106 R0-resezierte liegt die Fünfjahresüberlebensquote bei 30%.

Noch wichtiger: Die subjektive Einschätzung ihrer Lebensqualität ist bei den Überlebenden überwiegend positiv.

Bleiben allerdings mikro- oder makroskopische Tumorreste zurück – war die Resektion also nur als palliativ zu bewerten –, dann beträgt die mediane Überlebenszeit nur 10 Monate und das Leben endet für (fast) alle bei 24 Monaten.

Aber auch hier kann sich die Pankreasresektion bei vorsichtiger Indikation als die beste Palliation herausstellen.

Beispiel:
Beim 68jährigen Schwiegervater eines Kollegen haben wir die palliative Resektion eines Pankreaskopfkarzinoms vorgenommen bei gleichzeitiger Entfernung einer solitären Lebermetastase. Der Patient überlebte nur noch 18 Monate, aber es waren lebenswerte Monate, wie ein Dankschreiben des Schwiegersohnes zeigte.

Beim *tiefen Rektumkarzinom* denkt jeder zuerst an das Zielkriterium „Anus praeter" – wird er vermeidbar sein oder nicht? Das ist es auch, was den Patienten am meisten beschäftigt. Es ist mir dabei noch kein Patient begegnet, der der Aussicht auf einen Anus praeter nicht zunächst mit Abscheu entgegensähe. Ich kenne aber auch kaum einen, der sich nicht mit diesem abgefunden hätte, nachdem er die unausweichliche Notwendigkeit erkannt hat.

Und trotzdem belegen diese Therapieverlaufskurven unsere Bemühung, beim tiefen Mastdarmkrebs die Schließmuskelfunktion erhalten (Abb. 3).

Daß dies die Lebensqualität verbessert, liegt auf der Hand. Daß dadurch aber nicht etwa die Überlebenschance geschmälert wird, belegen vergleichende Ergebnisse (ausgedrückt durch die Fünfjahresüberlebensrate) der 3 Therapieformen bei frühem Tumorstadium (T1-2, N0, M0):

Radikale Rektumexstirpation (82,4%), tiefe anteriore Rektumresektion (85,3%) und lokale Exzision (86,2%).

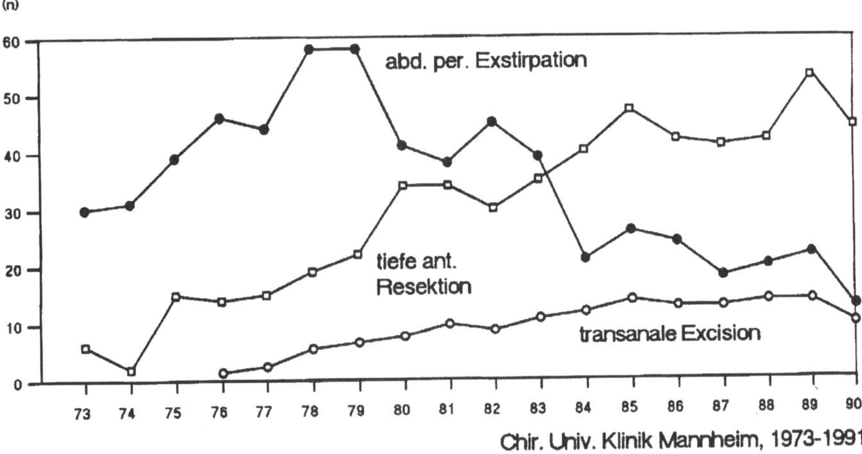

Abb. 3. Wandel in der Therapie des Rektumkarzinoms im Spiegel des Krankengutes der Chirurgischen Klinik, Klinikum Mannheim. Nur bei der abdominoperinealen Rektumexstirpation ist ein Anus praeter unumgänglich

Bei der *Krebschirurgie im hohen Alter* stoßen wir zwangsläufig an eine biologische Grenze. Hier geht es nicht in erster Linie ums Überleben, denn statistisch gesehen ist die Lebenserwartung ohnehin nicht mehr groß. Um so mehr rückt die Lebensqualität in den Vordergrund. Kein Wunder, daß es in den Lehrbüchern eine allgemein akzeptierte Altersgrenze für große onkologische Eingriffe gibt.

Aber Grenzen und Regeln sind da, um hin und wieder durchbrochen zu werden – auch in der Chirurgie. Das ist erlaubt, wenn es gelingt, das biologische Alter des jeweiligen Patienten (seine Motivation und seine Reserven) korrekt einzuschätzen. Da es sich hierbei immer nur um Einzelfälle handelt, seien einige Beispiele dargestellt:

Eine Kolonresektion im 10. Lebensjahrzehnt ist heute keine Seltenheit mehr. Eine rechtsseitige Hemikolektomie wegen T2N1-Karzinom erfolgte z. B. metachron 10 Jahre nach einer vorausgegangenen Transversumresektion wegen ähnlichem Tumor.

Wir fanden die 92jährige Patientin am Morgen nach der Operation aufrecht im Bett beim Zeitunglesen. 8 Tage später war sie wieder daheim in der eigenen Wohnung, um ihr gewohnt erfülltes Leben erneut aufzunehmen.

Noch vor 20 Jahren gab es praktisch keine Metastasenchirurgie. Hier ist die erste Schlacht ja schon verloren und alles richtet sich ein auf eine Kette von eigentlich aussichtslosen Rückzugsgefechten. Inzwischen wissen wir aber, daß unter günstigen Voraussetzungen 25% der Betroffenen 5 Jahre und mehr nach Metastasenentfernung noch am Leben sein können. Dies zeigen Überlebenskurven nach Leberresektion wegen kolorektaler Metastasen (Abb. 4).
Die Indikation zu einem solchen Eingriff ist klar definiert:

1. Die radikale Sanierung des Primärtumors ist Voraussetzung.
2. Es gibt kein lokales Rezidiv oder andere Fernmetastasen.
3. Die Absiedlung (am besten solitär, aber nicht mehr als 5) ist auf einen Leberlappen begrenzt.

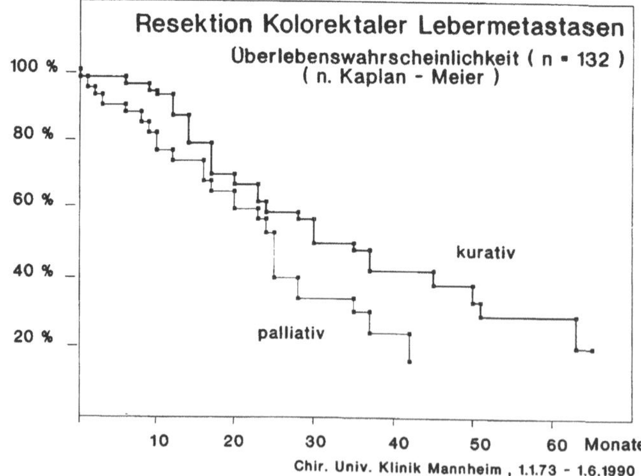

Abb. 4. Überlebenskurven nach Resektion kolorektaler Lebermetastasen

4. Beide – der Patient und der Operateur – lassen ein niedriges Operationsrisiko erwarten,
5. Der Entschluß zur Operation fällt umso leichter, je mehr Beschwerden der Patient aufweist.

Nun sind aber 85% der Patienten mit solitären Lebermetastasen völlig beschwerdefrei. Sie fallen unter Hoerr's Law, die besagt: Wenn der Patient keine Beschwerden hat, ist es sehr schwierig, ihn noch beschwerdefreier zu machen – also seine Lebensqualität zu verbessern (Hoerr 1962).

Dabei wird allerdings vergessen, daß als Cantus firmus der subjektiven Befindlichkeitsharmonie das permanent bohrende Wissen um den Krebs im eigenen Leibe bleibt. Deshalb ist – wenn immer möglich – die operative Sanierung im Sinne einer R0-Resektion geboten, so auch bei jenem 52jährigen Patienten mit Rektumkarzinom und 2 großen Lebermetastasen. Die tiefe anteriore Rektumresektion und rechtsseitige Hemihepatektomie in einer Sitzung hat dieser hochmotivierte Patient problemlos überstanden.

Das letzte Beispiel betrifft eine 57jährige Patientin, bei welcher 5 Jahre nach einer linksseitigen Hemikolektomie wegen T3 N0-Karzinom eine große solitäre Lebermetastase entdeckt und durch rechtzeitige Hemihepatektomie entfernt wird. Weitere 3 Jahre später – anläßlich einer Routinekontrolle – fällt ein Rundherd im linken Lungenunterlappen auf. Da es sich wieder um einen Solitärbefund handelt, erfolgt die operative Sanierung, wegen der zentralen Lage der Metastase durch Unterlappenresektion. Nach 3 weiterhin beschwerdefreien Jahren bemerkt die nun 63jährige plötzlich beim Bergwandern eine Hämoptyse. Als Ursache konnte ein Metastasenrezidiv vom Bronchusstumpf entdeckt werden. Nach langen Gesprächen erfüllten wir ihren Wunsch und resezierten auch noch die Restlunge der linken Seite.

Seit Entfernung des ursprünglichen Dickdarmkrebses sind inzwischen 15 Jahre vergangen. Die Patientin hat überlebt: mit halbem Dickdarm, halber Leber und halber Lunge – derzeit rezidiv- und beschwerdefrei. Und sie *lebt* mit ihren 67 Jahren, geht weiterhin wandern, schwimmen und spielt sogar Tennis (wenn auch nur im Doppel).

Das Grundgesetz als Maßstab für ärztliches Forschen und Heilen

P. KIRCHHOF

Die Bedeutung des Rechts für ärztliches Handeln

Wenn die Rechtsordnung ärztliches Heilen und Forschen beurteilt, so sucht sie nach allgemeinen, für jedermann und auf Dauer geltenden Maßstäben, die dem Patienten Sicherheit geben, was mit ihm geschehen darf; dem Arzt die Maßstäbe für die Richtigkeit seines Tuns verläßlich vorgeben; die Kerninhalte ärztlichen Berufsethos verbindlich machen und diese Regeln in der Gediegenheit des Rechts an die nächste Generation weitergeben. Allerdings wird das Recht oft weniger als verläßliches Fundament einer freiheitlichen Ordnung, sondern eher als Barriere, Hemmnis und Störfaktor empfunden. In diesem Blickwinkel wird die Rechtsordnung nicht selten als ein Geflecht von Normen gedeutet, das in Verboten die Entfaltungsfreiheit beschränkt, in Strafdrohungen den selbstbewußten Bürger einschüchtert, in Haftungsansprüchen Entscheidungsfreudigkeit hemmt und im Abgabenrecht den wohlerworbenen Ertrag persönlicher Arbeitsleistung mindert.

Ein derart verengter Blick auf das Recht würde jedoch die Aufgaben und Wirkungsweisen des Rechts verfehlen. Recht ist zunächst nicht Verbot und Schranke, sondern Auftrag und Befähigung. Der moderne Forscher ist auf die Institution angewiesen, in der ihm die Rechtsordnung die Forschungsorganisation, gut ausgebildetes Personal, Sachmittel und Geld zur Verfügung stellt. Der Arzt braucht die Rechtsordnung, die den Heilauftrag dem beruflich qualifizierten, in Ausbildungsabschnitten erprobten Arzt vorbehält, ihm die Heilmethoden und Heilungsmittel nach dem neuesten Stand von Wissenschaft und Technik zuführt und eine Arbeitsteilung unter den fachspezialisierten Ärzten und medizinischen Einrichtungen organisiert.

Die Hauptleistung des Rechts für ärztliches Forschen und Heilen aber liegt in der Verstetigung der Forschungen und Heilbemühungen, die von der einzelnen Person des Forschers und Arztes gelöst und in einer rechtlichen Institution – der Klinik, dem Forschungsinstitut – verselbständigt werden.

Gerade unser heutiges Symposion zeigt uns, wie sich Persönlichkeit und Institution in einem charmanten Duett ergänzen: Wir sind zusammengekommen, um einen Forscher und Arzt anläßlich eines fast noch jugendlichen runden Geburtstags zu ehren und finden uns unversehens in der 175-Jahr-Feier seiner Institution, der Chirurgischen Universitätsklinik Heidelberg. Der eine Grund, weswegen sich hier die Persönlichkeit hinter der Institution verbirgt, ist sicherlich eine Bescheidenheit des zu Ehrenden. Die Verbundenheit von Institution und Persönlichkeit macht uns und Ihnen, lieber Herr Herfarth, aber zugleich – insoweit sicherlich ungewollt – bewußt, daß Ihre noch vor Ihnen liegende langjährige akademische Zukunft in fernen Jahren auch einmal von

Ihrer Institution aufgenommen und weitergetragen werden wird. Das Recht baut auf das Handeln der natürlichen Person, schafft aber daneben die juristische Person, um in ihr zwar nicht die Sterblichkeit der natürlichen Person widerlegen, wohl aber der Vergänglichkeit ihres Wirkens ein wenig entgegensteuern zu können.

Wegweisungen des Grundgesetzes für ärztliches Heilen

Im Rahmen dieser auf Entwicklung und Fortbildung angelegten Rechtsordnung gibt das Grundgesetz die elementaren Wegweisungen. Diese Staatsverfassung ist kein Speicher fertiger Antworten, der für alle in Zukunft auftretenden Rechtsfragen die Problemlösung vorsorglich bereit hielte. Vielmehr trifft das Grundgesetz bewußt lapidar und fragmentarisch einige Grundsatzwertungen, die dann durch die Rechtsordnung verdeutlicht und näher ausgeformt werden müssen. Dieses ist zunächst Aufgabe des Gesetzgebers, danach in einem gesetzlich freigelassenen Bereich Aufgabe vertraglicher Vereinbarung. Ein klug konzipiertes Medizinrecht läßt aber auch einen erheblichen Spielraum für ärztliche Intuition, Einfühlungsvermögen und höchstpersönliche Erfahrung offen.

Diese gegenseitige Ergänzung zwischen sachlicher Erfüllung von Rechtspflichten und intuitiver Zuwendung zum betroffenen Menschen habe ich vor Jahren in der Perspektive des mitbetroffenen Vaters erlebt, als meine Tochter bei einem Sportunfall vom Pferd gestürzt und sich ihren Arm gerade in der Armbeuge gebrochen hat. Der Chirurg unterrichtete mich vor der Operation – also in Bindung an die Aufklärungspflicht – darüber, daß das Risiko einer Versteifung nicht ganz ausgeschlossen werden könne, daß es aber keine Alternative zu einer Operation gäbe und daß er sich eine völlige Wiederherstellung des Gelenkes zutraue. Der Arzt gibt dem entscheidungspflichtigen Vater eine klare Entscheidungsgrundlage – die Alternativlosigkeit – und wirbt um Vertrauen, indem er sein Selbstvertrauen bekundet.

Nach der Operation – also außerhalb jeder Entscheidungspflicht – kam ich wieder in die Klinik, jetzt nur noch hoffender Vater, und der Arzt sagte mir als erstes: „Ihre Tochter lacht schon wieder." Damit verweigerte er mir zwar jede – zu diesem Zeitpunkt noch nicht mögliche – Fachinformation, gab aber die Perspektive des Optimismus vor, die schon deshalb richtig sein mußte, weil sie von der Patientin kam. So habe ich diesen Arzt sehr schätzen gelernt – vor allem allerdings auf der Grundlage seiner chirurgischen Leistung, die dazu beigetragen hat, daß die Tochter nach wenigen Wochen wieder ihre Geige spielen konnte.

Dieses Zusammenspiel von genereller Pflicht und individualgerechter Gestaltung ist eine Frage von Berufskunst und Persönlichkeit. Das Recht kann dazu nur den Rahmen bieten, wird dessen Beachtung allerdings strikt einfordern.

Diesen Rahmen zeichnet das Grundgesetz in drei rechtlichen Ausgangspositionen vor: die Würde und das Lebensrecht des Patienten, die Forschungs- und Berufsfreiheit des Arztes sowie das Allgemeininteresse an stetigen Fortschritten der Medizin und einem leistungsfähigen Gesundheits- und Klinikwesen. In diesem Dreiklang treffen die drei Grundströmungen der Verfassungsgeschichte aufeinander, die unser Grundgesetz prägen: das christliche Bild vom Menschen als Imago dei, dem Würde und Personalität eigen ist; das aufklärerisch-autonome Wissenschaftsverständnis, das sich aus der Ungebundenheit der Erkenntnissuche ein Höchstmaß an Erkenntnisfortschritt für den einzelnen Forscher, aber auch für die freie Rechtsgemeinschaft verspricht; und schließlich das liberale Grundrechtsverständnis, das in der Berufs- und Forschungsfreiheit des Arztes sowie in einem Selbstbestimmungsrecht des Patienten ein hohes Maß an Individualgerechtigkeit und selbstbestimmter Entwicklungsoffenheit herstellen will.

Das Patientenrecht: Würde und Freiheit

Verfassungsrechtlicher Ausgangspunkt für die Beurteilung ärztlichen Forschens und Heilens sind die Rechte des Patienten, der den ärztlichen Eingriff erduldet und damit Chance und Risiko eines Heilversuchs höchstpersönlich erfährt.

Bei der Ausgestaltung des Rechts der Menschen, die auf medizinische Hilfe angewiesen oder einem medizinischen Eingriff ausgesetzt sind, legt die Verfassung den Akzent zunächst auf den Schutz der Menschenwürde und erst dann auf den Schutz der individuellen Freiheit. Hierin liegt eine Grundsatzentscheidung mit fünffacher Bedeutung:

1. Die Garantie der Menschenwürde besagt, daß der einzelne Mensch allein wegen seines Daseins und in seinem Sosein rechtlich anerkannt wird. Mag er gesund oder krank, zur Freiheit fähig oder handlungsunfähig sein, mag er eine Notlage verschuldet haben oder schicksalhaft erleiden, die Rechtsordnung nimmt ihn als eigenständiges Mitglied der Rechtsgemeinschaft auf. Die Frage, nach Wert und Würdigkeit zu leben, darf nicht gestellt werden, sobald menschliches Leben existiert. Insoweit enthält die Menschenwürdegarantie ein Differenzierungsverbot. Die Unterscheidung zwischen erhaltenswertem und nicht erhaltenswertem Leben ist unzulässig.

2. Die Garantie der Menschenwürde sichert aber nicht nur die bloße Existenz des Menschen und seine Körperintegrität, sondern schützt den einzelnen in seiner Personalität und seinem Willen zur Selbstbestimmung. Die Würde des Menschen ist nicht die eines Lebewesens, sondern die einer zur freien Entfaltung begabten und berechtigten Persönlichkeit. Diese Garantie greift also in ihrem Anspruch deutlich über die bloße Existenzsicherung hinaus.

3. Die Menschenwürde ist für jedermann – auch den Berechtigten – unverfügbar; zu ihrem Inhalt gehört jedoch die selbstbestimmte Entfaltung der Persönlichkeit. In dieser Unverfügbarkeit der Würde des freien Menschen liegt der Schlüssel für das Zusammenwirken zwischen Arzt und Patienten. Zwar ist die Zuweisung individueller Freiheit ein Teilinhalt auch der Garantie der Menschenwürde; der Wille des betroffenen Grundrechtsträgers reicht jedoch nicht so weit, daß seine Einwilligung letztlich Dispositionen über Leben und körperliche Unversehrtheit rechtfertigen könnte. Der Patient kann auf sein Recht zum Leben und zur körperlichen Unversehrtheit nicht verzichten; der Kranke nicht – ohne Indikation – allein durch seine Einwilligung einen medizinischen Eingriff rechtfertigen; die Mutter nicht über das ihr anvertraute, noch ungeborene Leben verfügen. Unsere Rechtsordnung kennt auch kein Recht auf Selbsttötung. Andererseits ist das Recht auf Leben nicht zu einer Pflicht zum Leben

fortgebildet, so daß die Polizei den Suizidwilligen zwar an der Ausführung seines Planes hindern muß, ihn aber letztlich langfristig nicht zur Vermeidung einer Selbsttötung in Schutzhaft nehmen darf. Ebenso ist der Arzt zwar berechtigt und oft auch verpflichtet, eine Selbsttötung als solche zu verhindern. Doch rechtfertigt sein Heilauftrag gegenüber dem Menschen, der nicht nur Kranker, sondern insbesondere selbstbestimmte Persönlichkeit ist, keine Rettungs- und Behandlungsmaßnahmen gegen den Willen des Betroffenen. Auf dieser Grundlage habe ich Bedenken selbst gegen die Zwangsernährung, obwohl dort der lebensgefährdende Geschehensablauf willentlich herbeigeführt und nicht schicksalhaft erlitten wird.

Andere Maßstäbe gelten, wenn der Betroffene sich nicht nur selbst gefährdet oder schädigt, sondern auch andere Personen oder die Allgemeinheit belastet. Das Bundesverfassungsgericht hatte sich mit der Frage auseinanderzusetzen, ob das Motorradfahren ohne Schutzhelm, das dem Beschwerdeführer ein „Gefühl von Freiheit und Wagnis" vermitteln sollte, durch die Straßenverkehrsordnung verboten werden darf. Das Gericht hat die Einschränkung der allgemeinen Handlungsfreiheit durch eine Schutzhelmpflicht anerkannt, weil sich das Fahren im öffentlichen Straßenverkehr, also unter allgemeiner Verantwortung des Staates, abspielt und Unfälle mit schweren Kopfverletzungen weitreichende Folgen für die Allgemeinheit haben (z. B. durch Einsatz der Rettungsdienste, ärztliche Versorgung, Rehabilitationsmaßnahmen, Versorgung von Invaliden).

4. Die Unantastbarkeit der Menschenwürde wehrt nicht nur – wie in der Regel die Freiheitsrechte – einen staatlichen Eingriff ab, sondern verpflichtet alle staatliche Gewalt, sie auch zu schützen. Während also die Freiheitsrechte den Staat in Distanz weisen und zum Unterlassen verpflichten (das Eigentum eines einzelnen nicht zu enteignen, auf ihn keinen beruflichen Zwang auszuüben, die Äußerung einer Meinung nicht zu unterdrücken), verpflichtet Art. 1 Abs. 1 GG den Staat, die Menschenwürde zu schützen, Vorsorge für die individuelle Existenz und ihre Würde zu treffen und eine etwaige Bedrohung durch Dritte abzuwehren.

Dabei wird der unbestimmte Rechtsbegriff der Menschenwürde eher negativ definiert: Wir beobachten die Bedrohung – durch Versklavung, durch Folter, durch den Lügendetektor, durch Zwangsbehandlung, durch Retortenzüchtung –, um uns im Erschrecken über die Gefahr erneut des rechtlichen Menschenbildes zu vergewissern. Ebenso entspricht es rechtlicher Klugheit, das Rechtsgut „Gesundheit" durch seine Gefährdung, die Krankheiten, zu definieren und nicht eine erwünschte körperliche und seelische Normalität vorzugeben, die dem Staat dann bei Abweichungen – z. B. des körperlichen Übergewichts oder einer aggressiv querulatorischen Veranlagung – zu medizinischen Eingriffen berechtigte.

5. Die Würde des Menschen ist das elementare unverletzliche und unveräußerliche Menschenrecht und deshalb nach ausdrücklicher Anordnung des Art. 79 Abs. 3 GG selbst der Disposition des verfassungsändernden Gesetzgebers entzogen. Während das Recht auf Leben und körperliche Unversehrtheit nach Art. 2 Abs. 2 GG unter Gesetzesvorbehalt steht, der Gesetzgeber also Einschränkungen – etwa der Zwangsimpfung, der Blutentnahme, der Rückenmarkspunktion oder der Hirnkammerluftfüllung vorsehen kann, bleibt die Würde des Menschen unantastbar, solange dieses Grundgesetz gilt.

Unverfügbarkeit der Gesundheit und Einwilligung des Patienten

Die Unverfügbarkeit von Menschenwürde und Freiheit begrenzt die rechtliche Bedeutung einer Einwilligung des Patienten. Grundsätzlich berechtigen die Freiheitsrechte zwar auch zum Verzicht auf die Wahrnehmung der Freiheit oder eine konkrete Freiheitsposition; z. B. erlaubt die Freiheit der Meinungsäußerung das Schweigen, die Freiheit der Ehe das Junggesellendasein, die Freiheit des Eigentümers das Verschenken des Eigentums. Der Berechtigte kann einen Dritten aber nicht ermächtigen, seine Gesundheit oder sein Leben zu schädigen. Der Heil- und Forschungseingriff legitimiert sich deshalb zunächst aus der Leben und Gesundheit schützenden Zielsetzung und einer entsprechenden Erfolgschance (der Indikation), nicht aus der Einwilligung; diese ist weitere Rechtsbedingung für einen Eingriff, jedoch nicht tragender Grund seiner Zulässigkeit.

Die Rechtsbeziehungen zwischen Arzt und Patient werden somit durch einen Vertrag nur teilweise erfaßt. Mit der vertraglichen Vereinbarung bestimmt der Patient den Arzt seiner Wahl, den Umfang der Behandlung und das Honorar, oder er erklärt im Rahmen der Sozialversicherung entsprechende vertragsähnliche Einwilligungen. Diese Einwilligung ist aber nicht eigentlicher Rechtfertigungsgrund für einen medizinischen Eingriff, sondern zusätzliche Rechtsbedingung eines durch die medizinische Indikation grundsätzlich gerechtfertigten Eingriffs. Nur die Krankheit und allenfalls eine Gesundheitsgefährdung rechtfertigen die medizinische Einwirkung auf die Körperintegrität eines Menschen. Auch in diesen Fällen steht dem Patienten aber die „Freiheit zum Kranksein" zu. Diese berechtigt den Patienten grundsätzlich, eine angebotene Hilfe zurückzuweisen. Ist er allerdings psychisch krank und deswegen zur Wahrnehmung seiner Freiheit nicht fähig, so kann der Kranke auch vor sich selbst geschützt werden, er insbesondere der Vormundschaft unterstellt oder auch in einer Anstalt untergebracht werden.

Verbindlichkeit der natürlich vorgefundenen Entwicklung für medizinisches Handeln

Das Recht auf Menschenwürde, Leben und körperliche Unversehrtheit nimmt die natürliche Entwicklung des Menschen von Geburt, Heranwachsen, Entfaltung des Erwachsenen, Altern und Tod auf, hat insbesondere auch das Recht auf einen menschenwürdigen Tod zum Inhalt. Dem Arzt ist zwar die zielgerichtete Lebensvernichtung durch eigene oder fremde Hand strikt untersagt. Andererseits ist er nicht berechtigt, einen vom ernsten und aktuellen Willen des Rechtsträgers getragenen, natürlichen Geschehensablauf, der zum Tode führt, zu unterbinden. Dies gilt erst recht, wenn Maßnahmen künstlicher Lebensverlängerung mit körperlichen Eingriffen einhergehen und deshalb besonderer Einwilligung bedürfen.

Allerdings ist diese unbefangene Orientierung am natürlichen Ablauf jedes menschlichen Lebens, an dem „natürlichen Gang der Dinge", inzwischen verlorengegangen. Während die Rechtsordnung jahrzehntelang den Beginn menschlichen Lebens in der Nidation gesehen hat, um von diesem Zeitpunkt an den Nasziturus am Lebensschutz teilhaben zu lassen, zwingt uns jetzt die Fortpflanzungsmedizin und Gentechnologie, darüber nachzudenken, ob der Lebensschutz nicht früher einsetzen muß, damit aber auch der medizinischen Forschung striktere Grenzen und dem Experimentieren mit Föten Verbote entgegengestellt werden. Während das Ende des Lebens von der Rechtsordnung jahrzehntelang in dem Herz- und Atemstillstand gesehen worden ist, bezeichnet heute das normative Datum des Hirntodes die Grenzlinie, jenseits derer der Arzt keine therapeutischen Maßnahmen mehr ergreifen soll oder darf, jenseits derer aber auch Organe zur Transplantation entnommen werden können.

Mit den wachsenden Lenkungs- und Steuerungsinstrumenten der Medizin drängen sich weitere Grundsatzfragen auf: Gelten die Regeln für eine Heilung einer körperlichen Anomalität auch für seelische Krankheiten? Wann darf die Anwendung einer vielfach erprobten und bewährten Heilmethode durch das unsichere Experiment ersetzt werden? Wie weit ist der Arzt zur Linderung eines Schmerzes berechtigt, mag die Linderungsmaßnahme dann auch den Heilungserfolg verzögern oder den Eintritt des Todes beschleunigen? Wie weit darf der Arzt, der die Zukunft eines Menschen aus seiner Herkunft erklärt, auf die Lebensbedingungen seines Patienten regelnd zurückgreifen, wenn diese Krankheiten verursachen oder Krankheitsabläufe beschleunigen?

Die Antwort der Verfassung ist im Grundsätzlichen klar: Der Arzt erforscht und behandelt die Krankheiten; Krankheitsursachen und -bedingungen bekämpft der Gesetzgeber. Der Arzt soll bei der Geburt helfen, der Krankheit vorbeugen und sie individuell heilen, Leben erhalten und beim Sterben beistehen, nicht aber über Leben und Gesundheit verfügen. Er ist nicht Herrscher, sondern Helfer und Heiler.

Zumutbarkeit eines lebensrettenden, aber folgenschweren Eingriffs

Dieser Grundsatz bedarf gegenwärtig vor allem der Verdeutlichung in den Fällen, in denen der Arzt dem Patienten zwar das Leben retten, nicht aber die Normalität eines Lebens in Würde und Freiheit bewahren kann. In diesen Fällen stellt sich für die Rechtsordnung die Aufgabe einer Abwägung zwischen einer Fortdauer des bisherigen Zustandes des Patienten ohne medizinischen Eingriff gegenüber dem Zustand des Patienten, der durch den Eingriff erreichbar ist. Es geht also nicht so sehr um die Frage, ob der Arzt das Leben retten oder den Patienten durch Untätigkeit töten darf. Vielmehr zwingt die individuelle Krankheitslage den verantwortlichen Arzt zu der Entscheidung, ob der natürliche Ablauf der Krankheit ohne medizinischen Eingriff als schicksalhaft akzeptiert oder die ärztliche Kunst zur Besserung der Lage des Patienten eingesetzt werden soll. Für diese Entscheidung deutet die Rechtsordnung 6 Eck- und Orientierungspunkte an:

1. Besteht die begründete medizinische Chance, die Gesundheit des Patienten annähernd wiederherzustellen, so ist der Arzt grundsätzlich – die Einwilligung des Patienten vorausgesetzt – zur Behandlung verpflichtet.

2. Begründet eine gediegene medizinische Prognose die Wahrscheinlichkeit, daß der Patient nach dem medizinischen Eingriff das Bewußtsein nicht wieder erlangen wird, so verspricht der medizinische Eingriff nach den Wertungen des Art. 1 und 2 GG keine Besserung, hat deshalb zu unterbleiben.

3. Wird der medizinische Eingriff das Leben des Patienten voraussichtlich verlängern, ihm dafür aber erhebliche Behinderungen und Schmerzen für die Dauer seines

verbleibenden Lebens zufügen, und erscheinen diese Eingriffsfolgen im Vergleich zum natürlichen Ablauf unzumutbar, so kann der Tod eine Erlösung sein, der Heileingriff insoweit die Lage des Patienten nicht verbessern. Hier ist der Arzt nicht zum Eingriff verpflichtet; seine Entscheidung kann durch Verfahrenserfordernisse – insbesondere eine Beteiligung von Ehegatten, Verwandten und ein Patientengespräch abgestützt werden müssen.

4. Kann der medizinische Eingriff für den Patienten wegen entstehender Behinderungen und zu erwartender dauernder erheblicher Schmerzen nicht als Verbesserung gewürdigt werden, so hängt die Entscheidung des Arztes auch von den Rechten der Mitbetroffenen ab. Insoweit wäre etwa zu berücksichtigen, wenn durch die Behandlung einer Mutter auch unmündige Kinder mitbetroffen sind. Auch die schwierige Abwägung zwischen Patientenrecht und Seuchengefahr gehört in diesen Themenkreis.

5. Da die Garantie von Menschenwürde und individuellem Leben auch den Respekt der Rechtsordnung vor dem natürlichen, zum Tode führenden Ablauf eines menschlichen Lebens zum Inhalt hat, kann bei einer solchen Entscheidung auch das Alter des Patienten und die damit verknüpfte natürliche Nähe zum Tode mitberücksichtigt werden. Eine Operation angesichts eines auch altersbedingt in naher Zukunft zu erwartenden Todes beurteilt sich anders als die Operation eines jungen Menschen, bei dem sich aus der Operation die Chance eines langen Lebens und nicht eines bevorstehenden Todes ergibt.

6. Ist der medizinische Eingriff nicht nur zur Heilung des Patienten, sondern auch zur Gewinnung einer Forschungserkenntnis geplant (und sollen deshalb zusätzliche medizinische Risiken in Kauf genommen werden), so kommt es für diesen Forschungseingriff entscheidend auf die Einwilligung des Patienten an. Die medizinische Indikation rechtfertigt nur den – auf erprobte Methoden gestützten – Heilversuch; das Heilexperiment, das ungesicherte Behandlungsmethoden einsetzt und erprobt, bedarf der gesonderten Einwilligung des Patienten, auch als Forschungsgegenstand dienen zu wollen.

Grundsätzlich aber ist bei diesen Abwägungen zwischen natürlichem Geschehensablauf und ärztlicher Besserungschance die Indikation für die Vornahme des Heilversuchs ausschlaggebend. So zutreffend es ist, daß das Grundgesetz im Bereich der leiblich-seelischen Integrität des Menschen Freiheitsschutz gewährleistet und diesen nicht auf einen Gesundheitsschutz beschränkt, so richtig ist es ebenso, daß es hier zunächst um einen Akt des Erkennens durch den Arzt und erst dann des Wollens durch den Betroffenen geht, im übrigen der in der Normalität selbstverständliche Wille des Patienten zum Leben nicht die Frage entscheiden kann, ob sein Schicksal durch den Eingriff gebessert werden wird. Entscheidungsgrundlage für diese medizinische Abwägung ist also die ärztlich verantwortete Einschätzung von Notwendigkeit und Erfolg des Eingriffs. Führt diese zu dem Ergebnis, daß ein Eingriff nicht in Betracht kommt, so bleibt kein Anlaß mehr für das Verfahren der Aufklärung und Einwilligung, das einen Eingriff allenfalls zuließe. In diesen Krisenlagen kann eine Aufklärung über die Todesfolge oder schwere Folgeschäden jedoch geboten sein, um den Patienten auf die Krankheit zum Tod einzustimmen und seine Vorhaben auf die ihm verbleibende Zeit auszurichten. Auch das Vertrauensverhältnis zwischen Arzt und Patient drängt zur Wahrheit.

Noch ungeklärt sind die Schranken medizinischer Eingriffe durch begrenzte finanzielle Ressourcen. Es ist jedoch nicht auszuschließen, daß auch Deutschland sich sehr bald vor die Frage gestellt sieht, ob es eine Medizin des besonderen Anspruchs (etwa der aufwendigen Organtransplantation oder der Erfüllung eines beinahe aussichtslosen Kinderwunsches) auch um den Preis pflegen darf, daß dafür mehrere erfolgversprechende Normaloperationen nicht stattfinden können. Diese Frage läßt sich für den Forschungsetat, der die Suche nach neuen Erkenntnissen sowie deren Erprobung und Verbreitung finanziert, leicht bejahen. Für die Anwendung erprobter Heilmethoden hingegen stehen wir vor Prioritätsentscheidungen, deren Rechtsmaßstäbe noch nicht hinreichend entwickelt sind.

Forscherfreiheit und Folgenabschätzung

Die Rechtstellung des Forschers ist vom Grundgesetz mit besonderer Freiheit ausgestattet. Kunst und Wissenschaft, Forschung und Lehre sind frei. Die Wissenschaft, d. h. der ernsthafte, planmäßige Versuch, die Wahrheit zu ermitteln, soll voraussetzungslos stattfinden.

Allerdings meint das vielzitierte Stichwort Max Webers von der „Wertfreiheit" der wissenschaftlichen Aussage vor allem die Kathederaussage und anerkennt auch für sie, daß die Abschätzung von Mitteln und Folgen zum Thema wissenschaftlicher Aussagen gehören kann. Hinzutritt für die medizinische Forschung, die in Rechte anderer eingreift, der notwendige Respekt vor der Würde und Freiheit des betroffenen Patienten. Deshalb ist die Definition der Wissenschaftsfreiheit als voraussetzungslos und wertfrei eine gut gemeinte und sympathische, im juristischen Kern aber unrichtige Übertreibung. Die Wissenschaftsfreiheit ist verfaßte Freiheit, wie jede rechtliche Garantie rechtlich definiert, also begrenzt und auf die Rechte anderer und auf Gemeinwohlanliegen abgestimmt. Forschung mit und an Menschen ist nicht grundsätzlich legitim, sondern nur dann gerechtfertigt, wenn und soweit die Verfassung und auf ihrer Grundlage die allgemeine Rechtsordnung diese gestatten. Als unerlaubt gelten gegenwärtig insbesondere die künstliche Teilung von Embryonen, Manipulationen mit dem Ziel des Eineltern- oder eines Vielelternkindes, die Konjugation menschlicher Keimzellen. Menschenwürdegarantie und Persönlichkeitsschutz von forschungsbetroffenen Menschen nehmen auch eine Verlangsamung der Forschung hin. Forschungsfreiheit setzt jedoch eine Rechtsordnung voraus, die Forschung ermöglicht und fördert, nicht primär Forschung durch Rechtsbarrieren hemmt oder entmutigt. Dies wird insbesondere bei dem ernsten, gegenwärtig noch nicht gelösten Problem des Datenschutzes auch im Forschungsbereich zu beachten sein.

Das Stichwort der Folgenabschätzung ist als Maxime einer Freiheitspolitik ebenso notwendig wie gefährlich. Wenn Folgenabschätzung die wissenschaftliche Erkenntnis und Aufbereitung aller Wirkungen eines Kausalablaufs meint und dabei neben den naturwissenschaftlichen auch die psychologischen, ethischen und rechtlichen Auswirkungen nicht ausklammert, so ist diese Universalität der Erkenntnissuche die einzig wissenschaftliche, die den Blick des Spezialisten weitet und in wissenschaftlicher Arbeitsteilung verwirklicht werden mag. Meint Folgenabschätzung hingegen auch die gesellschaftlich-politische Wünschbarkeit eines Kausalablaufs, so stellt sie die wissenschaftliche Erkenntnis in den Dienst gewollter Opportunität und gefährdet damit die Freiheit der Wissenschaft elementar. Insofern verstehe ich die Folgenabschätzung als notwendigen Bestandteil wahrheitsoffener Wissenschaft und zugleich als Auftrag, das Mitbedenken aller rational erfaßbaren Folgen wissenschaftlichen Tuns für verfassungsrechtlich geschützte Gemeinschaftsgüter sorgfältig von der unzulässigen Gängelung der Forschung durch politisiertes Vorverständnis einer staatlichen oder gesellschaftlichen Mächtigkeit abzugrenzen. Das Bundesverfassungsgericht hält gesetzliche Pflichten zur Folgenabschätzung nur dann für unbedenklich, wenn sie sich auf schwere Folgen für verfassungsrechtlich geschützte Gemeinschaftsgüter beschränkt.

Die Mitwirkung des Staates

Die Rechtsposition des dritten Beteiligten, des das Allgemeininteresse an medizinischer Versorgung und am Forschungsfortschritt repräsentierenden Staates, ist letztlich schon im Freiheitsprinzip definiert: Der Staat gewährt Forschungsfreiheit, weil er sich aus der freiheitlichen Anstrengung der Forscher den größten Erkenntnisgewinn erwartet. Er gewährt ärztliche Berufsfreiheit, weil er aus der individuellen Anstrengung für die berufliche Aufgabe und deren wirtschaftlichen Ertrag die beste allgemeine Gesundheitsvorsorge erhofft. Er sichert persönliche Selbstbestimmung des Patienten, weil sie ihm als eine hinreichende Grundlage für die Kooperation zwischen Arzt und Patienten im Dienst individueller Gesundung und allgemeiner Forschungsförderung erscheint.

Wenn der Staat das Krankenhauswesen und die universitäre Forschung weitgehend in öffentlicher Hand oder zumindest in öffentlicher Finanzierung monopolisiert, wächst dem Staat die Entscheidungsbefugnis über die tatsächlichen Voraussetzungen ärztlichen Heilens und Forschens zu. Die staatliche Bereitstellung von Personal, Einrichtungen und Finanzmitteln bedarf gesetzgeberischer Prioritätsentscheidung. Das Parlament muß etwa bestimmen, ob es den Schutz im Straßenverkehr oder die Unfallkliniken vermehren will, ob es den Drogenkonsum durch bessere Familienpolitik vermindern oder eher therapeutische Einrichtungen für Drogenkranke ausweiten soll, inwieweit es der medizinischen Forschung den Vorzug gegenüber der in die Breite wirkenden, jedermann erreichenden medizinischen Versorgung geben mag. Der Jurist ist geneigt, hier sogar daran zu erinnern, daß auch Gerechtigkeitspolitik Gesundheitspolitik sein kann. Die jüngst vom Bundesminister der Finanzen vorgelegte Sterbetafel, die zur wirtschaftlichen Bewertung lebenslänglicher Rechtsverbindlichkeiten die individuelle Lebenserwartung je nach Bevölkerungsstatistik prognostiziert, belegt eine signifikant geringere Lebenserwartung der Menschen aus der ehemaligen DDR im Vergleich zu den Menschen aus der ehemaligen Bundesrepublik. Sollte dieser Unterschied auch für Gebiete mit guter medizinischer Versorgung und geringerer Umweltbelastung gelten, so veranlassen die Daten die Frage, ob ein geschlossenes staatliches Herrschaftssystem, das wenig Freiheit und Wohlstand, jedoch Sicherheit in Gehorsam und Armut bietet, den Menschen dienlicher ist als eine rechtsstaatliche Demokratie, die den Menschen die Gestaltungsmöglichkeit individueller Freiheit und demokratischer Mitbestimmung anbietet, sie aber zugleich den Anstrengungen und Gefahren des Handelns nach eigenem Plan und eigener Folgenabschätzung aussetzt.

Mit dieser Schlußbemerkung komme ich nochmals auf den Kerngedanken eines Zusammenwirkens von Patientenrecht, Arzt- und Forscherfreiheit sowie staatlichem Allgemeininteresse an gediegener Gesundheitsvorsorge und verläßlichen medizinischen Fortschritten zurück. Die Rechte des Patienten bilden den Ausgangsmaßstab: Sie sichern sein Leben, seine Körperintegrität und seine personale Würde gegen jeden nichtindizierten Eingriff, machen diesen im übrigen von seiner Einwilligung abhängig. Die Berufsfreiheit des Arztes steht im Dienst seiner Aufgabe als Helfer und Heiler; die Freiheit des Forschers ist ebenfalls verfaßte Freiheit, die insbesondere den Rechten des betroffenen Menschen verpflichtet ist und von dessen Bereitschaft abhängt, als Gegenstand der Forschung zu dienen. In diesem Rahmen regelt das Grundgesetz Auftrag und Ermächtigung für medizinisches Forschen und ärztliches Heilen, nicht Grenze oder Haltepunkt für die Fortschritte der Medizin in Wissenschaft und individual-dienlicher Anwendung.

Rechtsprechungsnachweise

Bundesverfassungsgericht, Entscheidungssammlung, Bd. 32 S. 98 (Verweigerung der Einwilligung in eine notwendige Bluttransfusion aus religiösen Gründen); Bd. 35 S. 79 (Wissenschaftsfreiheit, universitäre Wissenschaftsorganisation); Bd. 47 S. 327 (Wissenschaftsfreiheit, Folgenabschätzung); Bd. 52 S. 131 – mit Sondervotum S. 171 (Rechtsstellung des Patienten; ärztliche Aufklärung; Arzthaftung); Bd. 56 S. 54 (Körperliche Unversehrtheit, Gesundheit, Schutz gegen Fluglärm); Bd. 58 S. 208 („Freiheit zum Kranksein"); Bd. 59 S. 275 (Selbstgefährdung und Allgemeinbetroffenheit, Schutzhelmpflicht); Bd. 61 S. 210 (Forschungsfreiheit; Gesamthochschulen).

4. Verteilung der Ressourcen und Rechtsansprüche des Kranken

Verteilungsgerechtigkeit in der Transplantationschirurgie. Ärztliches Handeln bei begrenzten Ressourcen

R. Pichlmayr, E. Nagel, G. Gubernatis

Die Organtransplantation hat sich vor allem in den letzten 10–15 Jahren zu einer höchst effektiven medizinischen Behandlungsform entwickelt. Sie ist im Prinzip die beste Behandlungsweise, d. h. die Therapie der Wahl beim chronisch-terminalen Nierenversagen und die häufig einzige, d. h. potentiell lebensrettende Behandlung für sonst tödliche Erkrankungen lebenswichtiger Organe wie des Herzens, der Leber, der Lunge, des Knochenmarks; im Bereich der Gewebetransplantationen besteht durch Transplantation eine meist optimale Behandlungsmöglichkeit etwa für hornhautbedingte Sehschwächen und Erblindung. Die heute meist guten Erfolge dieser neuen Behandlungsmethode lassen sich aus statistischen Gesamtergebnissen ablesen [1, 2] und werden eindrücklich besonders an Patienteneinzelschicksalen [3]. Dabei sind die Erfolge nicht nur kurzfristig, sondern zumindest in der Regel längerfristig mit dem Attribut einer guten Lebensqualität zu bezeichnen [4, 5].

Eine absolut und im Verhältnis zu anderen oder nicht existenten Behandlungsmöglichkeiten so erfolgreiche Therapie sollte nach wohl unbestrittener Auffassung allen entsprechenden Patienten angeboten werden [6]. Man kann daraus sicher eine ärztliche Verpflichtung und eine Aufgabe der Gesellschaft ableiten. Dabei ist es hinlänglich bekannt, daß dies nur begrenzt gelingt.

Das Verhältnis Bedarf/Verwirklichung oder anders formuliert „wartender Patient/ tatsächlich transplantierter Patient" läßt sich relativ gut errechnen bei den Nierenerkrankungen, da – bzw. sofern – alle potentiellen Transplantationskandidaten auch langfristig durch Dialyse leben können; die Kalkulationen können nur bedingt gemacht werden für Erkrankungen anderer Organe, bei denen dies nicht möglich ist und zudem die Indikationsbreite noch recht variabel ist. Als Beispiele seien genannt die Herztransplantation im höheren Alter oder an Stelle mehrfacher, prognostisch ungünstiger Bypassoperationen, sowie die Lebertransplantation bei der häufigsten Ursache der Leberzirrhose, der alkoholischen. Unabhängig davon, ob man nur das eigene Land und ökonomisch ähnliche Gebiete oder auch Patienten anderer Länder, denen diese Behandlung nicht oder kaum zur Verfügung steht, in die Überlegungen mit einbezieht, ergibt sich eine völlig unterschiedliche Relation von Behandlungsbedürftigen zu Behandelten. Betrachtet man die Relation weltweit, so muß man die Zahl der durch Transplantation Behandelten im Verhältnis zu entsprechend Erkrankten als irrelevant bezeichnen. So tragisch dies letztlich ist, so ist man auch auf anderen Gebieten mehr an die Betrachtungsweise im eigenen Umfeld gewohnt, und dies ist auch der Inhalt der weiteren Ausführungen.

Die Situation in unserem Lande ist etwa folgende: Für die Nierentransplantation ist die Zahl der auf ein Organ wartenden und der potentiellen für eine Transplantation geeigneten Patienten relativ gut zu ermitteln (Tabelle 1). Für die Leber- und Herztransplantation gibt es Schätzungen nach derzeitiger Indikationsbreite und internationalen Analysen (Tabellen 2, 3).

Tabelle 1. Kandidaten für eine Nierentransplntation in der BRD. Die aufgeführten Daten zur Anzahl von Dialysepatienten bzw. Nierentransplantationen in der Bundesrepublik ergeben sich aus dem Eurotransplantatregister August 1993 und veranschaulichen neben der Zahl von Dialysepatienten, wieviele jährliche Neuerkrankungen der terminalen Niereninsuffizienz registriert werden bzw. wieviele Nierentransplantationen in diesem Zusammenhang durchgeführt werden können

Dialysepatienten			**Nierentransplantationen**		
Gesamt	ca.	35.000	1963–1975	ca.	1.000
Zur Transplantation gemeldet	ca.	7.000	1976–1992		21.160
Darüber hinaus zur Transplantation geeignet	ca. 3–	5.000	1992		2.092
			davon 1. Transplantation		1.795
Jährliche Neuerkrankungen	ca.	3.500	Zur Zeit lebend mit		
Für Transplantation geeignet	ca.	2.700	funktionierendem		
Bedarf an Retransplantationen jährlich	ca.	2.400	Transplantat		13.776
					(ET Aug. 93)

Tabelle 2. Kandidaten für eine Lebertransplantation in der BRD. Die aufgeführten Daten verdeutlichen die Korrelation zwischen Indikation zur und der tatsächlich durchgeführten Lebertransplantationen. Im Bereich der terminalen Leberinsuffizienz gibt es allerdings keine genauen Daten

Todesfälle an Lebererkrankungen in der BRD:	**Lebertransplanta- tionen**	
ca. 28.000/Jahr	gesamt 1968–1992	ca. 2.000
(davon 18.000 benigne	1990	316
und 10.000 maligne)	1991	445
	1992	502
10% davon: 2.800		
Realisiert in Frankreich: 12/1 Mio. Einwohner (entspricht ca. 900 / pro Jahr für BRD)		

Tabelle 3. Kandidaten für eine Herztransplantation in der BRD. Die aufgeführten Zahlen weisen auf den Zusammenhang zwischen Anzahl herzinsuffizienter Patienten mit Notwendigkeit zur Transplantation und tatsächlich durchgeführten Transplantationen hin. Auch diese Zahlen beruhen in bezug auf die Inzidenz der terminalen Herzinsuffizienz auf Schätzungen

Transplantationskandidaten	**Herztransplantationen**	
Kalkuliert nach	1982–1992	2523
European Heart Association:	1990	457
10–11/1 Mio. Einwohner	1991	545
entspricht 800–880/Jahr	1992	512

Unter dem Aspekt der Verteilungsgerechtigkeit ist besonders zu betonen, daß Ressourcenbegrenzung in der Transplantationsmedizin aber nicht nur Organknappheit heißt; auch personelle und finanzielle, besonders finanziell bedingte personelle Engpässe bestehen und werden aggravieren. Die Knochenmarktransplantation ist ein Bereich, in dem die finanzielle Begrenzung besonders zum Ausdruck kommt. Doch stehen im übrigen in der Bundesrepublik aufgrund des heutigen Gesundheitssystems und einer Aufgeschlossenheit der Kostenträger gerade für das Gebiet der Organtransplantation finanzielle Gesichtspunkte nicht im Vordergrund, und dies wird hoffentlich auch weiterhin nicht der Fall sein. Zu erwarten ist freilich, daß Organtransplantation als eine kostenaufwendige Behandlung für vergleichsweise wenige Patienten zunehmend auch unter ökonomischen Aspekten betrachtet wird. Hier sollen jedoch nicht die gesellschaftlich, politisch oder institutionell zu entscheidenden Ressourcenverteilungen etwa nach den Makro- und Mikroallokationsbereichen des von Engelhartschen Modells [7] ausgeführt werden, sondern Bezug genommen werden auf die vor allem in genereller und individueller Verantwortung stehenden Entscheidungen mit ihren Kriterien und Schwierigkeiten.

Man hat sich dabei vor allem mit drei Bereichen zu beschäftigen, die natürlich eng miteinander verflochten sind.

Bestmögliches Nutzen des Organ-„Gutes"

Dieses Ziel erscheint auf den ersten Blick logisch und richtig. Ein Organ soll so verwendet werden, daß es möglichst gut und lange funktioniert, d. h., daß es dem Empfänger den größtmöglichen Nutzen an Lebensjahren und Lebensqualität bringt. In der Tat wird dieses Prinzip auch verfolgt durch die Beachtung der Histokompatibilität zwischen Spender und Empfänger, zumindest in den Fällen, in denen dies derzeit möglich ist, hauptsächlich bei der Nierentransplantation. Statistische Ergebnisse rechtfertigen dieses Vorgehen, das vor allem im Eurotransplantbereich, also auch bei uns, empfohlen und praktiziert wird [3]. Für die Patienten, die ein solches gut oder ideal passendes Organ bekommen, ist dies vorteilhaft. Für die Patienten, die dasselbe Organ evtl. nach anderen Kriterien bekommen hätten, kann dieses Vorgehen als Benachteiligung angesehen werden. Diese anderen Kriterien können sein:

- Wartezeit (objektiv meßbar), aber auch
- der individuelle Grad des Leidens und
- subjektive Dringlichkeit selbst nach nicht-medizinischen Kriterien, wie persönliche, familiäre oder berufliche Gegebenheiten.

Gerade bei solchen Kriterien existieren selbstverständlich Unterschiede zwischen den Patienten, auch wenn diese nicht befriedigend graduiert werden können. Es ist schwer vorhersehbar, was eine lange Wartezeit für den einzelnen Patienten an Leiden und Prognoseverschlechterung auch bei späterem Erhalt eines Organs bedeutet (zur Bedeutung der Propability Indices s. insbesondere [9]). Dabei ist auch zu berücksichtigen, daß die Ergebnisunterschiede nach Kompatibilität bei sich ständig verbessernder immunsuppressiver Therapie heute schon oft relativ gering sind und voraussichtlich weiter abnehmen werden. Der Patient selbst kann nach unserem heutigen

Vorgehen auch nicht entscheiden, ob ihm ein vielleicht nach Wartezeit zustehendes Organ mit geringerer Kompatibilität lieber wäre als eine weitere Wartezeit, denn dieses Organ wird ihm gar nicht angeboten werden, da es eben zu einem anderen besser paßt.

Die Transplantationschirurgen selbst kehren die Argumentation völlig um – wie sie glauben zu Recht –, wenn Hochdringlichkeitskriterien eingeführt werden, nach denen zur Abwendung akuter Lebensgefahr oder eines schweren Erkrankungszustandes das Organ diesem Patienten gegeben wird, trotz ggf. schlechterer Kompatibilität und besonders trotz insgesamt geringerer Erfolgschance, und nicht einem Patienten mit sehr viel besserer Kompatibilität oder nach anderen Kriterien prognostisch günstigerer Konstellation. Die beiden Prinzipien der Organzuteilung, d. h.

- nach dem besten Nutzen und
- nach der Behandlung des „kränksten" Patienten

sind also i. d. R. nicht kongruent. Die heutigen Richtlinien versuchen, beide Prinzipien zu beachten, so z. B. Kompatibilität, wenn diese besonders bedeutsam ist, wie bei einer sog. „full house" Übereinstimmmung, oder bei akuter Dringlichkeit aufgrund eines lebensbedrohlichen Krankheitsbildes, wenn dieses eindeutig ist. Doch ist es unvermeidbar, daß hier Schwierigkeiten bestehen und auch, daß Ermessensentscheidungen unvermeidbar sind. Dabei ist durchaus vorstellbar, daß die Betonung der beiden Prinzipien unterschiedlich ist. Aus der ärztlichen Verpflichtung für den einzelnen Patienten wird man das Prinzip der Dringlichkeit, aus einer mehr ökonomischen Sicht mit ihren vielen Facetten – so auch des besseren gesamtstatistischen Ergebnisses – das Prinzip des höchstmöglichen Nutzens und Erfolges wählen. Dies ist gerade auch heute bei der uns auferlegten Beachtung von Kosten und der zunehmenden Notwendigkeit zur Kosten-Wirksamkeits-Analyse ein nicht zu unterschätzendes Problem [10]. Allerdings hat auch Starzl jüngst auf die Gefahr der Zurückstellung des individuell ärztlichen Auftrages zugunsten ökonomischer Gesichtspunkte hingewiesen (Consensus-Conference on Liver Transplantation, Paris, 1993).

Schon der erste Punkt, die Erzielung des bestmöglichen Nutzens eines Organes, läßt also viele Fragen offen.

Ziel der Verringerung der Transplantationsnotwendigkeit, d. h. der Zahl von Transplantationskandidaten

Neben dem derzeitigen Ziel, möglichst vielen Patienten durch Transplantation zu helfen, ist es eine wichtige Aufgabe der Medizin, zu versuchen, die Notwendigkeit zur Organtransplantation zu verringern. Dies muß in verschiedenen Bereichen versucht und vor allem wissenschaftlich bearbeitet werden. Möglichkeiten ergeben sich besonders in der Hepatitis-B-Impfung, in der Verringerung des Alkoholabusus, der Vermeidung anderer gesundheitsschädigender Lebensweisen, die zu einem Organversagen führen können, und wohl vor allem auch in der Weiterentwicklung einer Gentherapie für Erkrankungen, die heute nur durch Organtransplantation behandelbar sind, wie Mukoviszidose und genetisch bedingte Leberstoffwechselstörungen. Eine Reduzierung der Transplantationsnotwendigkeit ergibt sich auch aus besseren Langzeitergebnissen derzeitiger Transplantationen.

Unter dem Aspekt einer Verteilungsgerechtigkeit muß neben diesem besonders anzustrebenden Weg der Reduktion der Transplantationsnotwendigkeit besonders im Hinblick auf die aktuelle Situation auch die Frage der Reduktion von Transplantationskandidaten durch Auswahl, d. h. Ausschluß von Patienten von der Transplantation, diskutiert werden. Dies wiederum ist ein Bereich genuin ärztlicher, gerade auch individuell ärztlicher Entscheidung. Eine solche Nichtaufnahme auf die Transplantationswarteliste trifft heute vor allem für solche Patienten zu, die auch nach Transplantation eine recht ungünstige Prognose haben, beispielsweise Patienten mit Lebermalignomen. Belastend und ggf. tragisch ist, daß manche dieser Patienten wohl doch durch Organtransplantation eine Chance hätten, die damit verloren ginge. Unsere derzeitige Auswahl von Tumorpatienten zur Transplantation ist sicher viel enger als sie es wäre, wenn mehr Möglichkeiten zur Behandlung gegeben wären.

Als Ausschlußbegründung stehen auch Erkrankungen zur Diskussion, bei denen sog. „Selbstschädigung" ursächlich ist, vor allem bei der alkoholischen Leberzirrhose. Aber auch die Frage der Altersbegrenzung bei der Organtransplantation muß unter diesem Gesichtspunkt gesehen werden. Freilich wird man dabei stets versuchen, den Grund zur Zurückhaltung gegenüber einer Organtransplantation von den begrenzten Aussichten des Patienten auf wesentliche Besserung zu sehen und so die Zurückhaltung begründen, wie beim Tumor wegen eines Tumorrezidivs, beim Alkoholiker wegen der Rückfallquote und Schädigung anderer Organsysteme und beim alten Menschen wegen Multimorbidität. Doch ist es nicht auszuschließen, ja, es ist ganz sicher, daß man dabei doch auch oder sogar vorrangig an die begrenzte Verfügbarkeit von Organen denkt und eine Priorität von Patienten, denen durch diese Maßnahme mit höherer Wahrscheinlichkeit und langfristig geholfen werden kann, für berechtigt ansieht.

Also auch der zweite Punkt, das Ziel der Verringerung von Transplantationskandidaten, muß sehr differenziert untersucht werden und es gibt sicher keine von vornherein unumstrittene Entscheidung in diesem Bereich.

Gerechtigkeit in der Organallokation, d. h. der Patientienauswahl und Organzuteilung

Wie läßt sich unter den angesprochenen Schwierigkeiten Gerechtigkeit erreichen bei der jeweils individuellen Empfängerauswahl für ein verfügbares Organ? Die bisherigen Ausführungen zeigen, daß gerechtes Handeln Ziel und Maxime darstellt, der Begriff Gerechtigkeit aber vielleicht zu hoch gegriffen ist, da es sich im Einzelfall häufig um sorgsam abzuwägende „Dilemma-Entscheidungen" handelt, die auf der einen Seite gut zu begründen sind, auf der anderen aber auch sicher immer mit einer Enttäuschung und dem Gefühl zurückgestellt zu sein, einhergehen. Die „Gemeinschaft der Transplantierenden" hat gemeinsam mit Vertretern anderer Disziplinen stets die Bedeutung der Organallokation ernst genommen. Die Gremien der Transplantationsmedizin in unserem Bereich, vor allem die Arbeitsgemeinschaft der Deutschen Transplantationszentren und die Eurotransplant Foundation, versuchen laufend, Richtlinien für eine wissenschaftlich und ethisch begründete Organzuweisung aufzustellen, evtl. vorzuschreiben und zu realisieren. Man darf in unserem Land mit den bisherigen Vorgehensweisen, aber auch mit der Abwehr vieler Versuche von Kommerzialisierung und anderer Abwege, zufrieden sein.

Mit steigender Zahl von wartenden Patienten, besonders von lange und vergebens Wartenden, akzentuieren sich aber die Probleme der Verteilung; mit neuen Transplantationsaktivitäten und neuen Transplantationszentren bei gleichzeitig stagnierenden oder sogar sinkenden Organspenderzahlen ergeben sich auch Konkurrenzprobleme. Das gerechte Verteilen der begrenzten Ressourcen drängt sich immer mehr in den Vordergrund. Es ist die Frage, ob das einfache Fortführen bisheriger Regelungen ausreicht.

Alle Aufgaben des gesamten Bereiches Organtransplantation, eben auch des Gebietes der Organspende bzw. der Organgewinnung, waren in den vergangenen zwei bis drei Jahrzehnten, die man als Pionierphase bezeichnen kann, primär und hauptsächlich, ja fast alleinige Aufgabe von Transplantationschirurgen in den sich entwickelten Transplantationszentren. Sie haben Kollegen und Krankenhäuser um Kooperation auf dem Gebiet der Organspende gebeten. Dies war notwendig und richtig und hat letztlich zu einem jedenfalls z. T. guten Erfolg geführt. Auch an dieser Stelle sei wieder den vielen Krankenhäusern gedankt, die sich dieser schwierigen Aufgabe angenommen haben.

Ergeben hat sich daraus aber verständlicherweise auch der Grundsatz – wenn nicht des Besitzes, so doch der Verfügungsberechtigung über ein gespendetes/entnommenes Organ. Der für den Organspender zuständige Arzt bzw. auch das „zuständige" Transplantationszentrum ist letztlich verantwortlich für die Spenderorgane, d. h. auch deren Zuwendung an andere Patienten. Auch dies konnte und kann vielleicht noch als vertretbar angesehen werden. Wahrscheinlich hat es die Effizienz der Arbeit gegenüber anderen Möglichkeiten erhöht und stellte sicher auch einen erlaubten Anreiz für eine doch sehr schwierige Arbeit, die hohes persönliches Engagement erforderte, dar. Mit diesem Grundsatz der Verfügungsberechtigung flossen und fließen aber immer mehr Bilanzgedanken in einen Organverteilungsmodus ein. Die in einem Zentrum und in seiner erworbenen oder letztlich ihm zugeteilten Umgebung entnommene Zahl von Organen ist damit für die Chance der Behandlung seiner Patienten zunehmend bedeutsam. Es ist rasch ersichtlich, daß dies nicht generell dem Problem wartender Patienten gerecht werden kann: Regionen sind nicht gleich groß, nicht gleich bevölkerungsdicht, nicht gleich „spendebereit". Zentren haben unterschiedliche und auch wechselnde Aktivitäten bezüglich der einzelnen Organtransplantationen, Regionen für Organspende und Einzugsgebiete von Transplantationskandidaten stimmen nicht überein etc. Bilanz kann somit also kein führendes, bei genauem Durchdenken eigentlich überhaupt kein Kriterium sein. Es sei aber betont, daß Bilanz glücklicherweise auch bisher nicht ausschließlich oder auch nicht immer vorrangig ein Kriterium für Verteilung war. Doch werden darauf aufbauende Verteilungsregeln eben zunehmend problematisch und fragwürdig. Sie führen letztlich zwangsläufig zur Konkurrenz zwischen Zentren um Organspendebereiche, und zwar besonders bei Programmausweitung oder Neugründung von Transplantationszentren. Die Konkurrenz zwischen Zentren wird in den „umworbenen" Krankenhäusern die Motivation zur Kooperation kaum erhöhen, sondern das Gefühl verstärken, für die Interessen einer bestimmten Gruppe oder eines bestimmten Transplantationschirurgen arbeiten zu sollen.

Die Ausgangsbedingungen, die in der Pionierphase sinnvoll und notwendig waren, sind heute in der Phase der Anerkennung der Organtransplantation als etablierte klinische Behandlungsmethode nicht mehr richtig. Es ist nachdrücklich nicht nur für die Aufgabe des Gedankens der Verfügungsberechtigung über ein entnommenes Organ, sondern darüber hinaus für eine Trennung der Verantwortlichkeiten für

1. Organspende bzw. Organgewinnung,
2. Organzuweisung und
3. Organtransplantation

zu plädieren.

Organspende und Organgewinnung sind die Aufgabe der Gesellschaft zur Realisierung der Behandlung durch Organtransplantation.

Organzuweisung ist ebenso im grundsätzlichen eine Entscheidung der Gesellschaft. Sie kann ausgeübt werden durch eine übergeordnete Institution, etwa die Ärztekammer unter Beteiligung von Vertretern der Öffentlichkeit, der Jurisprudenz und anderer Disziplinen. Sie wird Grundsätzlichkeiten festlegen, dabei aber gerade auch im Hinblick auf die Schwierigkeiten der individuellen Entscheidung breite Ermessensspielräume freilassen. Ein höherer Konsens bedeutet hier auch einen höheren Grad an „Verteilungsgerechtigkeit".

Organtransplantation einschließlich der Indikationsstellung ist Aufgabe der Transplantationsmedizin, d. h. der Ärzte in Transplantationszentren.

Mit dieser Trennung wird auch der Vorwurf der Nichtbeherrschung eines Konfliktes zwischen Behandlung eines potentiellen Organspenders und der Verantwortung für Transplantationskandidaten hinfällig. Freilich kann es sich auch weiterhin um zusammenfallende ärztliche Tätigkeiten bei einem noch lebenden Menschen und später bei einem Organspender handeln. Die Tätigkeiten stehen aber in anderem Auftrag. Auch dürfte die Motivation in den schon erwähnten kooperierenden Krankenhäusern höher sein, wenn sie den Bereich Organspende als eine eigene, gesellschaftsrelevante Aufgabe verstehen gegenüber dem bisherigen Gefühl, für ein bestimmtes Transplantationszentrum zu arbeiten. Viele andere Argumente sind auszuführen und wurden in letzter Zeit dargestellt [11].

Es ist klar, daß eine solche Änderung bisheriger Gebräuche nicht leicht und auch mit Risiken behaftet ist. Keinesfalls darf es zum Erlahmen der Anstrengungen auf dem Bereich der Organspende führen. Bisherige Kontakte und Kooperationen zwischen Transplantationszentren und Krankenhäusern müssen erhalten und zusätzlich gepflegt werden – aber eben nicht aus einem Gesichtspunkt des Eigeninteresses, sondern für die Gemeinschaft der Patienten. Teile eines solchen Konzeptes sind im Entwurf für ein Transplantationsgesetz der Länder der Bundesrepublik Deutschland berücksichtigt [12]. Zu bedenken ist auch, daß in den USA das Gebiet der Organspende bzw. Organgewinnung bereits größtenteils in die Zuständigkeit professioneller Institutionen übergegangen ist. Auch bei uns sind in den letzten Jahren mehrfach solche Richtungen vorgeschlagen und vielleicht auch in Ansätzen praktiziert worden. Es ist Zeit, diese Ansätze intensiver zu realisieren.

Die Trennung von Aufgaben würde zweifellos die Entscheidung über den problematischen Bereich der Organallokation transparenter machen – auf einem Gebiet, in dem Gerechtigkeit im wahren Sinn wohl kaum objektiv und generell festzustellen ist, sondern die Begründungen für bestimmte Regeln laufend argumentiert und letztlich gesellschaftlich entschieden werden müssen [13]. In diesem Kontext, in dem große

Sensibilität bezüglich nicht ausreichend transparenter Entscheidungen besteht, ist eine solche Änderung erforderlich und sie wird hoffentlich zu einer sehr viel breiteren und effizienteren Vertretung des Gebietes Organspende führen.

Schlußbemerkung

1. Begrenzte Ressourcen erfordern rationellen Umgang mit diesen. Auf dem Gebiet der Organtransplantation gehört hierzu auch die sinnvolle Konzentration dieser zusätzlich kostenaufwendigen Behandlung. Von einem Vertreter eines sog. großen Transplantationszentrums ausgesprochen, mag dies als persönliche Meinung angesehen werden, doch erscheint die erhebliche Streuung der Transplantationstätigkeit mit geringer und sich z. T. verringernder Auslastung kaum zu begründen.

2. Menschliche Organe werden immer ein begrenztes, ein zu knappes „Gut" bleiben. Doch ist auch akzeptiert, daß heute mehr Organe gespendet werden könnten. Absolute Voraussetzung hierfür ist, daß der Umgang mit diesem Gut als ethisch einwandfrei angesehen wird und dies in allen seinen Bereichen ist. Weiter, daß die damit ermöglichte Behandlung von Patienten für diese grundsätzlich und in aller Regel wertvoll ist. Würden Befürchtungen, wie sie etwa auch von Flöhl [14] unter dem Titel „Leben – wirklich um jeden Preis" zitiert und dargelegt sind, in größerem Umfange eintreten, so könnte dies die Bereitschaft zur Organspende beeinträchtigen. Richtig ist dabei sicher, daß die Transplantationschirurgie stärker die Erfolge herausstellt als die Risiken – vielleicht oder hoffentlich doch mit gewissem Recht; doch kann manchmal Bescheidenheit besonders bezüglich der noch begrenzten wirklichen Langzeitergebnisse richtiger sein. Auch erscheint es notwendig, Patienten, die auf eine Transplantation hoffen, vermehrt auf das Risiko hinzuweisen, daß sich möglicherweise die Hoffnungen auf den Erhalt eines Organs nicht realisieren.

Organtransplantation hat also neben vielem Neuen uns Ärzten auch die Situation gebracht, für die Patienten eine Behandlungsmethode zur Verfügung zu haben, sie aber ggf. nicht realisieren zu können. Dies ist eine in der Medizin, zumindest in unserem engeren Umkreis, glücklicherweise seltenere Situation, die einen besonders engen Kontakt mit den wartenden Patienten erfordert.

Literatur

1. Pichlmayr R (1993) State of the Art der Nieren-, Leber- und Pankreastransplantation. In: Nagel E, Fuchs C (Hrsg) Soziale Gerechtigkeit im Gesundheitswesen. Springer, Berlin Heidelberg
   New York Tokyo
2. Salt A, Noble-Jamieson G, Barnes ND, Mowat AP, Rolles K, Jamieson N (1992) Liver transplantation in 100 children. Cambridge and King's College hospital series. Br Med J 304: 396–197
3. Pichlmayr I, Pichlmayr R (1991) Lebenschance Organtransplantation. Thieme, Stuttgart New York
4. Tarter RE, Switala J, Arria A, Plail J, van Thiel D (1991) Quality of life before and after orthotopic hepatic transplantation. Arch Intern Med 151: 1521–1526
5. Bonsel GJ, Essink-Bot M, Klompmaker J, Slooff M (1992) Assessment of the quality of life before and following liver transplantation – first results. Transplantation 63: 796–800
6. Pichlmayr R, Nagel E (9193) Aufgaben und Notwendigkeiten der Hochleistungsmedizin. Z Ges. Versicherungswiss 1/2: 179–187

7. Engelhardt HT (1988) Zielkonflikte im nationalen Gesundheitssystem; In: Sass HM (Hrsg) Ethik und öffentliches Gesundheitswesen. Springer, Berlin Heidelberg New York Tokyo, 35–49
8. Strom TB, Kelley VE (1989) Toward more selective therapies to block undesired immune responses. Kidney Int 35: 1026–1033
9. Renner E (im Druck) Entscheidungskriterien zur Nierentransplantation. In: Nagel E, Fuchs C (Hrsg) Soziale Gerechtigkeit im Gesundheitswesen. Springer, Berlin Heidelberg New York Tokyo
10. Henke KD (1985) Kosten von Krankheiten: Ein Maßstab für neue Ansätze in der Gesundheitspolitik? In: Milde H, Monissen HG (Hrsg) Rationale Wirtschaftspolitik in komplexen Gesellschaften. Fischer, Stuttgart New York, S 412–420
11. Gubernatis G (1993) Organspende. Eine gemeinsame Aufgabe. Arbeitsvorlage der Deutschen Stiftung Organtransplantation und der Arbeitsgemeinschaft der Deutschen Transplantationszentren, Mai 1993
12. Nagel E, Pichlmayr R (1992) Transplantationsgesetzgebung: Informationslösung als sinnvoller Kompromiß? Ethik Med 4: 195–201
13. Engelhardt HT (1984) Allocating scare medical ressources and availability of organ transplantation. New Engl J Med 311: 66–71
14. Flöhl R (1992) Leben – wirklich um jeden Preis? FAZ vom 30.12.1992

Rechtsansprüche des Patienten auf Teilhabe am medizinischen Fortschritt

A. LAUFS

In den Aphorismen des Hippokrates findet sich die folgende Auskunft: „Das Leben ist kurz, die Kunst lang, der rechte Augenblick knapp, der Versuch gefährlich, die Entscheidung schwierig." In unserer Zeit, die widerhallt von rechtlichen Begehren, von Ansprüchen gegen Ärzte und Klinikträger, gilt es an die dauerhafte Wahrheit der Lehre der Hippokratischen Schule zu erinnern. Der Satz bejaht die Verantwortlichkeit des Arztes und begrenzt sie zugleich. Der medizinische Umgang mit dem komplexen Rechtsgut Mensch in einer durch Krankheit gefährdeten Lage stellt den Arzt vor eine hohe und schwierige Aufgabe. Erfolg kann und darf er regelmäßig nicht versprechen. Er schuldet vielmehr die erforderliche Sorgfalt. Die Kunst des Arztes muß dem medizinischen Standard entsprechen. „Der Standard beruht", so treffend Ernst Jünger in seinen Tagebüchern *Siebzig verweht III*, „auf einer Summe von Erfahrungen, die dem Einzelnen zugute kommt."

Der zivilrechtliche Sorgfaltsmaßstab bildet das Instrument des Haftpflichtrechts mit dem Ziel, ein Unterschreiten des Standards guter ärztlicher Diagnose, Therapie, Vorsorge und Rehabilitation wenigstens finanziell auszugleichen. Der zivilrechtliche Sorgfaltsmaßstab hat keine persönliche Schuld zu ahnden wie das Strafrecht, sondern Qualitätsmängel anzuzeigen. Er hat anzugeben, welches Verhalten der Patient von einem Arzt in der gegebenen Situation erwarten dürfte. Örtliche oder individuelle Schwächen, so verständlich oder gar verzeihlich sie im Einzelfall auch erscheinen mögen, entlasten nicht. „Der zivilrechtliche Standard muß das Vertrauen rechtfertigen, das die Medizin als Institution in Anspruch nimmt."[1]

Die Standards oder die allgemein oder weitaus überwiegend anerkannten Regeln der ärztlichen Kunst und Wissenschaft[2] stellen keine statischen Meßgrößen dar, sondern befinden sich im Fluß, in dynamischem Wandel. Mit den im internationalen Austausch und Wettbewerb erwachsenden Fortschritten der diagnostischen und therapeutischen Einsichten und Techniken, mit den sich stetig vervollkommnenden Verfahren der Qualitätssicherung steigen die Standards und damit die Sorgfaltspflichten. In dem Maß, in dem die Medizin ihre Möglichkeiten zum Vorteil der Patienten erweitert, erhöht sie zugleich die Haftpflichtrisiken der Ärzte – ein Circulus vitiosus. Jedenfalls

---

1 Erich Steffen, Neue Entwicklungslinien der BGH-Rechtsprechung zum Arzthaftungsrecht, 5. Aufl. 1992, S. 40. Adolf Laufs, Arztrecht, 5. Aufl. 1993, Rdnr. 470, 492, 513, 534, 698.
2 Hans Joachim Mallach, Gerhard Schlenker u. Alfons Weiser, Ärztliche Kunstfehler. Eine Falldarstellung aus Praxis und Klinik sowie ihre rechtliche Wertung, 1993, S. 490.

sobald medizinische Entdeckungen und Errungenschaften sich klinisch durchsetzen und damit zu neuen Standards ausbilden, darf der Patient sie für sich von Rechts wegen erwarten und insofern grundsätzlich am medizinischen Fortschritt teilnehmen. Doch die wachsende ärztliche und klinische Belastung muß tragbar bleiben, wenn Resignation nicht die Tatkraft verdrängen soll.

Neue, sich in der klinischen und ärztlichen Praxis durchsetzende Verfahren und Geräte können nicht überall gleichzeitig und auch nicht gleichmäßig in allen Häusern zu Gebote stehen. Darum kann der Patient nicht stets optimale medizinische Bedingungen, nach den neuesten Methoden arbeitende Ärzte und modernste Apparate erwarten. Der rechtliche Sorgfaltsmaßstab bleibt eingebunden in das System der Krankenversorgung mit seinen Qualitätsstufen und seinen wirtschaftlichen Möglichkeiten. Freilich muß in jedem Krankenhaus ein unverzichtbares Grundniveau bestehen, das den medizinischen Qualitätsansprüchen der Gegenwart genügt. Die Kriterien dafür zu bestimmen, fällt nicht leicht. Immerhin finden sich in der Spruchpraxis des Bundesgerichtshofs Maßgaben, die weiterführen.

Reichen die Kapazitäten der humangenetischen Institute in Deutschland, so erkannte das Gericht[3], für die rechtzeitige Frühdiagnose bestimmter Chromosomenanomalien nicht aus, so dürfen die Verantwortlichen eine Altersgrenze einführen, mit der sich jüngere Mütter entschädigungslos abfinden müssen.

In Grenzen hat der BGH[4] den Standard für die personellen, räumlichen und apparativen Behandlungsbedingungen für das Kreiskrankenhaus niedriger angesetzt als für die Universitätsklinik. In einem Fall ging es um eine schwere, durch Überrollen bei einem Verkehrsunfall entstandene Oberschenkelverletzung, die schließlich entgegen dem zunächst verfolgten Behandlungsplan – zum Verlust des Beines führte. Die chirurgische Versorgung erwies sich als schwierig. Es wäre, so meinten Gutachter, auch die Indikation für eine sofortige Amputation des Beines vertretbar gewesen. Ein Experte erklärte, die Rettung des Beines sei auch unter optimalen Bedingungen eine chirurgische Meisterleistung gewesen. Das seien Umstände, so der BGH, „die etwaigen Fehlern bei der operativen Versorgung das Gewicht nehmen können". In einem anderen Fall ging es um die negativen Folgen von Radiumeinlagen bei einer Patientin mit Gebärmutterhalskarzinom[5]. Der Sachverständige meinte, die „vorhandene technisch-apparative Ausstattung für eine intrakavitäre Strahlentherapie" habe „sich in der unteren Bandbreite der damals von Wissenschaft und Praxis akzeptierten Norm bewegt". Einen Verstoß gegen die Sorgfaltspflicht, eine zurechenbare Vernachlässigung des gebotenen Standards konnte der BGH danach nicht feststellen. Erlitt die Patientin also nicht einen Mangel an Qualität, so erfuhr sie doch ein Zuwenig an Information. Die Ärzte hätten, so das Gericht, ihre Patientin auf die Möglichkeit der Inanspruchnahme eines leistungsfähigeren Hauses hinweisen müssen. Im wenig sympathischen Juristendeutsch: „Wenn der zu fordernde medizinische Behandlungsstandard im Kreiskrankenhaus ... noch gewahrt gewesen sein sollte, wäre aber in Fällen wie hier, in denen die apparative Ausstattung für die kontrollierte Führung der Therapie von besonderem Gewicht ist, eine von dem Sachverständigen als derart dürftig qualifi-

---

3 BGH, NJW 1987, S. 2923.
4 BGH, NJW 1988, S. 1511.
5 BGH, NJW 1989, S. 2321.

zierte Ausstattung des Krankenhauses ein Umstand, der für die Entscheidung der Patientin, ob sie sich in diesem Krankenhaus behandeln lassen sollte, oder besser ein anderes, vielleicht sogar auf die Behandlung der Krebserkrankung spezialisiertes Krankenhaus aufsuchen sollte, von erheblicher Bedeutung ist, so daß sie darüber hätte aufgeklärt werden müssen." Das Unterlassen eines solchen Hinweises machte den nach der fachlichen Qualität noch hinlänglichen Eingriff wegen Fehlens des „informed consent" rechtswidrig mit der Folge einer Schadensersatzpflicht. Andererseits kann der Arzt pflichtwidrige Unzulänglichkeiten nicht durch Aufklärung kompensieren.

Die Pflicht zur Aufklärung über Behandlungsalternativen hat Grenzen. Sie kann nach der Spruchpraxis des BGH[6] „einmal nur da verlangt werden, wo der Patient eine echte Wahlmöglichkeit hat. So ist er ungefragt nicht über neue diagnostische und therapeutische Verfahren, die sich erst in Erprobung befinden und erst in einigen Großkliniken zur Verfügung stehen, zu unterrichten … Darüber hinaus muß eine etwaige Kenntnis über theoretisch in Betracht kommende, möglicherweise anderswo praktizierte Behandlungsalternativen für den Patienten in seiner jeweiligen Situation entscheidungserheblich sein. Das ist etwa dann der Fall, wenn diese anderen, theoretisch in Betracht kommenden ärztlichen Maßnahmen keine besonders ins Gewicht fallenden Vorteile hinsichtlich der Heilungschance und möglicher Komplikationen derselben Risikogruppe haben und nach medizinischer Erfahrung jedenfalls nicht besser indiziert sind, schließlich wenn die ärztliche Versorgung des Patienten mit den vorhandenen persönlichen und operativen Möglichkeiten im Vordergrund steht … Die Beteiligung des Patienten an dem ärztlichen Entscheidungsprozeß über das Therapieprogramm ist zur Wahrung seines Bestimmungsrechtes nur in dem Umfang erforderlich, der durch sein Interesse als medizinischer Laie an dem Erhalt der für sein weiteres Patientenschicksal wesentlichen medizinischen Fakten bestimmt wird".

Die im Zuge der Dynamik des medizinisch-technischen Fortschritts je und je auftretende Vollzugsdefizite haben Klinikträger und Ärzte nach Kräften auszugleichen durch vorausdenkende Organisation und Koordination, auch durch wachere Selbstkritik bei der Übernahme des Patienten oder durch dessen frühere Abgabe an die Spezialklinik.

Oft erfordern neue diagnostische oder therapeutische Verfahren erhöhten Aufwand. Das Wirtschaftlichkeitsgebot darf ihnen nicht schlechthin entgegenstehen. Der Vorsitzende Richter am BGH, Erich Steffen, Chef des VI. Zivilsenats, der in den Arzthaftpflichtprozessen entscheidet, hat dazu jüngst in einem Referat[7] ausgeführt: „Die Beachtung des Wirtschaftlichkeitsgebots ist im Haftungsrecht nur legitim, wo der Einfluß auf die medizinische Indikation die gesundheitliche Rehabilitation des betroffenen Patienten nicht grundsätzlich in Frage stellt und solange eine Mindestgrenze für die personellen und sachlichen Behandlungsbedingungen nicht unterschritten wird, die sich an der gesundheitlichen Integrität als einem dem Kosten-Nutzen-Vergleich nur begrenzt zugänglichen Gut, aber auch an der aktuell erreichten Qualitätshöhe der

---

6 BGH, NJW 1988, 763, 764 (Tubensterilisation durch Elektrokoagulation mit monopolarem oder bipolarem Hochfrequenzstrom).
7 Auf dem Einbecker Sysmposium der DGMR 1993, dokumentiert in Heft 9, 1993 der Zeitschrift MedR.

Medizin ausrichtet." Diese Sätze können freilich die Angespanntheit nicht aufheben, in der sich die Ärzte befinden, die medizinische Fortschritte zum Wohl der Leidenden in die helfende Tat umsetzen wollen und dabei an die Grenzen ihrer Ressourcen stoßen.

Nach dem bisher Gesagten nimmt der Patient am medizinischen Fortschritt von Rechts wegen hauptsächlich insofern teil, als er grundsätzlich die jeweils aktuelle Standardmethode erwarten darf und zu beanspruchen hat. Die Standardmethode verkörpert in ihrem gegenwärtigen Stand die erreichten Fortschritte, ohne kaum je bei ihnen zu verharren. Neue Verfahren können sich als Standard nicht überall gleich schnell und im selben Maß durchsetzen. Innerhalb gewisser Grenzen hat sich der Patient im System der Krankenversorgung mit einem Weniger als dem Optimum zu begnügen, ohne indessen unter Rückständigkeiten leiden zu müssen.

Eine Behandlungsweise, eine Operationstechnik genügt erst dann nicht mehr dem zu fordernden Qualitätsstandard, wenn ein neues Verfahren an einem für Aussagen über das Verhältnis von Vorteilen und Gefahren ausreichend großen Patientengut medizinisch-wissenschaftlich erprobt und im wesentlichen unumstritten ist, in der Praxis, und zwar nicht nur an wenigen Zentren Anwendung gefunden hat, und wenn das neue Verfahren für den Patienten weniger Risiken oder Belastungen mit sich bringt oder bessere Heilungschancen verspricht. Mit einem Wort: Der Patient hat dann einen Rechtsanspruch auf ein neues Therapiekonzept, wenn ein sorgfältiger und gewissenhafter Arzt nur dessen Anwendung verantworten kann. Indessen mag selbst dann noch in dem einen oder anderen Krankenhaus eine bemessene Übergangszeit für die Einführung und Erprobung der verbesserten Methode oder den Erwerb der Apparate hinzunehmen sein.

„In Grenzen ist deshalb der zu fordernde medizinische Standard je nach den personellen und sachlichen Möglichkeiten verschieden. Er kann in einem mittleren oder kleineren Krankenhaus gewahrt sein, wenn jedenfalls die Grundausstattung modernen medizinischen Anforderungen entspricht. Erst eine deutliche Unterausstattung müßte zur Haftung führen, wenn es deswegen zu vermeidbaren Schädigungen der Patienten kommt[8]."

In einem Schadensersatzprozeß, in dem es um ein Tibialis-anterior-Syndrom und das Versäumnis einer Spaltung der Faszies ging, hat der Bundesgerichtshof im Jahre 1987 eine lange umstritten gebliebene Frage aus der Lehre zur Fahrlässigkeit entschieden: Verfügt der Arzt über den zu fordernden Standard hinaus etwa auf Grund wissenschaftlicher Tätigkeit über medizinische Spezialkenntnisse, dann hat er sie auch zugunsten seines Patienten einzusetzen[9]. Der Richterspruch verdient Zustimmung: Besondere Fähigkeiten verpflichten; dies entspricht dem Konzept der Fahrlässigkeit. Die Einstandspflicht allein für außerachtgelassene Sorgfalt bedeutet, daß der Handelnde einen Freiraum zur grundsätzlich ungehinderten Bewegung erhält. Wer aber über besondere, gesteigerte Kenntnisse gebietet, bedarf dieses Bewegungsraumes nicht. In dem Leitsatz des Urteils hat der BGH übrigens und bezeichnenderweise das statisch und immobil anmutende Wort „Stand der Wissenschaft" zugunsten des dynamischen Begriffs „Standard" vermieden. Die erforderliche Sorgfalt gebietet den Stan-

---

8 BGH, NJW 1988, S. 763, 765.
9 BGH, NJW 1987, S. 1479, mit zustimmender Anmerkung von Erwin Deutsch.

dard, nämlich das normativ abverlangte Sichanpassen an Umstände und Gefahr, an die fortschreitende Erfahrung.

Besitzt eine wissenschaftlich und technisch weit vorgerückte Klinik einen Apparat, der sich in vergleichbaren Häusern noch nicht allenthalben vorfindet, dann hat sie ihn auch einzusetzen, sofern eine Indikation dafür bei ihrem Patienten besteht. Auch insofern hat der BGH einen Rechtsanspruch des Patienten auf Teilhabe am medizinischen Fortschritt – wiederum im Rahmen eines Haftpflichtprozesses – anerkannt. In dem 1988 entschiedenen Falle handelte es sich um das Unterlassen einer möglich gewesenen lückenlosen Kontrolle eines Geburtsvorganges durch Kardiotokogramme[10]. Der Grundgedanke des Urteils gilt ebenso für andere Apparate aller medizinischen Fächer.

Im Dienst des medizinischen Fortschritts steht auch die ärztliche Fortbildung. Jeden Arzt trifft die Pflicht, seine beruflichen Fertigkeiten und Kenntnisse ständig und berufsbegleitend zu vertiefen, zu erweitern und zu erneuern in dem Bestreben, sich auf dem laufenden zu halten mit den wissenschaftlichen wie technologischen Entwicklungen in der Medizin[11]. Diese Pflicht, Schritt zu halten mit dem medizinischen Fortschritt und immer aufs neue vorbereitet zu sein auf veränderte und gewachsene berufliche Anforderungen, hat ihren Grund ebenso im Berufs- wie im Haftpflichtrecht. Nur der fortgebildete Kliniker oder Niedergelassene kann seinen Patienten den zeitgerechten Standard mit der gebotenen Qualitätssicherheit bieten und sie damit am medizinischen Fortschritt teilhaben lassen.

Die aktuell gebotene Expertenqualität – Kriterium der Einstandspflicht – bemißt sich primär nach medizinischen Maßstäben, die der Richter kontrolliert und nur ausnahmsweise korrigiert. Die Gerichte sahen sich nur in Einzelfällen zu Korrekturen veranlaßt, meist im Hinblick auf die dem Recht eher zugänglichen organisatorischen Anforderungen, etwa die Organisation von Bereitschafts- oder Nachtdiensten.

Auch auf diesem Feld muß dem Arzt aber die Freiheit zu verantwortlichen Dispositionen verbleiben, vornehmlich beim Einsatz eingeschränkter und aufwendiger Operationskapazität in der Hochleistungsmedizin. Ein kürzlich ergangenes Urteil des OLG Köln weist den richtigen Weg[12]: Verschlechtert sich bei bereits festgesetztem Termin für eine Herzoperation der Gesundheitszustand, ergibt aber die hierauf durchgeführte Diagnose keine lebensbedrohliche Situation, erscheint vielmehr eine medikamentöse Einstellung bis zum chirurgischen Eingriff als ausreichend, so braucht der Arzt den Operationstermin nicht vorzuverlegen. Es sei nicht zu beanstanden, jedenfalls nicht im Sinne eines Behandlungsfehlers, wenn die Kapazität für herzchirurgische Eingriffe unter Einsatz der Herz-Lungen-Maschine sich so bemißt, daß die Ärzte zwar dringliche Operationen und Noteingriffe sofort oder kurzfristig durchführen können, elektive, also solche, die bei nicht akut bedrohlichen Zuständen planmäßig erfolgen können, aber hinausschieben.

Die sich in einem ausgreifenden, öffentlichen und internationalen Prozeß fachlichen Erkennens, Anerkennens und Einübens bildenden medizinischen Standards

---

10 BGH, NJW 1988, S. 2949, 2950, unter Berufung auf die Entscheidung BGH, NJW 1987, 1479.
11 Adolf Laufs, in: Adolf Laufs u. Wilhelm Uhlenbruck (Hrsg.), Handbuch des Arztrechts, 1992, § 11.
12 OLG Köln, VersR 1993, S. 52.

begründen und begrenzen zugleich die Pflichten des Arztes. Der Patient darf den jeweiligen Standard des in Anspruch genommenen Faches erwarten, mehr grundsätzlich nicht. Prinzipiell hat er nicht das Recht, Neulandschritte zu fordern, Destinatär eines Heilversuchs, Teilnehmer einer klinischen Studie zu werden. Umgekehrt dürfen Ärzte medizinische Fortschritte nicht auf eine Weise anstreben, die das Standardangebot zum Nachteil darauf wartender Kranker verkürzt. Verknappen sich auf der Ebene der Mikroallokation die Ressourcen, so werden sich die ihrerseits notwendigen Fortschritte verlangsamen. Die Versorgung der gegenwärtigen Patienten nach den eingeführten Methoden hat also generell Vorrang vor den Interessen der Wissenschaft wie der künftigen Medizin und deren Schutzbefohlener. Nach dem Gesetz, der Bundesärzteordnung, dient der Arzt der Gesundheit des einzelnen Menschen und des gesamten Volkes[13]. Nach dem wohl richtigen Verständnis dieses Spannungsverhältnisses gebührt dem einzelnen konkreten Patienten der Vorrang[14], auch in der Universitätsklinik, deren Mediziner zugleich der Wissenschaft dienen sollen. Je stärker die Universitätskliniken sich als Krankenhäuser der Maximalversorgung ausbilden mit einem Übergewicht an klinischer Tagesarbeit, die dem Standard verpflichtet bleiben muß, desto mehr drohen die Hauptaufgaben, nämlich Forschung und Lehre, an Raum zu verlieren.

Nur ausnahmsweise hat der Patient einen Rechtsanspruch darauf, als unmittelbar Begünstigter am medizinischen Fortschritt teilzunehmen, noch bevor dieser seinen Niederschlag in einem neuen allgemeinen Standard gefunden hat. Ergeben sich bei einer laufenden vergleichenden Therapiestudie für die Mitglieder der Testgruppe eindeutig und signifikant bessere Ergebnisse als für die herkömmlich behandelten Patienten der Kontrollgruppe, dann muß dies zum Abbruch des wissenschaftlichen Heilversuchs führen. Die Ärzte verstießen gegen ihre Sorgfaltspflicht, wenn sie ihren eindeutigen neuen Erfahrungen zuwider den Kranken der Kontrollgruppe das bessere Verfahren oder Mittel vorenthielten oder wenn sie diese den erwiesenermaßen größeren Risiken weiterhin aussetzten. Auch bei klinischen Studien gilt der therapeutische Imperativ: „Bei jedem menschlichen Versuch“, so die Deklaration des Weltärztebundes von Helsinki-Honkong 1989[15], „sollten alle Patienten – einschließlich derer einer eventuell vorhandenen Kontrollgruppe – die beste erprobte diagnostische und therapeutische Behandlung erhalten“.

Den Kern einer verantwortlichen Therapiewahl bildet die gewissenhafte Abwägung der Vorteile und Gefahren bei der ins Auge gefaßten Methode in Kenntnis der ernsthaft in Betracht kommenden Alternativen. Die Verbindlichkeit dieser Sorgfaltspflicht gehört als unausweichliches Korrelat zur Freiheit der Methodenwahl[16]. Sie gilt auch bei vergleichenden Studien und begründet das Recht des Patienten auf die neue, überlegene Therapie. Zu dem nämlichen Ergebnis führt der Fall, in dem die Ärzte einer

---

13 BÄO § 1 Abs. 1.
14 Robert Spaemann, Die Herausforderung des ärztlichen Berufsethos durch die medizinische Wissenschaft, in: Scheidewege 22, 1992/93, S. 82–97. „Der konkrete Patient ist nicht Teil einer unbestimmten Menge, für die der Arzt Verantwortung hat, sondern er ist in der Behandlungssituation selbst ganzer oder ausschließlicher Gegenstand der Verantwortung“ (S. 89 f.).
15 II 3. „Die Sorge um die Belange der Versuchsperson muß stets ausschlaggebend sein im Vergleich zu den Interessen der Wissenschaft und der Gesellschaft“ (I 5).
16 Vgl. die Angaben von Adolf Laufs, NJW 1984, S. 1384–1385.

Klinik oder Abteilung außerhalb einer Studie den allgemeinen Standard im Wege einzelner Heilversuche gleichsam hausintern augenfällig und eindeutig übertreffen. Auch hier gebietet es die therapeutische Sorgfaltspflicht, allen Patienten des Hauses im Rahmen des Möglichen die Vorteile aus der hinzugewonnenen Erfahrung oder Technik zuteil werden zu lassen. Ein Rechtsanspruch des Patienten in diesem Sinne setzt allerdings voraus, daß sich für den verantwortlichen und sorgfältigen Arzt die herkömmliche Methode im Vergleich mit der neuen verbietet, obwohl diese noch nicht die allgemeine Anerkennung gefunden hat.

Anders liegen die Sachverhalte, bei denen die standardisierte Methode versagt und der Kranke in Todesgefahr schwebt, ohne daß sich eine ernsthafte, d. h. wenigstens in begrenzter Erfahrung bewährte Alternative anböte. Wenn der bedachtsame Arzt im Einverständnis mit dem aufgeklärten Patienten dann zu einer Außenseitermethode greift, ein noch unerprobtes oder wissenschaftlich nicht anerkanntes Mittel oder Verfahren wählt, um wenigstens eine Chance zu gewinnen, werden ihm Kollegen wie Juristen Respekt entgegenzubringen haben. Doch eine Pflicht dazu trifft ihn nicht. Eine solche ließe sich mit der Therapiefreiheit nicht vereinbaren. Wer den Arzt in diesen Fällen jenseits des Standards und der Sorgfaltspflichten von Rechts wegen binden wollte, machte letztlich die judikative Staatsgewalt zum Richter im medizinischen Methodenstreit. Der Staat aber darf nach vorherrschender Lehre die Vorstellungen von Arzt und Patient über den richtigen therapeutischen Weg nicht durch eigene therapeutische Konzepte verdrängen.

Der Standard von morgen gründet auf der wissenschaftlichen Arbeit von heute, die ihren Preis hat, für den viele Patienten sich leider aber nicht interessieren. Dem Recht auf Teilhabe am medizinischen Fortschritt in Gestalt des aktuellen Standards stehen kaum Pflichten gegenüber, wie ja überhaupt das gegenwärtige Medizinrecht sich im wesentlichen in den Pflichten des Arztes und den Rechten des Patienten als deren Gegenstück erschöpft. An arztethischen Diskursen und Postulaten herrscht kein Mangel; indessen bildet die Patientenethik kaum je den Gegenstand von Symposien oder Publikationen. Dabei hängt von der mitwirkenden Bereitschaft der Patienten das allgemein erwartete Fortschreiten der Medizin in hohem Grade ab. Ohne die erforderliche Bereitwilligkeit Gesunder und Kranker können medizinische Experimente und klinische Studien nicht stattfinden, gerät die Transplantationschirurgie infolge stockender Spendebereitschaft in Verzug, bleibt die Pathologie durch eine zu niedrige Autopsierate in ihren unerläßlichen Erkenntnissen beschränkt.

Wenn die Rechtsansprüche des Kranken auf unmittelbare Teilnahme an der Neulandmedizin auch begrenzt bleiben müssen, so stehen ihm doch gewichtige Schutzrechte zu. Diese individuellen Schutzrechte haben mehr Gewicht als das allgemeine Interesse am Erkenntnisfortschritt. Es geht um die Abgewogenheit von Vorteilen und Gefahren, um Schweigepflicht und Datenschutz[17] und nicht zuletzt um das Grundprinzip der Freiwilligkeit nach Aufklärung, das auch bei den randomisierten Studien gilt, selbst um den Preis ihrer Verlangsamung[18]. Dieser Schutz liegt zuerst in der Hand des Arztes.

---

17 Johann Bizer, Forschungsfreiheit und Informationelle Selbstbestimmung. Gesetzliche Forschungsregelungen zwischen grundrechtlicher Förderungspflicht und grundrechtlichem Abwehrrecht, 1992.
18 Karl zum Winkel, Wilhelm Doerr, Richard Hermann, Bernd-Rüdiger Kern u. Adolf Laufs (Hrsg.), Randomisation und Aufklärung bei klinischen Studien in der Onkologie, 1984.

Die Medizin muß, will sie Gesundheitsgefahren bannen und zum Wohl der Patienten Neuland erschließen, selbst Risiken eingehen. Wenn sie sich mit einer Fülle verschiedenartiger Wagnisse konfrontiert sieht, liegt dies daran, daß durch das exponentielle Wachstum der naturwissenschaftlichen Erkenntnisse und der Technologie die Möglichkeiten medizinischen Eingreifens stark zugenommen haben. Die althergebrachten Berufsregeln bedürfen darum der Fortbildung und Überwachung. Auf dem Felde der biomedizinischen Forschung mit und am Menschen hat sich der ärztliche Stand dieser Herausforderung in ihrer Vielschichtigkeit im Sinne einer obligatorischen beruflichen Selbstkontrolle angenommen. Seit mehr als zehn Jahren leisten die öffentlich-rechtlich verfaßten Ethikkommissionen an den west- und nunmehr auch ostdeutschen Ärztekammern und Universitätskliniken ihren Beitrag zum medizinischen Fortschritt. Als kritische Konsiliargremien der Ärzteschaft begleiten sie alle medizinischen Experimente und klinischen Studien, d.h. alle diejenigen Vorhaben, in denen ein Konflikt auftreten kann zwischen dem Interesse des Individuums an bestmöglicher Behandlung und dem der Allgemeinheit an den erhofften Forschungsergebnissen[19].

„Der Arzt", so bestimmt die Berufsordnung[20], „muß sich vor der Durchführung klinischer Versuche am Menschen oder der epidemiologischen Forschung mit personenbezogenen Daten durch eine bei der Ärztekammer oder bei einer medizinischen Fakultät gebildete Ethik-Kommission über die mit seinem Vorhaben verbundenen berufsethischen und berufsrechtlichen Fragen beraten lassen." Diese für Studien in allen klinischen Fächern geltende Vorschrift hat sich bewährt. Je nachdrücklicher die Ärzteschaft das Feld der Qualitätskontrolle selbst besetzt, desto besser wird sie ihre Berufsfreiheit behaupten. Obwohl die Zahl der klinischen Studien in den letzten Jahren stark anstieg, blieben Gerichtsverfahren so gut wie ganz aus – ein Zeichen für die Umsicht der handelnden Ärzte. Dabei trägt zur Rechtssicherheit wesentlich bei der beträchtliche Aufwand für umfassende Dokumentationen, die sich für den Arzt auch außerhalb der Neulandmedizin dringend empfehlen.

Zu hoffen steht, der Ärzteschaft möchten auch Rechtsstreitigkeiten um die Teilhabe der Patienten an nur begrenzt und zu knapp vorhandenen Innovationen erspart bleiben. Dazu abschließend wenigstens ein knappes juristisches Wort.

Eine verdienstvolle Monographie hat das Thema jüngst ausgenommen und der gebotenen Debatte den Boden bereitet[21]. Im Grunde geht es um die Konkurrenz zwischen Einzel- und Gemeinschaftsinteressen, wobei der Arzt zuerst im Dienst seines konkreten Patienten und dessen Not steht. Wirtschaftlichkeitsgeboten hat der Arzt im Rahmen seines Ermessens und Beurteilens und in den Grenzen erlaubter Risiken zu genügen. Diese Aufgabe kann zu schwierigen Abwägungen führen, an denen der Arzt den Kranken im Zweifel teilnehmen lassen soll, damit dieser die Möglichkeit erhält, durch Übernahme der Kosten ein bestimmtes diagnostisches oder therapeutisches

---

19 Adolf Laufs u. Emil Reiling, Ethik-Kommissionen – Vorrecht der Ärztekammern?, 1991;
Heinz Losse, Ethikkommissionen für die klinische Prüfung, in: Wolfgang Wagner (Hrsg.), Arzneimittel und Verantwortung. Grundlagen und Methoden der Pharmaethik, 1993, S. 265–277.
20 Musterberufsordnung § 1 Abs. 4; DÄBl. 1988, S. 3601.
21 Alfred Künschner, Wirtschaftlicher Behandlungsverzicht und Patientenauswahl. Knappe medizinische Ressourcen als Rechtsproblem, 1992, S. 381, 383 zum Folgenden.

Verfahren jedenfalls bei sich anwenden zu lassen. „Das Wirtschaftlichkeitsgebot soll unnütze und überteuerte Therapien aus dem Leistungsbereich der Gesetzlichen Krankenversicherung herausnehmen, nicht aber eindeutig gesundheitsverbessernde oder lebenserhaltende Therapien einem allgemeinen Kostenvorbehalt unterwerfen."

Dieser Leitsatz verdient Beifall wie der folgende: „Die Erhaltenswürdigkeit eines konkreten, individuellen Menschenlebens an den dafür aufzuwendenden Kosten zu messen, ist mit verfassungsrechtlichen Wertvorgaben nicht vereinbar."

Es bleibt die Frage, nach welchen Kriterien der Arzt entscheiden soll, wenn er eine Auswahl unter Patienten treffen muß, weil die Mittel – etwa intensiv- oder transplantationsmedizinischer Art – nicht ausreichen, um der Not aller Hilfsbedürftigen zu genügen. Die interdisziplinäre Diskussion hat die rechtlich kaum lösbare Problematik bisher noch nicht klären können. Verschiedene Modelle bieten sich an. Angesichts ihrer gelangte ein angesehener Medizinethiker jüngst zu dem Ergebnis, es gebe „keine überzeugenden Gründe dafür, eines dieser Auswahlverfahren für schlechthin überlegen zu halten"[22]. Vor diesem Hintergrund gilt es – auch von Rechts wegen – die Tatkraft des Arztes zu stärken durch die Anerkennung einer verantwortlichen Freiheit zu gewissenhaften Entschlüssen, bei denen auch das prognostische Moment ein erlaubtes Kalkül bleiben sollte[23].

Grundsätzlich empfiehlt sich bei der unvermeidlichen Auswahl dort, wo Gelegenheit für sie besteht, die Methode des Zufalls, weniger in der Gestalt des Loses als vielmehr der einer Warteliste. Ein solches Verfahren „bietet Zugangs- und Chancengleichheit für jeden Patienten und betont gleichzeitig dessen Autonomie und Würde, weil ihm ein gleiches Recht und Rettung aus dem einzigen Grunde gegeben wird, weil er ein Mensch an sich ist, und nicht, weil er einen bestimmten sozialen Wert oder bestimmte Eigenschaften wie Alter, Rasse usw. besitzt, für die er nicht verantwortlich ist". Ein solcher Ansatz „wird auch die Patient-Arzt-Beziehung vor der Durchdringung von Furcht und Mißtrauen schützen, weil der Patient nicht befürchten muß, daß sein Arzt ihn nur entsprechend den vorherrschenden sozialen Vorstellungen oder seiner eigenen Werteordnung behandelt"[24].

Dieser Ansatzpunkt hätte auch den großen Vorzug, den Arzt nicht in die fatale Rolle einer verteilenden Instanz zu bringen, die den Charakter des ärztlichen Dienstes grundlegend veränderte. Wir hätten dann in Wahrheit einen Paradigmawechsel vor uns, den die Ärzteschaft mit ihrem Heilauftrag schwer vereinbaren und kaum ertragen könnte. Der Gesetzgeber hat dem Arzt nach Möglichkeit persönliche Allokationsentscheidungen gegenüber konkreten Patienten zu ersparen. Triagefälle dürfen nicht zur Regel werden. Das Problem systematischer Rationierung ist ein Problem der Rechtsgemeinschaft, nicht der Ärzte[25].

---

22 Dietrich Rössler, Moral und Ethik in der Intensivmedizin, Intensivmedizin und Notfallmedizin 1991, S. 141–144, 143.

23 Auch wenn, worauf Rössler (Fn. 22) hinweist, die Bevorzugung der besseren Prognose den Kranken mit der schlechteren zusätzlich belastet, weil er nach diesem Kriterium zurückgestellt werden muß.

24 Dieter Giesen, Ethische und rechtliche Probleme am Ende des Lebens, JZ 1990, 929–943, 942.

25 Vgl. auch Bettina Schöne-Seifert, Was sind „gerechte" Verteilungskriterien?, in: Wolfgang Wagner (Hrsg.), Arzneimittel und Verantwortung, 1993, S. 397–412, 411.

5. Sinn und Grenzen des technisch Machbaren. Versicherungsrechtliche, volks- und betriebswirtschaftliche Leitlinien

Anästhesiologie und Intensivmedizin.
Ist das Machbare immer sinnvoll?

K. PETER

Möglichkeiten und Grenzen der Medizin – die Frage nach den Möglichkeiten muß gestellt werden, will man die Perspektiven medizinischer Entwicklungen bestimmen. Die Medizin wird andererseits begrenzt durch die moralisch ethische Haltung, vor allem des Arztes, aber auch des Patienten, ja einer ganzen Gesellschaft. Gerade in heutiger Zeit versucht man, die Diskussion um die Sinnfälligkeit des Machbaren in der Medizin auf ein ökonomisches Gleis zu schieben und überwiegend ökonomische Gesichtspunkte zur Grundlage der Entscheidung zu machen. Dabei muß klargestellt werden, daß eine Diskussion zum ebengenannten Thema den Kern ärztlichen Handelns und des Patienten-Arzt-Verhältnisses trifft, und dies kann keinesfalls nur von der Ökonomie dominiert werden.

„Ärztliches Denken und Handeln spielt sich grundsätzlich auf mehreren Ebenen ab. Gerok unterscheidet 2 Ebenen – zunächst die, auf der entschieden wird, ob eine Aufgabe in der Medizin gut und vernünftig machbar ist. Diese Ebene ist in der praktischen Medizin die Domäne des erfahrenen, wissenschaftlich gebildeten Arztes. Die Klugheit der Entscheidungsträger ist gefragt" [3].

Sobald die Anwendung des Machbaren zur Diskussion steht – und dies ist eine Frage, die sich in der Medizin heute fast immer stellt –, muß die Entscheidung auf einer zweiten, höheren Ebene fallen. Hier wird entschieden, ob das Ziel des Handelns nicht nur gut und vernünftig, sondern auch moralisch vertretbar ist, für den Arzt wie für den Patienten. Es ist die Entscheidung der praktischen Vernunft, also der Ethik.

„Da ethische Prinzipien durch Naturwissenschaft und Medizin nicht begründet werden können, haben diese Wissenschaften auf dieser Ebene keine oder nur eine sehr beschränkte Entscheidungskompetenz" [3].

Erst die positive Entscheidung auf beiden Ebenen, die Entscheidung mit Klugheit, als dem Wissen um das Machbare, und mit der Tugend, der Fähigkeit zur Setzung der richtigen Ziele des Machbaren, rechtfertigt das Handeln.

Welche Implikationen haben diese Gedanken für die Anästhesie?

Zuwachs an Wissen und Erfahrung haben es möglich gemacht, nahezu jeden Patienten – auch den kritisch kranken Patienten – zu anästhesieren, denn unter den Bedingungen einer Narkose sind die Vitalfunktionen auch dieser Patientengruppe genauer zu beeinflussen als in der prä- oder postoperativen Phase.

In der Medizin gilt bei der Zusammenarbeit von Ärzten verschiedener Fachdisziplinen, daß die Sorgfaltspflichten der beteiligten Ärzte an Hand des Vertrauensgrundsatzes bestimmt werden [8].

Dies bedeutet, daß im Interesse eines geordneten Ablaufes der Heilbehandlung die beteiligten Ärzte grundsätzlich auf die fehlerfreie Mitwirkung des Kollegen vertrauen können. Insofern darf der Operateur die Überlegungen des Anästhesisten zum Risiko der Narkose direkt übernehmen und in seinen Überlegungen verwerten [6].

Umgekehrt darf der Anästhesist darauf vertrauen, daß die Indikation unter Abwägung aller denkbaren Risiken der Vor- und Nachteile für den Patienten gestellt wird. Zudem ist die chirurgische Verantwortung für die Indikation zur Operation unteilbar. Wird also nach Abwägen aller Gesichtspunkte und aller beteiligten Ärzte die Indikation zur Operation schließlich gestellt, dann muß der Anästhesist alle fachlichen Möglichkeiten ausschöpfen, um das Überleben des Patienten bestmöglich zu sichern. Das Machbare ist in der Regel also auch sinnvoll.

Kann eine vergleichbar klare Antwort auch für die Intensivmedizin gegeben werden? Am Beispiel von 3 Krankengeschichten, also von 3 Patientenschicksalen, werde ich die Frage zu beantworten versuchen.

Abb. 1. Prinzip der extrakorporalen Lungenunterstützung (ECLA) am Institut für Anästhesiologie der LMU München. Erläuterung: Das Blut wird über eine in die untere Hohlvene eingeführte Kanüle drainiert; mit Hilfe einer Zentrifugalpumpe durch 2 parallel geschaltete Membranlungen (die O_2-Aufnahme und CO_2-Elimination erfolgt durch Diffusion über mikroporöse Hohlfasern) gepumpt und nach dem Gasaustausch in die obere Hohlvene zurückgeführt.
(P_1 Druck vor der Zentrifugalpumpe, P_2 Druck vor der Membranlunge, P_3 Druck vor der Rückflußkanüle, Q_{ML} Flußmessung vor der Membranlunge, T_1 Temperaturmessung in der Membranlunge, T_2 Temperaturmessung in der Membranlunge)

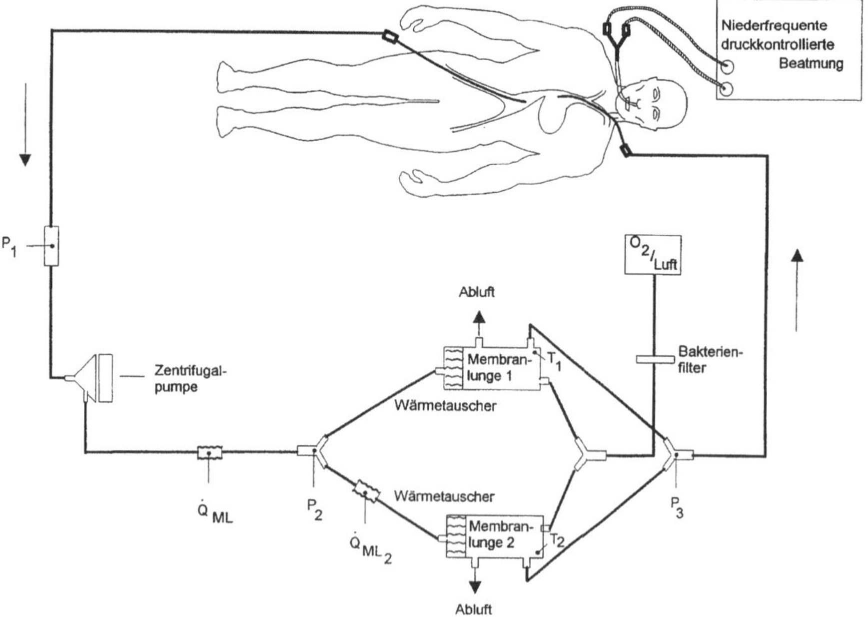

Im Februar 1993 erlitt ein 19jähriges Mädchen einen Autounfall. Die polytraumatisierte Patientin wurde in einem auswärtigen Krankenhaus erstversorgt und sodann mit einem Spezialhubschrauber in das Klinikum Großhadern transportiert. Im Vordergrund der Erkrankung stand bei der Patientin ein akutes Lungenversagen.

Dabei handelte es sich um keine eigenständige Erkrankung der Lunge, sondern um eine pulmonale Manifestation einer systemisch inflammatorischen Reaktion, die v. a. im Rahmen von Sepsis, Schock, Trauma, aber auch zahlreicher anderer Erkrankungen auftreten kann. Da bis heute keine spezifische Therapie bekannt ist, muß die Sicherung des Gasaustausches neben der Behandlung der Grunderkrankung im Vordergrund stehen [4].

Trotz Beatmungstherapie drohte unsere Patientin an ihrer Lungenerkrankung zu versterben. In der Anwendung einer extrakorporalen Lungenersatztherapie sahen wir die einzige verbleibende Möglichkeit.

Das Prinzip der extrakorporalen Lungenunterstützung (extracorporeal lung assist = ECLA) über einen venovenösen Bypass zielt v. a. auf die mechanische Ruhigstellung der Lunge, d. h. auf die Verminderung traumatisierender Beatmungsdrücke und -volumina sowie auf die Verminderung toxischer, inspiratorischer Sauerstoffkonzentrationen. Der Einsatz der extrakorporalen Membranlungen dient damit in erster Linie dem Ziel, durch extrakorporale Sicherung des Gasaustausches die erkrankte Lunge zu entlasten (Abb. 1, 2).

Ältere Untersuchungen zeigen bei Patienten mit schwerstem Lungenversagen eine Letalität um 90% [1]. Eigene Untersuchungen, die im Einklang mit der neueren Literatur stehen, belegen eine Gesamtletalität des akuten Lungenversagens zwischen 40 und 50% (Tabelle 1). Wir hatten zum Zeitpunkt der Indikationsstellung bereits 7

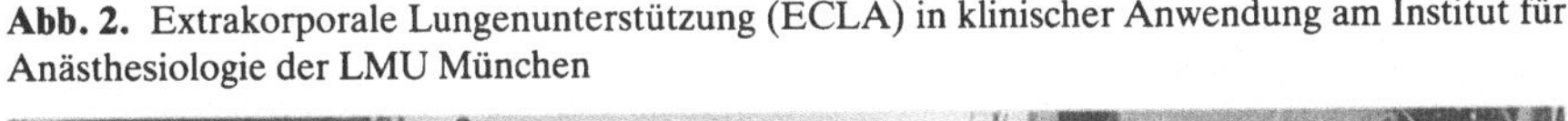

Abb. 2. Extrakorporale Lungenunterstützung (ECLA) in klinischer Anwendung am Institut für Anästhesiologie der LMU München

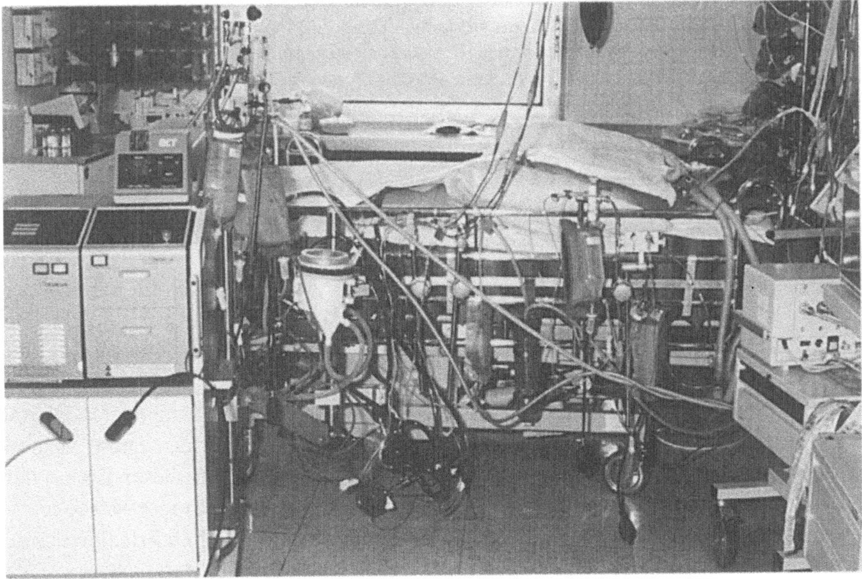

Tabelle 1. Letalität des ARDS am Institut für Anästhesiologie der LMU München bis 1991

	1986	1987	1988	1989	1990	1991
ARDS (n)	21	21	24	19	23	20
Verstorben (n)	9	9	12	8	10	8
Letalität	43%	43%	50%	42%	43%	40%

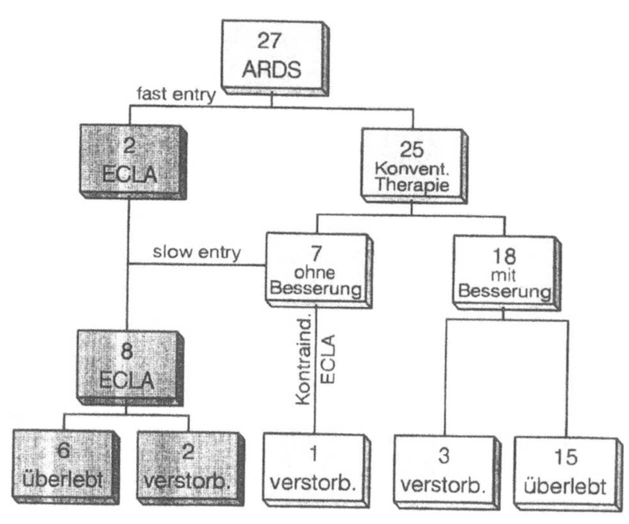

Abb. 3. Behandlung des ARDS seit ECLA-Therapie am Institut für Anästhesiologie der LMU München (3/92–1/94). 27 Patienten behandelten wir in dem genannten Zeitraum wegen ARDS. Bei allen Patienten wurde ein zeitlich limitierter konventioneller Behandlungsversuch unternommen. Bei 2 Patienten, die trotz dieser Maßnahmen hypoxämisch blieben, wurde nach Ausschluß von Kontraindikationen nach 2 h die ECLA-Therapie begonnen (fast entry). Von der konventionell weiterbehandelten Gruppe (25 Patienten) kam es bei 7 Patienten nach 48 h zu keiner eindeutigen Besserung des ARDS. Deshalb wurde bei 6 Patienten die Indikation zur ECLA gestellt (slow entry). Ein Patient mußte wegen einer Kontraindikation (hämodynamisch wirksamer Herzfehler) ausgeschlossen werden. Von den mit ECLA behandelten 8 Patienten überlebten 6. In dem konventionell behandelten Patientengut überlebten 15 von 19. Insgesamt beträgt die Überlebensrate des ARDS seit ECLA-Therapie an unserem Institut ca. 78 %.

Patienten mit der extrakorporalen Lungenunterstützung behandelt, wobei 5 Patienten überlebten (Abb. 3).

Grundlage für die Indikationsstellung bei unserer 19jährigen Patientin war also der äußerst kritische pulmonale Zustand, der ein Überleben nicht erwarten ließ, sowie unsere Hoffnung, die sich auf die gewonnenen Erfahrungen bei Anwendung der ECLA begründete.

Die Anwendung aufwendiger Methoden – in diesem Falle der Lungenersatztherapie – setzt spezielles Wissen und umfängliche Erfahrungen voraus. Diese Voraussetzungen waren nahezu gegeben. Aber ein positives Votum auf dieser Ebene der praktischen Medizin rechtfertigt allein noch nicht die Anwendung einer Methode.

Ein positives Ergebnis auf der Entscheidungsebene der ethischen Prinzipien muß hinzukommen [3].

In erster Linie erhofften wir von der Anwendung der ECLA eine Verlängerung des Lebens, in zweiter Ebene hofften wir, daß das für die Patientin möglicherweise gewonnene Leben eine ausreichende Qualität für diese besitzen würde.

Die langdauernde Behandlung war von zahlreichen Komplikationen geprägt. Die Patientin mußte u. a. 18mal thorakotomiert werden und Sie wurde wegen zahlreicher Lungenfisteln auch pneumonektomiert.

Schließlich wurde die Patientin nach 104 Tagen Lungenersatztherapie von der Beatmung entwöhnt, nach weiteren 6 Monaten intensivmedizinischer Betreuung konnte sie in ihr Heimatkrankenhaus verlegt werden. Sie ist damit die bislang mit der ECLA am längsten behandelte Patientin.

Leider ist die Patientin inzwischen an Komplikationen verstorben, die nur bedingt mit dem Unfall und der anschließenden langdauernden Intensivbehandlung in Zusammenhang stehen.

An diese Krankengeschichte knüpft sich eine Reihe wichtiger Probleme und Fragen.

Zunächst einmal mußte man die Verlegung in das Heimatkrankenhaus als Erfolg betrachten, erfolgreich für die Patientin, erfolgreich aber auch aus der Sicht der behandelnden Ärzte, Schwestern und Pfleger. Insofern war auch der erhebliche, finanzielle Einsatz (750.000 DM) gerechtfertigt.

Können wir dies immer noch behaupten, nachdem die Patientin verstorben ist?

Schon vor Beginn der Lungenersatztherapie und noch stärker während der Behandlungsperiode hat uns die Frage bewegt, ob die Patientin wegen ihrer Lungenerkrankung eine mögliche körperliche Behinderung entwickeln würde. Welches Ausmaß würde diese Behinderung haben? Wie würde das Leben dieses jungen Mädchen aussehen? Würden wir für einen älteren Patienten, für einen Patienten mit einem benignen, chronischen Leiden, dieses Machbare als sinnvoll erachtet haben? Wo hätten wir für die Anwendung dieser speziellen Methode der Lungenersatztherapie die Altersgrenze gezogen?

Wie man sieht, eine Fülle von offenen Fragen, die in jedem Einzelfall gestellt und beantwortet werden müssen.

Eine zweite Krankengeschichte: Im Oktober 1991 erkrankte ein Schüler an einem grippalen Infekt und wurde im November des gleichen Jahres mit der Diagnose dilatative Kardiomyopathie stationär behandelt. Im März des folgenden Jahres, der Patient war bereits für eine Herztransplantation vorgesehen, kam es zu einem Kreislaufstillstand mit nachfolgender, erfolgreicher Reanimation. Daraufhin wurde zur Überbrückung des Herzversagens eine apparative Kreislaufunterstützung implementiert und nach 3 Tagen schließlich wurde eine Herztransplantation erfolgreich durchgeführt. Am 4. postoperativen Tage kam es zu einer intrazerebralen Massenblutung, die eine Trepanation notwendig machte.

Trotz unübersichtlicher zerebraler Situation – die Vigilanz war eingeschränkt, bleibende neurologische Ausfälle konnten nicht ausgeschlossen werden – entschlossen wir uns, die akute Abstoßungsreaktion zu behandeln. Schließlich kann der Patient nach 5 Wochen aus der Intensivbehandlung entlassen werden. Er ist heute voll rehabilitiert und setzt seine schulische Ausbildung mit Erfolg fort.

Es heißt sehr richtig, daß der Arzt kein Recht habe, über den Wert oder Unwert des Lebens seines Patienten zu urteilen.

„Ihm, dem Arzt, steht es nur zu, über den Wert oder Unwert einer medizinischen Behandlungsmethode in ihrer Anwendung auf den konkreten Fall zu urteilen" [9]. Und natürlich muß in dieser Diskussion auch die Frage nach der Lebensqualität der Patienten berücksichtigt werden.

In unserer Diskussion – auf beiden Ebenen geführt – um die Sinnfälligkeit des Machbaren bei diesem jungen Patienten haben wir die eben angeführten Gedanken berücksichtigt. Unsere therapeutischen Strategien haben wir nicht nur als vernünftig angesehen, sondern auch als moralisch vertretbar. Es ist zu einem – für alle Beteiligten – glückhaften Ende gekommen.

Aber wäre nicht auch eine Verweigerung der Abstoßungstherapie angesichts der ausgedehnten intrazerebralen Blutung in jeder Hinsicht vertretbar gewesen? Wie würden wir die erfolgreiche Herztransplantation einschätzen, angesichts einer Einschränkung zerebraler Funktionen, was ohne weiteres im Bereich des Möglichen gewesen wäre?

Schließlich müssen wir auch in diesem Falle feststellen, daß immer wieder im Einzelfall und am Beispiel des einzelnen Falles entschieden werden muß.

Eine dritte Krankengeschichte: Eine junge Frau erkrankt an Leukämie (akute lymphatische Leukämie), erhält 2 mal eine Knochenmarkstransplantation mit schließlich kompletter Remission. Es entwickelt sich jedoch eine medikamentenbedingte Lungenfibrose, die das Leben der Patientin schwerstens beeinträchtigt.

Eine Lungentransplantation kommt als letzte Chance für ein Weiterleben in Betracht. Es werden der Patientin in aller Offenheit und Einfühlsamkeit die Chancen einer Transplantation dargestellt (Abb. 4).

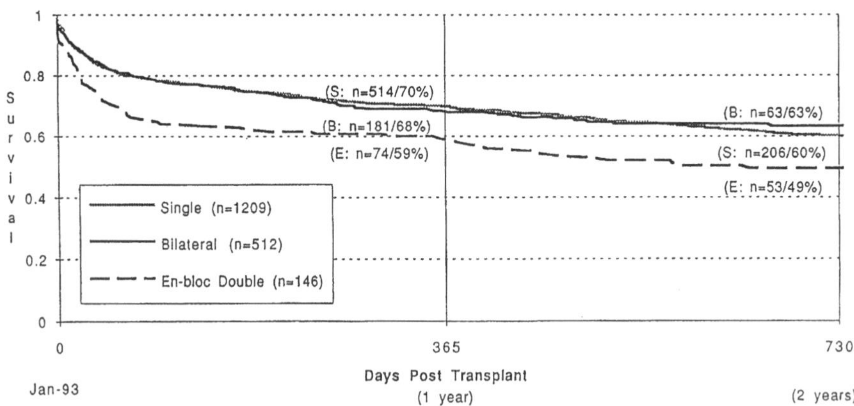

Abb. 4. Ein- bzw. Zweijahresüberlebensrate aller bis Januar 1993 von der St. Louis International Lung Transplant Registry erfaßten Patienten in Abhängigkeit von der Transplantationstechnik (Einzellunge, sequentiell bilaterale Doppellunge, En-bloc Doppellunge)

Im gedanklichen Hintergrund des Gespräches mit der Patientin steht der Aspekt, daß der Arzt grundsätzlich die ihm zur Verfügung stehenden Behandlungsmöglichkeiten ausschöpfen muß. Ist eine Lebensrettung, eine kurative Behandlung jedoch nicht möglich, so muß er sich um eine Lebensverlängerung bemühen.

„Auch eine relativ kurze Zeitspanne, um die sich das Leben eines Patienten verlängern läßt, kann für diesen eine höchst lebenswerte Frist bedeuten" [5].

Hier gilt es abzuschätzen, was ‚lebenswert' für den Patienten bedeutet. Der Patient hat ein wichtiges Mitspracherecht. Der Arzt darf ihn nicht zu einer Behandlung überreden, aber die Überzeugung des Arztes, seine Meinung über das weitere strategische Vorgehen in Diagnose und Therapie wird im Gespräch spürbar werden.

Der Arzt hat also eine Verpflichtung zur Hilfeleistung. Dies darf aber nicht als Forderung einer Lebensverlängerung um jeden Preis verstanden werden. „Es gibt Grenzen der ärztlichen Behandlungspflicht, die dort erreicht sind, wo es nicht mehr um eine Verlängerung des Lebens, sondern um eine Verlängerung des eingeleiteten Sterbens geht" [5].

Insofern kann man die Frage, ob ein Arzt immer und unter allen Umständen alles medizinisch Mögliche tun muß, um eine Krankheit zu heilen, eindeutig mit Nein beantworten. „Nicht alles medizinisch Machbare darf und muß gemacht werden" [7].

Bei der Patientin wurde nach Abwägung dieser Aspekte eine unilaterale Lungentransplantation und nach einem Transplantatversagen eine bilaterale Lungentransplantation durchgeführt. Nach erneuter Transplantatabstoßung, nach Infektion und Pneumonektomie verstarb die Patientin schließlich nach 7 Monaten an einem Multiorganversagen.

Unser Handeln wurde in diesem Falle nicht von Erfolg gekrönt. Aber war unser Handeln nicht doch gerechtfertigt? War das Machbare nicht doch sinnvoll und für die Patientin vernünftig?

Inzwischen gibt es 2 Patienten, bei denen mit vergleichbarer Vorgeschichte (Vollremission nach Knochenmarkstransplantation) Lungentransplantationen durchgeführt wurden, die erfolgreich waren. Diese Ergebnisse sprechen im Nachhinein für unsere Behandlungsstrategie.

Die Patientin wurde in ein Behandlungskonzept integriert, mit deutlich klinisch-experimentellem Charakter. Dies impliziert, daß der Arzt für eine bestimmte Gruppe von Patienten das Machbare jedenfalls als sinnvoll erachtet, unter Berücksichtigung der Mitentscheidung des ausführlich informierten Patienten. Im Notfall, z. B. beim bewußtlosen Patienten, mag die Abschätzung des Wertes oder Unwertes einer medizinischen Behandlungsmethode auf den konkreten Fall genügen [9].

Sicherlich läuft der Arzt Gefahr – dann wenn er die zweite Ebene seiner Entscheidungsfindung nicht ausreichend berücksichtigen würde –, den Patienten als Objekt eines wissenschaftlichen Experimentes zu behandeln.

Die Öffentlichkeit spürt dies und macht das Problem in kritischen Äußerungen deutlich.

Verstärkt wird die kritische Haltung gegenüber klinischen Programmen mit experimentellem Charakter durch die von Ärzten ehrlich und freimütig vertretene Auffassung, daß unabhängig vom Behandlungsergebnis am einzelnen Patienten medizinisches Wissen, Kenntnisse und Erfahrungen jedenfalls gemehrt werden. Dieser Erkenntnisgewinn kommt dann weiteren Patienten zugute und nicht nur solchen mit vergleichbarer Erkrankung.

Ein weiteres verdeutlicht diese tragisch verlaufene Krankengeschichte.

Ist die Intensivtherapie erst einmal eingeleitet, ist es im Einzelfall außerordentlich schwierig, wenn nicht unmöglich, die Differenzierung zwischen sinnvoller Lebensverlängerung und unsinniger Verlängerung eines Sterbens zu treffen. Im Zweifelsfalle sind die Ärzte eher geneigt, das Machbare zu ermöglichen – die ethische Ebene der Entscheidung weist den Weg eher in eine Weiterführung einer Therapie.

Unter den Bedingungen der Intensivmedizin ist es für die Ärzte und das Pflegepersonal eine richtige Entscheidung. Kann doch durch die Möglichkeiten der Organunterstützung, der Sedierung, der Schmerzbehandlung, der humanen Zuwendung des Personals zum Patienten ein Leiden für diesen nahezu ausgeschlossenen, wohl auf ein erträgliches Maß reduziert werden.

Es gibt eine kritische Distanz von großen Teilen der Gesellschaft zur Intensivmedizin, wenn ältere und alte Patienten betroffen sind.

Es wird kritisch angemerkt, daß die Intensivmedizin besonders kostenintensiv sei und daß demzufolge die Behandlung alter Patienten nicht „lohnen" würde. Weiterhin wird behauptet, daß die Sterblichkeit alter Patienten besonders hoch sei, und es wird eine ausreichende Lebensqualität für die Überlebenden in Frage gestellt.

Man kann diese kritische Haltung teils damit begründen, daß Intensivtherapiestationen bis vor Jahren häufig Sterbestationen waren. Man kann einen Teil der Kritik auch damit begründen, daß sie von jüngeren, gesunden Menschen artikuliert wird, die sich auf der Höhe ihrer Schaffenskraft in verantwortlichen Positionen befinden und die sich ihr eigenes Alter nicht vorstellen können.

Aus einer Hochrechnung des statistischen Bundesamtes ergibt sich, daß der Anteil der über 60jährigen Menschen in Deutschland 1988 bereits 21 % betrug. Für das Jahr 2033 wird mit einem Anteil über 60jähriger Menschen zwischen 37 und 40 % gerechnet.

Will man in Zukunft wirklich einem 1/4 oder einem 1/3 der Bevölkerung den Fortschritt der Medizin vorenthalten? Natürlich könnte man die Altersgrenze auch bei 65 Jahren, 70 Jahren oder darüber ziehen – an der generellen Aussage, daß ein Großteil der Bevölkerung vom medizinischen Fortschritt ausgeschlossen würde, wenn für die Intensivmedizin eine Altersgrenze gezogen würde, ändert sich nichts.

Zudem zeigt eine ganze Reihe von Untersuchungen, daß die Langzeitüberlebensrate alter Menschen sich nicht wesentlich von der Gruppe der 35- bis 54jährigen ehemaligen Intensivpatienten unterscheidet und daß die Lebensqualität deutlich höher liegt als z.B. bei Patienten mit chronischem Schmerzleiden, mit chronisch obstruktiver Lungenerkrankung oder einer rheumatoiden Arthritis [2]. Auch wissen wir, daß der personelle und apparative Aufwand nur unwesentlich höher ist als bei jüngeren Patienten.

Aus diesen Erkenntnissen ergibt sich, daß die Intensivmedizin beim alten Menschen sehr wohl sinnvoll sein kann und ihm auch „Nutzen" bringen kann. Allerdings, das ist unbestritten, wird die Gesellschaft aus der Intensivbehandlung alter Menschen keinen Nutzen, jedenfalls keinen ökonomischen Nutzen ziehen können.

Das medizinisch Machbare wird beim alten Patienten grundsätzlich nicht anders limitiert als beim jüngeren Patienten, sicher nicht auf erster Ebene der ärztlichen Entscheidung. Jedoch wird die Indikationsstellung zur Anwendung des Machbaren im besonderen von ethischen Aspekten getragen.

Die Entscheidung über die Frage – ist das Machbare immer sinnvoll – muß auf großem medizinischem Wissen, auf umfänglichen Erfahrungen ruhen. Moralische und ethische Grundsätze müssen die Entscheidung dominieren und sie muß bei jedem

Patienten, in jeder Einzelsituation immer wieder neu getroffen werden. Ökonomische Gesichtspunkte dürfen die Entscheidung des behandelnden Arztes für oder gegen eine Therapie nicht bestimmen.

Mein Dank gilt Herrn Prof. Reichart und Herrn Prof. Kreuzer, Herzchirurgische Klinik und Poliklinik, Herrn Prof. Reulen, Neurochirurgische Klinik und Poliklinik, Herrn Prof. Schildberg, Herrn Prof. Dienemann, Chirurgische Klinik und Poliklinik, sämtlich im Klinikum Großhadern, sowie allen Ärzten der genannten Kliniken und des Instituts für Anästhesiologie, die an der Behandlung der vorgestellten Patienten verantwortlich beteiligt waren.
Besonders danke ich Herrn Dr. Kilger, der die Krankengeschichten zusammengestellt hat.

Literatur

1. Ashbaugh DG (1967) Acute respiratory distress in adults. Lancet 2: 319–323
2. Forst H (1992) Ökonomie als limitierender Faktor der Intensivtherapie im hohen Lebensalter. Chirurg BDC 31: 5
3. Gerok W (1992) Probleme des Fortschritts aus der Sicht des Arztes und Forschers. Freiburger Universitätsblätter, Heft 115
4. Manert W, Forst H, Peter K (in Druck) Eine neue Perspektive in der Intensivmedizin – die künstliche Lungenersatztherapie. MMW
5. Opderbecke HW, Weissauer W (1989) Grenzen zwischen Leben und Tod in Praxis der Intensivbehandlung. Lawin P (Hrsg) 5. Aufl., Thieme, Stuttgart New York, S 3.2
6. Peter A-M (1992) Arbeitsteilung im Krankenhaus aus strafrechtlicher Sicht. Voraussetzungen und Grenzen des Vertrauensgrundsatzes. Universitätsschriften Nomos – Recht, Bd 70
7. Ulsenheimer K (1993) Behandlungspflicht beim Früh- und Neugeborenen aus juristischer Sicht. Z Ärztl Fortbild Jena 87: 10/11
8. Weissauer W (1991) Entschließungen – Empfehlungen – Vereinbarungen. Ein Beitrag zur Qualitätssicherung in der Anästhesiologie, 2. Aufl. Bibliomed, S 42, 43
9. Weissauer W, Opderbecke HW (1972). Tod, Todeszeitbestimmung und Grenzen der ärztlichen Behandlungspflicht. Anästh Inform 14: 2–19

Solidarversicherung – Hemmschuh oder Motor?

P. Greisler

Wesentliche Grundlagen des Systems der finanziellen Sicherung im Krankheitsfall

Ziele des Sozialstaates sind der Schutz des sozial und wirtschaftlich schwächeren Bürgers, Absicherung der großen Lebensrisiken und der Abbau sozialer Ungerechtigkeiten.

Aus dem Prinzip des Rechtsstaates, der der Freiheit und Entfaltungsmöglichkeit des einzelnen den höchsten Stellenwert einräumt, folgt, daß die Einschränkung der Freiheit nur aus übergeordneten Gründen erfolgen darf und auf den notwendigen Umfang beschränkt bleiben muß.

Überträgt man diese Gedanken auf das System der finanziellen Vorsorge für den Krankheitsfall, dann heißt dies: Eigenverantwortung hat Vorrang vor einer Zwangsversicherung!

Staatliches Handeln sollte daher dem Subsidiaritätsprinzip Vorrang vor dem Solidaritätsprinzip einräumen.

Das Subsidiaritätsprinzip ermöglicht die Entfaltung der persönlichen Kräfte und fördert Selbstbestimmung und Selbstverantwortung des Menschen in den ihn umgebenden Sozialgebilden. Der einzelne ist also zur Selbstverantwortung anzuhalten, ehe die nächst größere Einheit, also die Familie, dann die Gemeinde, das Land, der Bund solidarisch helfen.

Wenn heute über 90% der Bevölkerung in den gesetzlichen Krankenkassen und nur weniger als 10% in der privaten Krankenversicherung versichert sind, dann wird klar, daß dieser Grundsatz nicht nur nicht eingehalten, sondern auf den Kopf gestellt wurde. Hier liegt ein wesentlicher Grund für die überproportionale Kostenentwicklung im Gesundheitswesen. Und hier müßte gegengesteuert werden, zum Vorteil beider Systeme, d. h. der Versicherten, sprich Patienten, aber auch der Leistungsanbieter. Gäbe es einen größeren Privatsektor, dann könnte die Sozialversicherung zugunsten der wirklich Schutzbedürftigen auch wirtschaftlich entlastet werden. Schon heute liegt der Finanzierungsanteil des Privatmarktes doppelt so hoch wie sein Patientenanteil.

Würde man für die Abgrenzung beider Systeme eine mittlere Linie suchen, so müßte die Verteilung bei 50:50 liegen. Das klingt schon wie eine soziale Revolution. Sollte man aber nicht wenigstens in diese Richtung gehen?

Dies wird auch von manchen Politikern so gesehen, nur die Konsequenzen daraus zu ziehen, fällt ihnen oft schwer, wobei ich gerne feststelle, daß mit dem Gesundheitsreformgesetz und dem Gesundheitsstrukturgesetz erste klare Abgrenzungen getroffen wurden.

Ich denke dabei an die Einführung der Grundsätze „Einmal privat versichert – immer privat versichert" und „Einmal freiwillig gesetzlich versichert – immer freiwillig gesetzlich versichert". Daraus folgt, daß der gesetzlich versicherte Rentner künftig Beiträge von der Rente und dem sonstigen Einkommen zu entrichten hat. Die Umsetzung dieser Prinzipien soll eine weitere Ausweitung der Sozialversicherung nach dem „Rosinenprinzip" vermeiden.

Bundesgesundheitsminister Seehofer äußerte sich wiederholt zu dem Verhältnis von gesetzlicher Krankenversicherung und privater Krankenversicherung. So sagte er jüngst in einem Interview:

> „Ich denke, wir brauchen beide auf Dauer, denn sie sind untrennbare Geschwister und befruchten sich gegenseitig ... Wenn man eine dieser verschiedenen Organisationsformen und Finanzierungsarten eliminiert, ist eine solche gegenseitige Befruchtung nicht mehr möglich. Deshalb bin ich dagegen, so eine Art Volksversicherung zu machen, bei der man alle unter einen breiten Hut steckt. Das wäre gewissermaßen die Vervollkommnung der Einheitsversicherung."

Kernelemente der gesetzlichen und privaten Krankenversicherung

Was sind nun die Kernelemente dieser beiden wichtigen Teile unseres gegliederten Krankenversicherungssystems?

Vom Grundsatz her geht es bei der gesetzlichen Krankenversicherung darum, die finanziellen Krankheitsrisiken auf viele Schultern nach der sozialen Stärke des einzelnen zu verteilen. Kernelement der Solidarversicherung ist deshalb die Einkommensbezogenheit des Beitrags für ein Leistungsspektrum, das für die gesamte Solidargruppe gleich ist. Dieses Kernelement wird in dem System der gesetzlichen Krankenversicherung durch weitere spezifische Ausgestaltungen angereichert, insbesondere die staatliche Privilegierung bezüglich der Behandlungshonorare, der Steuern, des Beitragseinzugs durch die Arbeitgeber und des automatischen Zugangs durch Versicherungspflicht. Diese Privilegien sind nach dem Subsidiaritäts- und Solidaritätsprinzip jedoch nur gerechtfertigt, wenn Schutzbedürftige davon profitieren. Daß über 90 % unserer Bevölkerung schutzbedürftig sind, darf aber wohl zu Recht angezweifelt werden.

Spiegelbildlich ist das Kernelement des Individualversicherungsprinzips ein Beitrag, der nicht vom Einkommen des Versicherten abhängt, sondern im wesentlichen auf der individuellen Risikoabschätzung beruht. Die Beitragskalkulation der privaten Krankenversicherung erfolgt nach dem Äquivalenzprinzip und dem Anwartschaftsdeckungsverfahren; jeder Geburtsjahrgang muß seine Aufwendungen als geschlossenes Kollektiv selber finanzieren. Ein versicherungstechnischer Ausgleich wird somit grundsätzlich nur je Jahrgang vorgenommen. Um den nominalen Beitrag herum ranken sich weitere Gestaltungen, wie Selbstbeteiligungen, Beitragsrückerstattungen usw.

Im Gegensatz zu den Prinzipienkernen sind diese Rahmenelemente sowohl bei der privaten wie bei der gesetzlichen Krankenversicherung in einem gewissen Ausmaß disponibel. Das heißt, daß nicht schon durch einzelne Dispositionen, etwa die Einführung der Beitragsrückerstattung in der gesetzlichen Krankenversicherung oder die Kindermitversicherung in der privaten Krankenversicherung, aus der gesetzlichen Krankenversicherung eine private Krankenversicherung und aus der privaten Krankenversicherung eine gesetzliche Krankenversicherung entsteht. Vor einer Vermischung der beiden Hauptpfeiler des gegliederten Krankenversicherungssystems warne ich jedoch nachdrücklich.

Die gesetzlichen Krankenkassen versuchen zum Beispiel ihr Leistungsangebot auf Gesundheitsleistungen des gehobenen Bedarfs nach Art der Privatversicherung auszudehnen. Hier gilt es gegenzuhalten. Denn dies würde nur zur Entsolidarisierung führen. Aus dem gleichen Grunde können auch Zusatzversicherungen nicht von den Kassen selbst geführt werden, auch wenn sie dies – möglichst unter Beibehaltung aller Privilegien – gern möchten. Mich wundert, daß sogar an der Spitze der Ärzteschaft mit diesem Gedanken geliebäugelt wird. Dabei scheint mir übersehen zu werden, daß die Ausdehnung der Sozialversicherung auf den Privatsektor auch zur Ausdehnung der Sozialversicherungsmethoden führen würde.

Anspruch und Aufgabe der angeblich solidarisch organisierten Sozialversicherung und die „Fehler" im System

Die Einführung der gesetzlichen Krankenversicherung unter Bismarck war eine wichtige und richtige Entscheidung, die maßgebend zur Entwicklung unseres Gesundheitssystems, dem wohl besten der Welt, beigetragen hat.

Der Fehler der Entwicklung der letzten Jahrzehnte lag darin, daß man sich bei der Grenzziehung zwischen gesetzlicher und privater Krankenversicherung allzusehr von der Bedürftigkeit entfernt hat. So wurde durch die Ausdehnung der Krankenversicherungspflicht auf immer mehr Personenkreise die gesetzliche Krankenversicherung gestärkt, die private Krankenversicherung einschneidend geschwächt. Aufgrund dieser gesetzgeberischen Maßnahmen verlor die private Krankenversicherung im Zeitraum von 1965 bis 1975 rund 2,4 Millionen Personen, fast ein Drittel ihres Bestandes. Nahezu 20 Jahre benötigte sie, um diesen Einbruch wettzumachen und ihre ursprüngliche Bestandsgröße wiederzuerlangen.

Der Sachverständigenrat für die Konzertierte Aktion im Gesundheitswesen hatte schon recht, als er im Jahre 1987 feststellte: „Beim heute erreichten Einkommens- und Wohlstandsniveau kann diese Situation (eines Anteils der gesetzlichen Krankenversicherung von 90%) nicht mehr damit begründet werden, daß ein so hoher Anteil der Bevölkerung hilfs- und schutzbedürftig ist."

Und so sind denn auch je länger, je mehr die negativen Seiten der Sozialversicherung hervorgetreten. Denken wir nur an das Vollschutzdenken, das Ausufern der Anspruchsmentalität, das fehlende Kostenbewußtsein.

Hinzu kommt nun die demographische Komponente. Diese wird in den nächsten 20, 30 Jahren schonungslos den größten Schwachpunkt der gesetzlichen Krankenversicherung offenlegen, die Tatsache nämlich, daß das Umlageverfahren ein ausgewogenes Verhältnis zwischen jung und alt, zwischen guten und schlechten Risiken voraussetzt. Aufgrund der abzusehenden Umkehrung der Alterspyramide werden die zukünftigen Erwerbstätigen mit heute noch nicht abzuschätzenden hohen Sozialversicherungsbeiträgen belastet werden. Ich frage: Wie sollen die Krankheitsaufwendungen noch solidarisch getragen werden, wenn auf einen Rentner nicht mehr zwei Erwerbstätige kommen, sondern wenn sich das Verhältnis ins Gegenteil kehrt?

Den Belastungen des sog. Generationenvertrages wird sich die nachfolgende Generation zu entziehen suchen. Das gleiche Thema kennen wir in der gesetzlichen Rentenversicherung. Hier wird es zu beachtlichen Beitragssteigerungen bei gleichzeitigen Leistungsbeschränkungen kommen. 1988 betrugen die Leistungsausgaben 180 Milliarden DM. Fachleute rechnen im Jahr 2000 mit 350 Milliarden DM und für 2030 mit 1.700 Milliarden DM. Wer heute mit sechs Jahren zur Schule geht, ist dann 43 Jahre alt.

Auch für die Beamtenversorgung – obwohl nicht beitrags-, sondern steuerfinanziert – sieht die Zukunft nicht rosig aus.

Im Jahr 1988 zahlte der Staat (Bund, Länder, Gemeinden) Geldleistungen (Pensionen, Beihilfen) an seine Pensionäre von ca. 30 Milliarden DM. Im Jahre 2000 werden es über 60 Milliarden DM sein und im Jahr 2030 schon fast 350 Milliarden DM. Der sog. Altenquotient erhöht sich innerhalb der nächsten 40 Jahre um mehr als 100%.

Der Anstieg der Lebenserwartung und die damit verbundenen Probleme gehen natürlich auch an der privaten Krankenversicherung nicht vorbei. Aber in der privaten Krankenversicherung sind für jede Altersgruppe Rückstellungen gebildet. Für die Beitragsentlastung der älteren Versicherten wurden zusätzlich schon immer erhebliche Mittel aus der Rückstellung für Beitragsrückerstattung bereitgestellt.

Die nunmehr beschlossene altersunabhängige Neuberechnung der Verwaltungskosten und die zusätzliche Zuführung zur Altersrückstellung sind weitere Maßnahmen zur Beitragsentlastung der Älteren.

Während die Solidarität zwischen jung und alt auf Dauer nicht funktionieren kann, stimmt sie zwischen wohlhabend und bedürftig schon heute nicht. Je höher der Anteil freiwillig Versicherter am Bestand der gesetzlichen Krankenkassen ist, desto eher kommt der soziale Ausgleich denjenigen zugute, die ihn nicht benötigen; desto eher werden die nicht Schutzbedürftigen durch das System begünstigt. Denken wir nur an den Fabrikdirektor, der sich freiwillig in der Sozialversicherung weiterversichern kann, und dies auch tut, weil er dadurch seine nichtberufstätige Ehefrau und seine studierenden Kinder beitragsfrei mitversichern kann. Ist das sozial und solidarisch?

Reformüberlegungen

Die Solidarversicherung hat seit längerem den Kulminationspunkt ihrer Effektivität überschritten und ist nicht mehr jener Motor für die soziale und gesundheitliche Entwicklung, der sie während eines großen Teils ihrer gut 100jährigen Geschichte in der Tat war. Sie hat ihren Auftrag, Schutzeinrichtung für die sozial Schutzbedürftigen zu sein, überdehnt.

In Zukunft wird es noch mehr darauf ankommen, die Zielkonflikte, wie sie sich zwischen medizinisch wünschenswertem, sozialpolitisch gebotenem und ökonomisch vertretbarem Handeln bestehen, miteinander in Einklang zu bringen.

Die Entlastung des Staates und der gesetzlichen Versicherungseinrichtungen durch mehr Vorsorge des einzelnen und weniger Fürsorge durch kollektive Zwangssysteme ist m.E. die einzige Chance, sozialverpflichtete, wirksame Sozialpolitik auf Dauer betreiben zu können.

Eine völlige Umgestaltung unseres Gesundheitssystems will die private Krankenversicherung ebensowenig wie die gesetzliche Krankenversicherung. Notwendig aber ist eine Anpassung des Systems an veränderte Bedingungen. Die wirtschaftliche und soziale Situation breiter Bevölkerungsschichten hat sich gegenüber früheren Jahren erheblich gewandelt. Heute sind die meisten Bürger in der Lage, in eigener Verantwortung Vorsorge für die finanziellen Folgen von Krankheit zu treffen. Und ich frage: Gehört denn wirklich Mut dazu, dem mündigen Bürger mehr Eigenständigkeit für eine verantwortungsvolle Vorsorge für die Wechselfälle des Lebens zuzutrauen?

Ich spreche von Bundesbürgern, die 1992 58 Milliarden DM für Auslandsurlaub ausgaben und die für die Freizeitgestaltung im Durchschnitt 350 DM monatlich aufwenden. Sind diese Bürger wirklich so sozial schutzbedürftig, daß sie voll von staatlichen Sicherungssystemen abhängig sein müssen? Ich sage nein; hier muß sich Grundlegendes ändern, in der Einstellung der Politik und damit auch in der Einstellung der Bevölkerung.

Der bundesdeutsche Durchschnittsbürger fuhr 1950 – durchaus nicht der Gesundheit zuliebe – mit dem Fahrrad und benutzt heute selbstverständlich den PKW. Die Unterhaltungskosten betragen das 100fache und mehr, und trotzdem kommt niemand auf die Idee, von einer „Kostenexplosion im Beförderungswesen" zu reden.

Genauso ist das heutige Diagnose- und Therapieangebot bei weitem nicht mehr mit der medizinischen Grundversorgung der 50er Jahre zu vergleichen. Daher ist es unmöglich, den medizinischen Stand von heute und morgen mit den Mitteln (Beiträgen) von gestern finanzieren zu wollen. Für unser höchstes Gut, die Gesundheit, sollten wir eher zu Mehrausgaben bereit sein als z. B. für Alkohol und Nikotin, die Jahr für Jahr steigende Milliardenbeträge verschlingen.

Geboten ist eine Politik vieler kleiner Schritte, damit die Ausgewogenheit zwischen Sozial- und Individualversicherung wiederhergestellt werden kann. Das Gesundheitsreformgesetz und Gesundheitsstrukturgesetz haben hier erste Ansätze erbracht.

Minister Seehofer hat einen weiteren Schritt angekündigt, indem er die Sachverständigenkommission beauftragt hat, Vorschläge zur Reduzierung der Sozialversicherung auf Grundleistungen zu unterbreiten, die um Wahlleistungen ergänzt werden können. Und das ist richtig, denn schwerwiegende und kostenaufwendige Krankheiten werden auf Dauer nur zu finanzieren sein, wenn kleinere Risiken aus dem Zuständigkeitskatalog der Krankenkassen herausgenommen und von den Versicherten selbst getragen werden. Nur eine Rückführung auf Basisleistungen kann das System retten.

Nachdenkenswerte Ansätze zu einer Reform der gesetzlichen Krankenversicherung entwickelte übrigens Professor Dr. Hans-Martin Sass, Gründungsmitglied des Zentrums für Medizinische Ethik an der Universität Bochum. Ausgehend von der These, der Wohlfahrtsstaat habe die Grenzen gesellschaftlicher und ökonomischer Leistungsfähigkeit überschritten, fordert er, das Prinzip der Verantwortung an die Stelle der Solidarität zu setzen. Gesundheitsvorsorge, nicht Krankenversorgung, müsse tragendes Prinzip werden.

Seine Hypothese: „Würden wir unseren Lebensstil, unsere Lebens-, Freizeit- und Arbeitsgewohnheiten ändern und individuell und solidarisch primär und schwerpunktmäßig die Informationen der prädiktiven Medizin und die Möglichkeiten der präventiven Medizin individuell und solidarisch nutzen, dann hätten wir keine Kostenlawine im Gesundheitswesen und wir hätten gesundheitsmündigere Bürger."

Über diesen Ansatz könnte und sollte auch in Bonn näher nachgedacht werden. Die Prophylaxe müßte stärker bedacht, die Gesundheitsverantwortung bewußter gemacht werden. Ich füge aber hinzu: Es darf nicht sofort die Frage auslösen, wo denn ein Dritter als Kostenträger in Anspruch genommen werden könne.

Private Krankenversicherung: Flexibel und zukunftsorientiert

Was kann die private Krankenversicherung tun, um wieder zu mehr Ausgewogenheit in unserem System zu kommen?

Die private Krankenversicherung hat sich in der Vergangenheit als zuverlässiger Partner im Gesundheitssystem bewährt. Die Anerkennung als Teil des gegliederten Krankenversicherungssystems erforderte dabei auch die Bereitschaft zu Kompromissen und zu Flexibilität, beispielsweise

- was den Kontrahierungszwang und die Begrenzung erforderlicher Risikozuschläge für Beamte anbelangte,
- die Einrichtung der PKV-Interessengemeinschaft für Arbeitslose,
- den Verbandstarif PSKV für Studenten,
- die Basistarife für die neuen Bundesländer,
- den Ausschluß von Vorerkrankungen im Bereich der Auslandsreise-Krankenversicherung.

Auch die zusätzlichen Deckungsrückstellungen, die Änderung der Kostenkalkulation, der Standardtarif für Ältere und das PKV-Angebot im Rahmen der Pflichtpflegeversicherung waren Anforderungen an Kompromißfähigkeit und Flexibilität. Die private Krankenversicherung ist auch in Zukunft bereit, als Teil des gegliederten Krankenversicherungssystems ihre Verantwortung zu übernehmen.

Konkret bedeutet dies auch die Bereitschaft, in vertretbarem Rahmen Solidarelemente aufzunehmen, um den sich verändernden Bedingungen innerhalb des Systems Rechnung zu tragen.

Ein Vorurteil gegen die private Krankenversicherung will ich noch ausräumen, daß wir nämlich Kapitalisten seien, die Gewinnmaximierung betreiben. Alle Gesellschaften, ob Versicherungsvereine auf Gegenseitigkeit, ob öffentlich-rechtliche Unternehmen oder Aktiengesellschaften, unterliegen denselben gesetzlichen und aufsichtsbehördlichen Vorschriften. Wir stehen untereinander in verstärktem Wettbewerb, der zum Vorteil der Versicherten die Leistungen steigert.

Der Beweis ist die Entwicklung der Leistungsquote der Branche, die 1980 noch bei 90% lag und inzwischen auf 97% angestiegen ist; das heißt, von 1 DM an Beitrag werden 97 Pfennige den Versicherten an Leistungen wieder zur Verfügung gestellt. Welcher Wirtschaftsbereich leistet so viel für seine Kunden? Ja, selbst die Kassen, die in vielerlei Hinsicht privilegiert sind, können da nicht mithalten. Die private Krankenversicherung kann mit Genugtuung und mit berechtigtem Stolz auf diese Leistungen verweisen.

Schlußfolgerung

Das Verhältnis von Solidar- und Individualversicherung müßte im Gesundheitsbereich wieder einem ausgewogeneren Verhältnis zugeführt werden, zumal im Blick auf die demographische Entwicklung. Die Solidarversicherung wurde überdehnt. Der Solidargedanke selbst trägt sowohl in der gesetzlichen Krankenversicherung wie auch in der privaten Krankenversicherung, wenn die Anwendung konditioniert wird, und zwar zielgerichtet auf Bedürftige unter Beachtung des Subsidiaritätsprinzips und des Prinzips der Verantwortung.

Volks- und betriebswirtschaftliche Aspekte moderner Medizin

I. Gürkan

Als Vertreterin des Krankenhausmanagements möchte ich unter volks- und betriebswirtschaftlichen Aspekten die Möglichkeiten der modernen Medizin im Leistungsspektrum der Universitätskrankenhäuser aufzeigen, aber auch die enormen betriebswirtschaftlichen Probleme, die uns zur Zeit erwachsen.

„Das Krankenhaus im Umbruch" war der Leitgedanke des diesjährigen 18. Hospitalkongresses in Hannover. In seiner Eröffnungsrede führte Herr Minister Seehofer folgendermaßen in das Thema ein:

„Der Wegfall des Selbstkostendeckungsprinzips, die Einführung eines neuen Finanzierungssystems, die Öffnung der Krankenhäuser für das ambulante Operieren und die Möglichkeit zur vor- und nachstationären Behandlung bedeuten für die Krankenhäuser eine revolutionäre Reform. Sie bringen große Herausforderungen mit sich, aber auch sehr viele Chancen."

Diese Chancen sehe ich insbesondere für die Universitätsklinika, die als Wegbereiter der modernen Medizin in dem vergangenen Jahrzehnt vieles von dem bereits vorweggenommen haben, was nun als „revolutionäre Erneuerung" im Gesundheitsstrukturgesetz den Krankenhäusern verordnet wird.

Bei der volkswirtschaftlichen Betrachtung des Gesundheitswesens wird in der Regel die Methode der Kosten-Nutzen-Analyse eingesetzt. Es wird untersucht, welcher volkswirtschaftliche Nutzen den Kosten des Gesundheitswesens gegenübersteht. Eine Quantifizierung der Kosten ist sehr einfach möglich, eine Messung des volkswirtschaftlichen Nutzens stößt jedoch auf Schwierigkeiten und Grenzen – wie ohnehin die Messung des Nutzens noch immer ein großes Problemfeld der Volkswirtschaftslehre zu sein scheint. In der Gesundheitsökonomie bedient man sich hierbei meist folgender Hilfskonstruktion: Die gesundheitliche Wiederherstellung eines Menschen wird als Wiedereingliederung in den Produktionsprozeß und als Vermeidung von Produktionsausfällen sowie von gesellschaftlichen bzw. volkswirtschaftlichen Versorgungsleistungen dargestellt. Dies ist der Nutzen, der den Kosten des Gesundheitswesens gegenübersteht.

Diese Betrachtungsweise kann allerdings nur dann uneingeschränkt zutreffen, wenn in einer Volkswirtschaft Vollbeschäftigung herrscht, nicht jedoch, wenn es – wie bei uns – 3,5 Millionen Arbeitslose gibt.

Realistischer ist daher folgender Ansatz: Wenn es gelingt, kranke Menschen durch Hochleistungsmedizin und den Einsatz von High-Tech zu heilen oder deren Gesundheit wieder weitgehend herzustellen, so werden chronische und langfristige Krankheitsverlaufsformen vermieden und langfristig angelegte und oftmals gleichfalls intensive Dauerbehandlungen entbehrlich. Unabhängig davon, daß dies schon allein aus rein ethischen Gründen anzustreben ist, können auch hierdurch Kostendämpfungen erzielt werden. Mit anderen Worten: Eine heute sehr teure Behandlungsleistung kann – sofern sie angezeigt und erfolgreich ist – erheblich billiger sein als eine langjährige Dauerbehandlung. Ein praktisches Beispiel: Eine sehr teure, aber erfolgreich durchgeführte Nierentransplantation oder Nierensteinzertrümmerung mittels Lithotripter – also Hochleistungsmedizin – belastet das Gesundheitswesen langfristig natürlich erheblich weniger, als wenn der Patient andernfalls über Jahrzehnte an die Dialyse angeschlossen oder mehrfach operiert werden muß.

Mit diesen Anmerkungen wollte ich verdeutlichen, daß die volkswirtschaftlichen Kosten-Nutzen-Betrachtungen des Krankenhaussektors durchaus problematisch sind. Von Bedeutung ist in diesem Zusammenhang allein die Frage, welche finanziellen Belastungen die Individuen und die Unternehmen – in Form von Beitragszahlungen und Steuern – als Äquivalent für eine optimale medizinische Versorgung akzeptieren und verkraften können und wollen.

Bei einem Vergleich der Ausgaben für stationäre Versorgung im internationalen Raum wird den deutschen Krankenhäusern eine hohe kostenmäßige Effizienz bescheinigt. Bei den nominalen und realen Steigerungsraten der Krankenhauskosten liegt die Bundesrepublik Deutschland im Zeitraum 1975 bis 1990 deutlich unterhalb des Trends in vergleichbaren hochindustrialisierten Ländern. Mit ca. 9 % der Gesundheitsausgaben am Bruttoinlandsprodukt nimmt Deutschland international einen mittleren Platz ein. Der Anteil der Krankenhausausgaben an den Gesamtausgaben im Gesundheitswesen liegt in Deutschland bei 35 %, in Dänemark bei 60 %, in den USA bei 51 %, in Frankreich bei rund 50 %.

Bei den Fallkosten liegen die deutschen Krankenhäuser im unteren Viertel von 12 vergleichbaren Industriestaaten und erreichen nur 30 % des Kostenniveaus der USA.

Der gesamte Krankenhausbereich ist mit geschätzten 90 Milliarden DM Ausgabenvolumen jährlich einer der bedeutendsten Zweige im Dienstleistungssektor unserer Volkswirtschaft. Die etwa 3.500 Krankenhäuser sind mit ihren 1,1 Mio. Beschäftigten ein wichtiger Teil des volkswirtschaftlichen Geschehens. In vielen Klein- und Mittelstädten sowie ländlichen Regionen zählen die Krankenhäuser zu den bedeutendsten und größten Arbeitgebern. Mit helfenden hochqualifizierten und sicheren Arbeitsplätzen leisten sie einen wichtigen Beitrag für eine stabile Beschäftigungslage. Diese Zahlen verdeutlichen: Auch die Krankenbehandlung und -pflege schafft Arbeitsplätze und Einkommen.

Das Leistungsvolumen der Krankenhäuser ist stark von veranlaßten Leistungen Dritter und einem funktionierenden Umfeld im ambulanten und stationären Pflegebereich abhängig. Das macht sich besonders bei den Krankenhauseinweisungen durch niedergelassene Ärzte bemerkbar. Trotz anderslautender Appelle der konzentrierten Aktionen im Gesundheitswesen und des schon jahrelang propagierten Grundsatzes „soviel ambulant wie möglich, soviel stationär wie nötig" hat die Zahl der Krankenhauseinweisungen seit Jahren eine steigende Tendenz. Im Rückblick betrachtet ist die Zahl der Krankenhauspatienten alle 5 Jahre um etwa 2 Mio. angestiegen. 1990 wurden ca. 15 Mio. Patienten stationär behandelt. Inzwischen liegt fast jeder 4. Bundesbürger statisch betrachtet einmal pro Jahr im Krankenhaus, jeder dritte Krankenhauspatient wird operiert. Eine zunehmende Zahl der Patienten (35%) ist älter als 60 Jahre, während ihr Anteil an der Gesamtbevölkerung nur etwa 20% beträgt. Auf sie entfallen fast die Hälfte der Pflegetage.

Diese Daten machen deutlich, daß insbesondere zwei Entwicklungen miteinander verflochten sind, die die Ausgaben- und Leistungssteigerungen im Krankenhaussektor entscheidend bestimmen: der medizinische Fortschritt und die gestiegene Lebenserwartung.

Das wesentliche Merkmal unseres Gesundheitssystems besteht darin, daß der medizinische Fortschritt grundsätzlich allen Mitgliedern unserer Gesellschaft zugänglich ist. Auch wenn es zahlreiche Beispiele dafür gibt, daß durch den medizinischen Fortschritt Kosten gesenkt werden können, gilt doch, daß dieser in seiner Gesamtheit höhere finanzielle Anforderungen an das Gesundheitswesen stellt. Darauf werde ich nachstehend bei der betriebswirtschaftlichen Betrachtung noch eingehen.

Die gleiche Problematik, steigende Anforderungen an das Krankenhaus mit steigenden Kosten, leitet sich auch aus der zunehmenden Lebenserwartung der Bevölkerung ab. Die höhere Lebenserwartung ist von Multimorbidität geprägt. Die sich daraus ergebenden medizinischen Erfordernisse sind kostenintensiv. Hinzu kommt – und hier verbinden sich die Kreise medizinischer Fortschritt und steigende Lebenserwartung miteinander –, daß der medizinische Fortschritt zu immer mehr Möglichkeiten in Diagnostik und Therapie auch im höheren, ja auch im hohen Lebensalter führt. Eine Hüftendoprothese oder eine Herzoperation in diesem Lebensabschnitt ist heute keine Ausnahme mehr. Der damit verbundene Gewinn an Lebensqualität ist erheblich, die Kosten sind jedoch hoch.

Ich möchte nun zu der betriebswirtschaftlichen Betrachtung moderner Medizin überleiten. Wenn man auch die Kostensteigerungsraten im Krankenhaussektor, bezogen auf die Gesundheitsausgaben und das Bruttosozialprodukt, insgesamt noch als moderat bezeichnen kann, so muß ich doch, wenn ich die Entwicklung unserer Pflegesätze im Universitätsklinikum Frankfurt betrachte, zugeben, daß wir Steigerungsraten hatten, die den in jüngster Zeit so häufig gebrauchten Begriff der Kostenexplosion durchaus rechtfertigen:

1974 betrug unser Pflegesatz noch DM 190, 1980 lag er bei DM 276. Derzeit rechnen wir einen allgemeinen Pflegesatz in Höhe von DM 606 ab, dazu kommen noch zahlreiche Sonderentgelte und Sonderpflegesätze. Würde man diese einrechnen, würde unser Pflegesatz bei ca. DM 750 bis DM 800 liegen. Als Großkrankenhaus in einem Ballungsraum mit dem Angebot einer breiten Palette von Hochleistungsmedizin müssen wir zugeben, daß zweistellige Kostensteigerungsraten, insbesondere bei den medizinischen Sachkosten, in den letzten Jahren eher die Regel als die Ausnahme waren. 1992 haben wir für Arzneimittel, Heil- und Hilfsmittel, Labor- und Röntgenbedarf insgesamt DM 105 Mio. ausgegeben. Die Gründe für die jährlichen Steigerungen konnten wir in den vergangenen Jahren den Kostenträgern gegenüber glaubhaft nachweisen. Das bis 1992 geltende Krankenhausfinanzierungs- und Pflegesatzrecht ist uns – so gesehen – entgegengekommen. Wir mußten uns nicht „Marktpreisen" stellen, sondern haben unser Augenmerk auf möglichst stichhaltige Begründungen für die Kostensteigerungen gerichtet. Es ist uns gelungen, Verständnis dafür zu vermitteln, daß Hochleistungsmedizin ihren Preis hat. Schließlich konnten wir jedes Jahr mit neuen Behandlungsmethoden, dem Einsatz neuer Verfahren oder neuer Gerätetechnik aufwarten. Beispielhaft seien genannt: die Herz-Leber- und Knochenmarktransplantationen, mit denen wir in der zweiten Hälfte der 80er Jahre begonnen haben, die zunehmend größeren Patientenzahlen, die wir in der Onkologie zu verzeichnen haben, und die besonders aufwendige Betreuung Aids-kranker Patienten, die sich im Rhein-Main-Ballungsraum zunächst am Universitätsklinikum konzentrierten.

Zielkonflikte zwischen einem hohen medizinischen Leistungsniveau und den Bemühungen um Kostendämpfung gab es aus unserer Perspektive kaum.

Heute stehen wir daher an einem Wendepunkt. Das Verständnis, das uns unsere örtlichen Partner bei den Krankenkassen in den letzten Jahren entgegengebracht haben, hilft uns kaum noch. Vor dem Hintergrund der strikten Vorgaben des Gesundheitsstrukturgesetzes, die u. a. beinhalten, daß auch die Universitätsklinika mit den an der Beitragsentwicklung der Krankenkassen orientierten Budgetsteigerungsraten auszukommen haben, befinden wir uns plötzlich mitten in einem Zielkonflikt zwischen Hochleistungsmedizin und Kostendämpfung. Bis zuletzt hatten wir gehofft, daß es im GSG eine „Lex Universitätsklinika" geben werde, daß unsere Besonderheiten und Innovationsansätze weiterhin gebührend berücksichtigt würden. Aber offensichtlich war unsere Lobby, wenn sie überhaupt existierte, nicht stark genug.

Das Gesundheitsstrukturgesetz bietet m. E. allerdings gerade den Universitätsklinika Möglichkeiten, die in die Krankenversorgung übernommenen Behandlungsverfahren, die ein Ergebnis unserer angewandten Medizinforschung darstellen, leistungsgerecht in Form von Fallkostenpauschalen und Sonderentgelten vergütet zu bekommen. Schließlich hatten wir nicht nur zweistellige Pflegesatzsteigerungsraten, weil bei uns alles teuerer wurde oder wir gar uneffektiver gearbeitet hätten als andere Krankenhäuser, vielmehr hat es einen strukturellen Wandel in der Krankenhausbehandlung gegeben mit der Folge, daß verschiedene Behandlungen zunehmend ambulant statt stationär durchgeführt werden konnten. Andererseits wurden neue Behandlungsverfahren etabliert – z. B. das endoskopische Operieren –, die zwar höhere Operationskosten verursachen, aber zu beachtlichen Verweildauerreduzierungen und damit reduzierten Erträgen geführt haben. Beide Entwicklungen, sowohl die Verlagerung in den Ambulanzbereich als auch die Einführung verweildauerreduzierender Verfahren, wurden nach dem alten Pflegesatzrecht gar nicht oder zumindest nicht ausreichend berücksichtigt. In den letzten Jahren habe ich innerhalb des Klinikums bei der Erörterung der Kosten- und Ertragsentwicklung daher immer wieder darauf hinweisen müssen, daß wir uns zwar volkswirtschaftlich hervorragend, betriebswirtschaftlich jedoch defizitär verhalten, wenn wir zunehmend die Verweildauern verkürzen und die Patienten prä- und poststationär in unseren Spezialambulanzen behandeln.

Mein Schlüsselerlebnis dazu hatte ich vor einigen Jahren anläßlich der Einweihung eines modernen radiologischen Systems, der digitalen Subtraktionsangiographie. Voller Stolz schilderte der damalige Leiter der Abteilung für Allgemeine Röntgendiagnostik die Vorzüge der digitalen Subtraktionsangiographie. Diese bestehen u. a. in der Reduzierung des Risikos einer Kontrastmitteluntersuchung. Es handelt sich also um ein für den Patienten sehr viel schonenderes Verfahren als die herkömmliche Angiographie. Erfreulich für den Patienten – aber nicht für die Ertragslage des Klinikums – ist darüber hinaus die Verkürzung der Verweildauer bzw. das Entfallen eines stationären Aufenthalts. Die digitale Substraktionsangiographie wird häufig ambulant durchgeführt. Die betriebswirtschaftlichen Konsequenzen waren offenkundig. Wir mußten erkennen, daß wir zwar eine millionenschwere Investition getätigt hatten, auf der anderen Seite aber kaum die Chance bestand, diese über zusätzliche Erträge aus der Krankenversorgung zu refinanzieren. Den vorher bei zwei- bis dreitägigem stationärem Krankenhausaufenthalt erzielten DM 1.200 Pflegesatzeinnahmen standen noch DM 70 Fallkostenpauschale im Rahmen der poliklinischen Behandlung gegenüber.

Verstehen Sie mich richtig: Innovationen im Medizinbereich, sei es bei der Entwicklung neuer Verfahren oder beim Einsatz neuer Gerätetechnik, waren und sind notwendig. Dabei muß man insbesondere von den Universitätsklinika erwarten, daß sie derartige Entwicklungen vorantreiben, und dies bedeutet, man muß zugleich auch das Risiko eingehen, daß sich Weiterentwicklungen oder die Erprobung neuer Verfahren nicht von Anfang an „rechnen". Wesentlich erscheint mir allerdings, daß man sich auf allen Ebenen innerhalb der Universitätsklinika der auftretenden Probleme bewußt ist, d. h. auch Finanzierungsaspekte bespricht. Es wird künftig nicht mehr möglich sein, dem Zufall zu überlassen, ob und ab welchem Zeitpunkt neuen Leistungen auch entsprechende Einnahmen gegenüberstehen. Dieses Spannungsfeld zwischen Leistungsangebot und Ertragssicherung möchte ich anhand einiger kaufmännischer Daten des Universitätsklinikums Frankfurt verdeutlichen:

Jährlich werden bei uns ca. 32.000 Patienten stationär behandelt. Unsere Einnahmen aus Pflegesätzen und Sonderentgelten betragen z.Z. DM 310 Millionen. Ambulant werden im Universitätsklinikum Frankfurt ca. 170.000 Patienten behandelt. Unsere Einnahmen aus dieser umfangreichen ambulanten Tätigkeit betragen DM 14 Millionen. Wir wissen, daß im gesamten Ambulanzbereich jährlich eine Unterdeckung von annähernd DM 50 Millionen entsteht.

Ich vermute, daß in den anderen Universitätsklinika sich die Relationen zwischen den stationären und den ambulanten Einnahmen vergleichbar darstellen. Das krasse Mißverhältnis zwischen dem ambulanten Leistungsaufkommen und den damit korrespondierenden Erträgen sehe ich als historisch entstanden an. Es ist bekannt, daß die Daseinsberechtigung der Polikliniken und Spezialambulanzen der Universitätskliniken bis zum vergangenen Jahr ausschließlich auf den Aufgaben in der Lehre (und Forschung) beruhte. Den Universitätsklinika wurde mit dem Ziel der Ausbildung der Studenten zugestanden, Patienten ambulant zu behandeln. Der Sicherstellungsauftrag für die ambulante Krankenversorgung kam dagegen den niedergelassenen Ärzten zu. Selbstverständlich war auch in den vergangenen Jahren unseren Partnern bei den Krankenkassen und den Kassenärztlichen Vereinigungen bekannt, daß den Poliklinikern und Spezialambulanzen inzwischen eine völlig veränderte Aufgabenstellung zugekommen ist. Es ist uns allerdings bisher nicht gelungen, für diese Aufgabenstellung entsprechende Finanzierungsverabredungen zu treffen.

Daher sah ich mich dieser Tage veranlaßt, an die Klinikleiter die Bitte auszusprechen, die ambulante Tätigkeit zunächst um ca. 20% zurückzuführen. Es ist mir durchaus bewußt, daß damit die behandelnden Ärzte vor erhebliche Probleme gestellt werden, da diese Maßnahmen mit einer Rücküberweisung von Behandlungsaktivitäten an die niedergelassenen Ärzte verbunden sein müssen.

Mit Recht können die Universitätsklinika behaupten, daß die Entwicklung, die nunmehr von Herrn Minister Seehofer allen Krankenhäusern verordnet und die als entscheidender Beitrag zur Kostendämpfung dargestellt wird, nämlich die Verzahnung von ambulanter und stationärer Behandlung, bei ihnen schon jahrzehntelang vorweg durchlaufen wurde – zumindest soweit es die Komponenten der Leistungserbringung anbelangt. Die Leistung wurde allerdings für, man könnte schon sagen, ein „Vergelt's Gott" erbracht ! Und genau an diesem Punkt sehe ich eine weitere Chance einer leistungsgerechten Beurteilung für die Universitätsklinika in den kommenden Jahren. Wir verfügen bereits in unseren Kliniken über die notwendige Infrastruktur zur Erbringung der prä- und poststationären Behandlungen und für die ambulanten Operationen. In allen anderen Krankenhäusern müssen diese Strukturen weitgehend erst geschaffen werden. Es liegt nun an uns, unsere Strukturvorteile zu nutzen und zu kostendeckenden Einnahmen zu gelangen. Das kann nur gelingen, wenn alle im Krankenhaus Tätigen miteinander kooperieren und kommunizieren. Dies gilt insbesondere für die Ärzte, die Mitarbeiter der Verwaltung, aber auch den Pflegedienst. Unabdingbar dabei ist, daß sowohl das Leistungsgeschehen als auch das bestehende Kostengefüge allen verantwortlichen Mitarbeitern verständlich gemacht wird, aber auch, daß alle Verantwortlichen die notwendige Bereitschaft besitzen, auf Veränderungen – sei es auf der Leistungsseite, sei es auf der Kostenseite – flexibel zu reagieren. Ich weiß, daß dies ein mühsamer Prozeß sein wird. Defizite in der Information, verbunden mit mangelnder Einsichtsfähigkeit und Kompetenz, bestehen in all den genannten Berufsgruppen.

In der Verwaltung brauchen wir – und hier denke ich insbesondere an das Rechnungswesen, die Datenverarbeitung und das Personalwesen – Mitarbeiter, die nicht nur verwaltend tätig sind, sondern sich als Dienstleister für die originären Leistungserbringer im Krankenhaus, nämlich die Ärzte, das Pflegepersonal und das medizinisch-technische Personal, verstehen. Sie müssen im wohlverstandenen Sinne zuarbeiten und alle relevanten Informationen aufarbeiten, so daß der medizinische Bereich Kenntnis darüber erhält, welche Aufwendungen mit den erbrachten Leistungen verbunden sind, und sie müssen zugleich die Informationen liefern, welche Leistungen wie abgerechnet werden können. Andererseits erwarte ich von den Ärzten und dem Pflegepersonal Verständnis dafür, daß sie bei ihrer Leistungserbringung auch Kriterien einer wirtschaftlichen Betriebsführung anzulegen haben. Eine Auffassung, die heute immer noch anzutreffen ist, nämlich „Wir behandeln die Patienten bestmöglich, koste es was es wolle, die Verwaltung hat für entsprechende Einnahmen zu sorgen", gefährdet letztendlich die betriebliche Existenz, zumindest aber die auch unter wissenschaftlichen Interessen notwendigen Freiräume der Kliniken.

Dieser gesamten Thematik hatte sich auch Herr Minister Seehofer in seiner eingangs zitierten Ansprache angenommen, indem er fordert, daß die Krankenhäuser einen Wechsel, weg von der Krankenhausverwaltung hin zum modernen Klinikmanagement vollziehen müssen.

Er führte weiter aus: „Dies bedeutet, daß Ärzte-, Verwaltungs- und Pflegedienstleiter Betriebsabläufe aktiv steuern müssen. Sie müssen das Krankenhaus als modernes Dienstleistungsunternehmen begreifen."

Wer die Stellenanzeigen für Chef- und Oberarztpositionen studiert, findet heute vielfach Hinweise auf geforderte Qualifikationen nicht-medizinischer Art, wie sie bislang nur bei entsprechenden Funktionen in der Industrie bzw. in anderen Dienstleistungsbereichen üblich waren. Da heißt es z. B.: Führungsqualitäten werden vorausgesetzt; erwartet wird die Bereitschaft, Budgetverantwortung zu übernehmen. Über diese Qualifikation sollten im übrigen auch die Leiter von Forschungseinrichtungen verfügen.

Zusammenfassung

Die Krankenhäuser sind ein wesentlicher Teil der sozialen Infrastruktur der Bundesrepublik Deutschland. Sie bilden den Kernbereich des Gesundheitswesens mit umfassenden medizinischen, wissenschaftlichen, pflegerischen und sozialen Aufgaben. Sie sind Qualifizierungsort für fast das gesamte medizinische Fachpersonal. Damit tragen die Krankenhäuser die Hauptverantwortung für Qualität und Weiterentwicklung des gesamten Gesundheitswesens.

Von unserem Gesundheitssystem fordern wir, daß der medizinische Fortschritt in seiner Gesamtheit allen Mitgliedern unserer Gesellschaft zugänglich gemacht wird. Eine Einschränkung des Zugangs zu besonders aufwendigen Leistungen kann zumindest derzeit sozialpolitisch nicht gewollt sein.

Bei der Weiterentwicklung der modernen Medizin kommt den Universitätsklinika eine Führungsposition zu. Aufgrund ihrer Ausstattung und ihrer inhärenten Verzahnung von Grundlagenforschung, angewandter Forschung und etablierter Höchstleistungsmedizin sind die Universitätsklinika für diese Aufgaben prädestiniert. Notwendig ist es, daß sie zu entsprechenden Managementstrukturen finden, mit denen es gelingt, die Effizienz der Leistungserbringung zu verbessern und den erbrachten Leistungsumfang wie auch die Qualität der erbrachten Leistungen angemessen darzustellen. Die Ertragssicherung sollte ihnen bei einer gerechten Würdigung ihrer volkswirtschaftlichen Leistungen möglich sein.

6. Grundlagenforschung und Klinik

Klinische Umsetzung der Grundlagenforschung

H. zur Hausen

Der Transfer von Ergebnissen der Grundlagenforschung in die klinische Praxis muß in besonderer Weise Einrichtungen betreffen, die als Ziel ihrer Arbeit im Bereich der Gesundheitsforschung anwendungsorientiert sind, in ihrer wissenschaftlichen Ausrichtung sich an Methoden der Grundlagenforschung orientieren und nicht direkt in den klinischen Betrieb eingebettet sind. Es sind dies vor allem die sog. theoretischen Fächer und Institute medizinischer Fakultäten, einzelne Max-Planck- und Blaue-Liste-Institute und einige wenige Großforschungseinrichtungen.

Meine Ausführungen basieren im wesentlichen auf Erfahrungen meiner 10jährigen Tätigeit in einer Großforschungseinrichtung und einer vorausgegangenen 11jährigen Leitung von Theoretischen Instituten in Erlangen und Freiburg.

Grundlagenforschung im Gesundheitsbereich ist in der Regel an Zielvorstellungen geknüpft, die erhaltenen Erkenntnisse möglichst direkt dem kranken Menschen zugute kommen zu lassen, in besonderer Weise zur Heilung bestehender Leiden, zur Verbesserung der Diagnostik, zur Krankheitsvorbeugung oder in breiterem Sinne zur Verbesserung der Lebensqualität. Diese Vorgaben sind sicher nicht jedem auf diesem Gebiet arbeitenden Wissenschaftler ständig bewußt, ja eine gewisse Sehnsucht nach völliger wissenschaftlicher Freiheit wird häufig betont, wenn es aber dann um die Finanzierung der eigenen Forschung geht, um Forschungsanträge, erfolgt praktisch immer eine nachdrückliche Rückbesinnung und meist eine vorbehaltlose Betonung der anwendungsorientierten Aspekte der eigenen Arbeit, nicht zuletzt beeinflußt durch die Struktur unserer Forschungsförderung, die einer klaren Definition langfristiger Zielsetzungen eindeutig Priorität gibt.

Hier begegnet uns das erste Dilemma vorgegebener Strukturen: Es ist die vorgegebene Einengung des wissenschaftlichen „Spieltriebs" durch die finanzierungsbestimmte Richtungsorientierung. Lassen Sie dies mit einem Beispiel untermauern. Weltweit wird heute die Aids-Forschung forciert. Ein hoher Prozentsatz aller ausgebildeter Virologen beschäftigt sich ausschließlich mit diesem, zweifellos wichtigen Forschungsgebiet. Ist es aber richtig, daß Millionen von Mark oder Dollar im wesentlichen in weitgehend analoge Forschungsansätze einfließen, anstatt in breiterem Rahmen die Infektionsforschung zu unterstützen, wie es erfreulicherweise jetzt in Deutschland geschieht? Jedem, der sich ernsthaft mit solchen Fragestellungen befaßt, wird auch klar, daß hier eine gewisse Gratwanderung statffinden muß – bei zu breiter Förderung besteht die Gefahr des Verdünnungseffektes, der die Wirksamkeit der Förderung weitgehend unsichtbar macht. Bei zu starker Einengung werden zuviele wissenschaftliche Trittbrettfahrer mitfinanziert, die unbedeutende fachliche Ergebnisse hochjubeln, um ihre Existenzberechtigung nachzuweisen.

Dieses Dilemma hat nur indirekt mit dem Transfer wissenschaftlicher Ergebnisse in die Praxis zu tun. Es beeinflußt aber unsere Forschungsgrundstruktur.

Das zweite Dilemma ist dagegen aus der Sicht der Grundlagenforscher direkt relevant. Die meisten Wissenschaftler, mindestens in ihrer aktiven Phase, sind davon überzeugt, daß das von ihnen bearbeitete Thema in einer späteren Phase praxisrelevant wird. Im Bereich der Gesundheitsforschung wünschen sie sich natürlich das Interesse der Kliniker und auch der Industrie. Auf der anderen Seite sehen der Kliniker und auch der potentielle Industriepartner nicht, wie gerade dieses Problem in absehbarem Zeitablauf seinen Einzug in die Praxis finden soll, und sie verlieren rasch ein aktives Interesse. Ein Beispiel wiederum aus meinem eigenen Fachgebiet der Virologie: Die Idee einer Rolle von Papillomviren bei menschlichen Krebserkrankungen ist heute etwa 25 Jahre alt. Ihre Bearbeitung erforderte ziemlich genau 10 Jahre, bis die ersten Krebsviren beim Gebärmutterhalskrebs isoliert wurden. Mehr als 10 weitere Jahre vergingen, bis diese Ergebnisse weitgehend im wissenschaftlichen Umfeld akzeptiert wurden und nun endlich auch ihren Einzug in den Praxisbereich finden.

Natürlich wird nicht jedes, ja nicht einmal die Mehrzahl der bearbeiteten Themen der gesundheitsorientierten Grundlagenforschung praxisrelevant. Dennoch würde ich es für einen Fehler halten, möglichst früh und gezielt nach einer solchen Ausschau zu halten und die Vielfalt der Ansätze einengen. Nicht jede Perlmuschel enthält eine Perle und in ihrer frühen Entwicklung ist auch hier nicht erkennbar, was später einmal in voller Schönheit ausstrahlen wird. – Gerade in einer schwierigen wirtschaftlichen Situation wie der heutigen sollten wir nicht kurzsichtig ständig nach verbesserten Transfermechanismen rufen. Wesentliche und langfristig dann auch wirtschaftlich besonders wichtige Erkenntnisse werden uns zwangsläufig verborgen bleiben.

Erkennbar gibt es mindestens ein weiteres Dilemma, d. h. das des Klinikers, der täglich vor ungehörten Problemen steht und bei einer Vielfalt von Krankheiten nur symptomatisch helfen kann. Wie lassen sich Ideen aus der Klinik in die Grundlagenforschung übertragen und neue Kooperationsmechanismen entwickeln? Wie läßt sich Interesse für Fragestellungen wecken, die vielen Grundlagenforschern primär gar nicht bekannt sind?

Hier wird an ein besonders wichtiges Strukturproblem gerührt: An der traditionellen Trennung von Klinik und Grundlagenforschung, die sich bei uns so eindrucksvoll auch räumlich dokumentiert. Seit Jahren werden hier neue Modelle der Kooperation entworfen. Es wird experimentiert. Die klinischen Forschergruppen der Max-Planck-Gesellschaft und der Deutschen Forschungsgemeinschaft, die vielfach diskutierten „Centers of Excellence", hier in Heidelberg die enge Kooperation im Tumorzentrum und die zwischen DKFZ und Universitätsklinikum ausgehandelten klinischen Kooperationseinheiten.

Der Erfolg solcher Bemühungen wird davon abhängen, inwieweit die enge Verflechtung in der Tat zur besseren Information führt, zu wechselseitigem Verständnis und auch zur Anerkennung als gleichberechtigte Partner, was letztlich auch durch zu große Unterschiede in der Besoldung erschwert werden kann.

Insgesamt sind zweifellos die hier erkennbaren Bemühungen zu begrüßen. Sie dürften zur Verbesserung der Methoden und des Informationstransfers einen wichtigen Beitrag leisten.

Versuchen wir, losgelöst von der unterschiedlichen Betrachtungsweisen der Grundlagenforscher, der Kliniker, die gegenwärtige Situation zu analysieren: Wie funktioniert derzeit der Übergang wichtiger Erkenntnisse in Diagnostik, Therapie und Prävention?

In der Diagnostik verläuft der Transfer vermutlich am raschesten. Tragen aus der Grundlagenforschung wichtige Erkenntnisse zur Krankheitsdiagnose bei, so erfolgt ihr Übergang zur Anwendung in der Regel reibungslos, fast als Selbstläufer. Wir sehen heute den raschen Einstieg biotechnologischer Verfahren in die Diagnostik und in die forensische Medizin als Ergebnis langjähriger, ja jahrzehntelanger Vorarbeiten in der Grundlagenforschung. Hätte man früher voraussagen können, daß die Beschäftigung mit thermophilen Bakterien, die bei Temperaturen oberhalb von 70 °C optimal wachsen, die entscheidende Voraussetzung für die Polymerase – Kettenreaktion war, die, nachdem die Idee einmal geboren war, in großer Geschwindigkeit ihren Einzug in so viele Bereiche der Medizin hielt?

Die Identifizierung von Genen bei bestimmten Erbkrankheiten, etwa bei der zystischen Fibrose und der Huntington-Chorea, haben fast unmittelbar zur Anwendung geführt, nämlich zur Bestimmung genetischer Prädispositionen.

Die Verwendung monoklonaler Antikörper in breitestem Umfang für klinisch-diagnostische Analysen repräsentiert einen weiteren Bereich des unverzüglichen Transfers von Verfahren aus der Grundlagenforschung in die klinische Praxis.

Man wird eine Fülle solcher Beispiele benennen können, auch wenn es vermutlich ebensoviele gibt, bei welchen mangelnde Kenntnis und fehlende Beschäftigung mit klinischer Anwendungsmöglichkeit diagnostische Verfahren entweder nur verzögert oder möglicherweise gar nicht zur Anwendung kamen.

Jedenfalls läßt sich festhalten, daß die diagnostische Praxis vermutlich am wenigsten durch die Entfernung zwischen Grundlagenforschung und Klinik leiden dürfte.

Im therapeutischen Bereich ist die Situation zwangsläufig unterschiedlich. Die Prüfung ethischer Aspekte, langwierige Zulassungsverfahren und klinische Studien bedeuten hier den Anfang für ein in der Regel ebenfalls langwieriges Ende experimenteller Vorlaufüberprüfungen. Zumeist dürfte hier für Optimismus wenig Raum sein, daß die notwendigerweise ablaufenden Prozesse wesentlich beschleunigt werden können.

Allenfalls läßt sich deren Einleitungsphase verkürzen, und zwar wiederum durch verbesserte Kenntnis der Ergebnisse der Grundlagenforschung und klinischer Fragestellungen.

Ähnlich komplex oder noch komplexer ist die Situation bei Präventivmaßnahmen, etwa bei der Entwicklung von Impfstoffen. Auch hier ist mit jahrelangen Vorlaufzeiten zu rechnen, die sich kaum durch gezielte Transfermaßnahmen beeinflussen lassen. Die Forderung nach raschen Entwicklungen von Impfstoffen, etwa bei Aids und anderen Viruskrankheiten bei Mensch und Tier, wird auf der anderen Seite durch gesetzgeberische Maßnahmen, wie etwa das Gentechnikgesetz, gewiß nicht flankiert, sondern in definierbarer Weise eher noch behindert.

Was bietet sich nun in sinnvoller Weise als Mechanismus an, den Transfer von Ergebnissen aus der Grundlagenforschung in die Klinik zu verbessern? Es ist sicherlich nicht der Aufbau neuer Koordinationsstellen in Ministerien oder anderen Bundes- und Landesbehörden, auch nicht in Universitäten oder außer-universitären Einrichtungen. Koordinationsstellen würden sicherlich alles tun, um ihre Daseinsberechtigung zu beweisen und, je nach Befugnis, auch der Versuchung kaum widerstehen können, planerisch in den Wissenschaftsbetrieb einzugreifen. Gerade in diesen Jahren haben wir besonders lebhaft vor Augen, was geplante Wissenschaft in den früheren sozialistischen Ländern für die dortige Entwicklung bedeutete.

Technologietransfer ist zu einem neuen Schlagwort geworden, das gelegentlich fast zu einer neuen Ideologie hochstilisiert wird. Sie kann leicht zu einer Bedrohung für die eigentliche Lebensader unserer wissenschaftlich-technischen Entwicklung werden, nämlich der Grundlagenforschung.

Entscheidende neue Impulse werden nach meiner Überzeugung nur von einer Verbesserung der Kommunikations- und Informationssysteme ausgehen. Wir diskutierten schon die klinischen Forschergruppen und die in Heidelberg propagierten klinischen Kooperationseinheiten. Sie sind zweifellos ein Schritt in die richtige Richtung. Damit ist aber nicht genug getan:

Ich würde gern Überlegungen anregen, Klinikern vor ihrer Habilitation, ggf. sogar vor Abschluß der Facharztausbildung, sicher aber *nicht* nur vor Beginn ihrer klinischen Tätigkeit, ein Pflichtjahr in einem theoretisch-experimentellen Bereich zu verordnen, das gleichzeitig zur Verbesserung ihrer eigenen Ausbildung den großen Vorzug hätte, den sie aufnehmenden Grundlagenwissenschaftlern klinische Probleme näherzubringen. Es liegt auf der Hand, daß dies nicht von jungen Medizinern nach dem praktischen Jahr oder der AIP-Zeit bewirkt werden kann. Es müßten bereits deutliche praktische Erfahrungen vorliegen, die einen solchen Aufenthalt sinnvoll machen.

Natürlich ist mir klar, daß für viele Mediziner nach erfolgter Habilitation der wissenschaftliche Werdegang abgeschlossen ist und ihre Abwanderung als Chefärzte in außeruniversitäre Kliniken einsetzt. Diesen Personenkreis würde ich ungern in die vorgetragenen Überlegungen einschließen. Es wäre aber in diesem Zusammenhang grundsätzlich zu überlegen, ob nicht die Auswahlkriterien für Habilitationen in diesem Bereich höher geschraubt werden sollten. Es ist ohnehin schwer einsichtig, ob eine begrenzte wissenschaftliche Tätigkeit als Voraussetzung zur Habilitation dem späteren Chefarzt eines Kreiskrankenhauses eher zugute kommt, als eine längerfristige gediegene ärztliche Ausbildung.

Zur Zeit plant der Verbund „Klinisch Biomedizinische Forschung", ein Zusammenschluß von derzeit sechs außeruniversitären Forschungeinrichtungen auf dem Gebiet der Gesundheitsforschung, die Einrichtung von Forschungsstipendien für erfahrene Kliniker in ihren Einrichtungen unter Kompensation einer entsprechenden Stelle für die entsendenden Kliniker. Dankenswerterweise leistet das BMFT hierzu eine Finanzierungshilfe. Ich hoffe sehr, daß auch dieser Weg einen weiteren Beitrag zur Verbesserung unserer Kommunikationssysteme leistet.

Die Verbesserung von Information und Kommunikation, wenn sie ernsthaft betrieben wird, erfordert auch Eingriffe in bestehende Strukturen oder muß zumindest ihr Infragestellen erlauben. Dies ist fraglos ein weites und kontroverses Feld, dem im Bereich der Kliniker durch das Krankenhausstrukturgesetz gerade in diesem Jahr ein breiter Diskussionsrahmen gegeben wird. Wissenschaftliche Leistungsfähigkeit der Universitätskliniker wie auch der Institute der Grundlagenforschung bedarf m.E. ihrer Bestätigung durch den Peer Review und darf sich nicht nur auf das Einwerben von Geld in einzelnen Forschungsvorhaben berufen.

Wir alle wollen den raschen Transfer zum Wohle der Patienten. Hüten wir uns aber vor den Propheten, die gerade in der Zeit knappen Geldes einer verstärkt anwendungsorientierten Forschung zu Lasten unserer Grundlagenforschung das Wort reden und am Ende noch dieser anwendungsorientierten Forschung den Garaus machen. Hier ist spezifisch die Biotechnolgie gemeint, wo gerade der anwendungsorientierte Bereich, der industrielle Sektor, fast komplett ins Ausland abgewandert ist. Der angerichtete Schaden ist bereits heute immens und mindestens mittelfristig kaum reparabel.

Wir benötigen beides – die Grundlagenforschung und die angewandte Forschung – in einem wohl balancierten Rahmen, und wir benötigen vor allem die Kommunikation und Interaktion zwischen beiden Bereichen. Wir benötigen vor allem brillante Köpfe, die die Fachschrauben überspringen. Sie sind die beste Voraussetzung für einen reibungslosen Transfer selbst dort, wo vorgegebene Strukturen ihn erschweren.

Erlauben Sie mir ein persönliches Wort des Dankes. Sie, lieber Herr Herfarth, haben sich in einer wirklich ungewöhnlichen Weise um das Zusammenspiel zwischen Grundlagenforschung, angewandter Forschung und klinischer Praxis bemüht und durch Ihren Einsatz im Tumorzentrum Heidelberg-Mannheim und durch viele persönliche Anregungen ein Heidelberger Modell der Zusammenarbeit und des gegenseitigen Vertrauens geschaffen, das vermutlich seinesgleichen sucht.

Malaria: Können wir es verantworten, die großen Krankheiten der Tropen weiterhin zu vernachlässigen?

H. BUJARD

Der Titel meines Referates enthält eine Unterstellung und eine Frage. Auf beides werde ich zum Schluß meiner Ausführungen zurückkommen, denn zunächst möchte ich Sie mit der, aus der Sicht des Biologen, faszinierenden Welt der Malaria etwas vertrauter machen, Ihnen die Problematik dieser großen Krankheit nahebringen und Ihnen einige neuere Ansätze vorstellen, mit denen man hoffen kann, zu einem Impfstoff gegen die „Königin der Tropenkrankheiten" zu gelangen.

„Die Geschichte der Malaria bestimmt, wo sie herrscht, in gewisser Weise die Geschichte der Völker." Zur Illustration dieses Satzes des großen italienischen Malariaforschers Angelo Celli (1857–1914) sei hier nur an die Niederlagen der deutschen Kaiser vor Rom erinnert, von denen die Barbarossas 1167 von Gottfried von Vitterbo dramatisch geschildert wird [1]. Sie gipfelt in den Zeilen:

„Nicht dem Schwerte – allein des Fiebers giftigem Anhauch wich der Herrscher der Welt – sank seine tapfere Schar."

Es ist aber auch bemerkenswert, daß im Vietnamkrieg mehr amerikanische Soldaten durch Malaria als durch Feindeinwirkung inaktiviert wurden, d.h. der Satz von Angelo Celli gilt auch heute noch, er ist uns nur nicht mehr bewußt, nachdem die Malaria seit Mitte der 50er Jahre dieses Jahrhunderts in Mitteleuropa und in weiten Bereichen des Mittelmeerraums ausgerottet ist. Die Malaria ist jedoch nach wie vor weit verbreitet. Sie ist endemisch in den tropischen und subtropischen Regionen der Welt und bedroht damit über $^1/_3$ der heute lebenden Menschen. Die Zahl der jährlichen Infektionen wird von der WHO auf 800 Millionen geschätzt, die der klinischen Fälle auf 150 bis 200 Millionen, und allein in Afrika sterben jedes Jahr etwa 1 Million Kinder an dieser Krankheit [2]. Es ist jedoch nicht nur die malariabedingte Mortalität, sondern auch die Morbidität, die zu einer ungeheuren sozialen und ökonomischen Belastung sowohl für den einzelnen, als auch für die meist armen Länder in diesen Regionen der Welt führen. Häufig tragen sie entscheidend dazu bei, daß der Zyklus aus Armut und Krankheit nicht durchbrochen werden kann. Vor diesem Hintergrund ist es alarmierend zu sehen, daß sich die Malaria seit einigen Jahren wieder rapide ausbreitet, aus Gründen, auf die ich später eingehen werde.

Der Entwicklungszyklus der Malariaerreger

Von den 4 Plasmodienarten, die den Menschen infizieren, sind *Plasmodium falci-parum,* der Verursacher der *Malaria tropica,* und *Plasmodium vivax,* der Erreger der *Tertiana,* die wichtigsten. Die folgenden Ausführungen werden sich jedoch fast ausschließlich auf *Plasmodium falciparum* beziehen, dessen Infektion bei Kindern und nicht-immunen Erwachsenen einen gefährlichen Verlauf nimmt. Tod oder bleibende Schäden sind ohne rechtzeitige Behandlung häufig. *Plasmodium falciparum* durchläuft wie alle anderen Malariaerreger seinen sexuellen Zyklus in der Anopheles-Mücke. Die dabei entstehenden „Sporozoiten" gelangen bei einem Stich der Mücke in die Blutbahn des Menschen (Abb. 1). Sie befallen die Leber und verschwinden dabei sehr rasch aus dem Blutkreislauf. In den folgenden 6–10 Tagen, während derer keinerlei Krankheitssymptome auftreten, vermehren sich die Parasiten in den Leberparenchymzellen und bringen sie schließlich zum Zerplatzen. Hierbei entläßt jede Zelle zwischen 20.000 und 40.000 „Merozoiten" in die Blutbahn. Die Merozoiten, die äußerlich in nichts mehr den Sporozoiten gleichen, infizieren ebenfalls sehr rasch Erythrozyten (rote Blutkörperchen), welche nach Vermehrung und Reifung der Merozoiten lysieren. Der Erythrozytenzerfall bewirkt die charakteristischen Fieberschübe, deren Rhythmus für die verschiedenen Plasmodienarten spezifisch ist: 48 h bei *Plasmodium vivax (Tertiana),* 72 h bei *Plasmodium malariae (Quartana),* nicht synchron und zyklisch jedoch bei *Plasmodium falciparum.* Wie in Abb. 1 gezeigt, entstehen während dieser vegetativen Vermehrung der Merozoiten im Blut auch Geschlechtsformen des Parasiten, die Gametozyten. Von der Mücke bei einem weiteren Stich aufgenommen, verwandeln sie sich in Gameten und durchlaufen im Darm

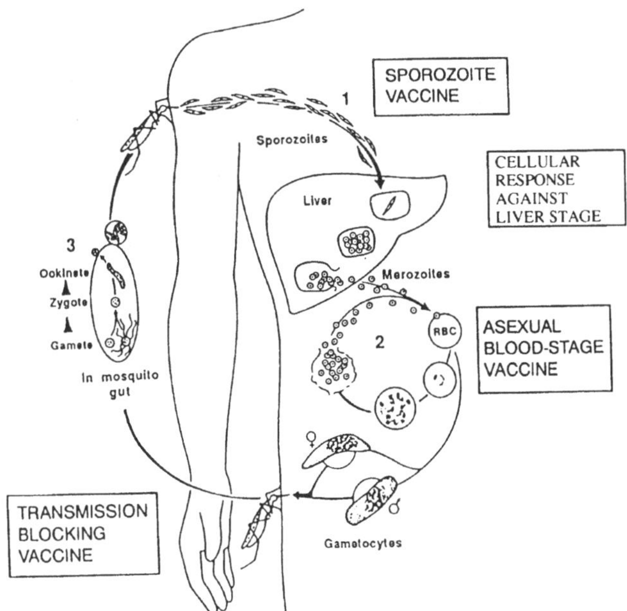

Abb. 1. Lebenszyklus der Malariaparasiten

einen sexuellen Zyklus, der schließlich zu einer neuen Generation von Sporozoiten führt. Bereits aus diesem vereinfachten Lebenszyklus wird die Strategie, mit der sich der Parasit der Abwehr des menschlichen Immunsystems entzieht, deutlich: Er hält sich überwiegend innerhalb von Zellen auf und wandelt mehrfach sein Aussehen. Wie wir später sehen werden, variiert er zusätzlich Strukturen an der Oberfläche seiner jeweiligen Erscheinungsform und interferiert aktiv mit dem menschlichen Immunsystem, das er sich sogar direkt zunutze macht.

Ein Impfstoff gegen Malaria?

Ermutigt durch die Erfolge bei der Malariaausrottung, vor allem in Italien und Griechenland, organisierte die Weltgesundheitsorganisation in den 50er Jahren ein Programm, das zum Ziele hatte, die Malaria weltweit zu eliminieren. Durch eine Kombination von DDT gegen die Anopheles-Mücke und Chloroquin gegen die Parasiten, hatte man anfänglich in vielen Regionen Erfolg. Bald jedoch traten DDT-resistente Moskitos und Chloroquin-resistente Plasmodienarten auf, und ab Mitte der 60er Jahre kehrte die Malaria mit Vehemenz in viele Gebiete, in denen sie bereits ausgerottet schien, zurück. Nach diesen Erfahrungen konzentriert man seit Mitte der 70er Jahre einen großen Teil der Malariaforschung auf die Wechselwirkung Mensch-Parasit mit dem Ziel einer Impfstoffentwicklung. Die Vorstellung, daß ein wirksamer Impfstoff grundsätzlich realisierbar sein könnte, beruht u. a. auf der Kenntnis, daß 1) Menschen in endemischen Gebieten mit der Zeit einen partiellen, manchmal sogar einen völligen Immunschutz entwickeln, 2) attenuierte bzw. abgetötete Parasiten sowohl im Tiermodell als auch im Menschen schützende Immunität hervorrufen können; 3) passiver Transfer von Immunoglobulinen aus Malaria-immunen Erwachsenen die Parasitämie kritisch erkrankter Kinder dramatisch reduziert [3].

Die Herstellung eines „klassischen" Impfstoffes aus Parasiten erscheint hingegen aus mehreren Gründen aussichtslos. So ist es beispielsweise bereits undenkbar, Parasiten in den notwendigen Mengen zu züchten, solange zu ihrer Kultivierung menschliches Blut benötigt wird. Dazu käme das Risiko, aus menschlichem Serum Krankheitserreger in den Impfstoff einzuschleppen. Es gibt daher zur Zeit keinen anderen Weg, als diejenigen Teile des Parasiten, welche eine schützende Immunantwort hervorrufen, zu identifizieren und mit gentechnischen oder biochemischen Methoden herzustellen. Bei der Komplexität des Lebenszyklus von Plasmodium sind, wie Abb. 1 zeigt, Eingriffsmöglichkeiten auf verschiedenen Ebenen denkbar. Ein erfolgreicher Impfstoff wird daher voraussichtlich aus mehreren Komponenten bestehen, welche auf verschiedenen Stufen des Infektionsprozesses eingreifen. Beispiele für einige zur Zeit intensiv verfolgte Forschungsstrategien werden im folgenden beschrieben.

Der Versuch, einen Antisporozoitenimpfstoff zu entwickeln

Bereits vor 50 Jahren wurde beobachtet, daß die Impfung von Hühnern durch mit ultraviolettem Licht bestrahlte Sporozoiten Schutz vor Reinfektion hervorrufen kann. Die gleichen Resultate erhielt man mit entsprechenden Plasmodienarten in Mäusen und mit *Plasmodium falciparum* im Menschen. Die induzierten Antikörper erkennen und präzipitieren das sog. „circumsporozoite"-Protein (CSP), das fast die gesamte Oberfläche der Sporozoiten bedeckt. Die erfolgreiche molekulare Klonierung und Analyse des CSP-Gens aus *Plasmodium falciparum* eröffnete daher 1984 neue Perspektiven und initiierte einen dramatischen Wettlauf zwischen den Gruppen von L. Miller, Bethesda, USA, und R. Nussenzweig, New York, USA, welche versuchten, einen Impfstoff auf der Basis des CSP zu entwickeln. Dabei wurden Freiwillige mit CSP-Präparaten immunisiert und nach entsprechender Zeit mit Sporozoiten – durch Moskitos übertragen – infiziert. Die hierbei erhaltenen Resultate waren enttäuschend. Die negativen Befunde wurden gestützt durch eine zur gleichen Zeit in Afrika angefertigte epidemiologische Studie, die zeigte, daß keine Korrelation zwischen dem Vorkommen von Antikörpern gegen das CSP und dem Schutz vor Malaria existiert [4].

Die Bedeutung von Antikörpern bei der Abwehr von Sporozoiten wird deshalb zunehmend in Frage gestellt. Wieso induzieren dann bestrahlte Sporozoiten Immunschutz? Diese Frage läßt sich zur Zeit noch nicht endgültig beantworten. Neuere Forschungsarbeiten zeigen jedoch, daß bestrahlte Sporozoiten nach wie vor in Leberzellen einzudringen und sich dort partiell zu entwickeln vermögen. Dadurch lösen sie eine „zelluläre" Immunantwort aus, in deren Verlauf möglicherweise zytotoxische T-Zellen sehr spezifisch infizierte Leberzellen abtöten, wie man es z. B. von virusbefallenen Zellen her kennt [5]. Auch unsere Arbeitsgruppe befaßt sich daher mit der Wechselwirkung des Immunsystems mit den Leberstadien des Parasiten.

Immunreaktion gegen Proteine der Merozoitenoberfläche

Schon früh wurden Proteine an der Oberfläche von Merozoiten in Verbindung mit Immunschutz gegen den Parasiten gebracht, insbesondere nachdem gezeigt worden war, daß Impfung mit inaktivierten Merozoiten Affen gegen eine Infektion schützt. Zu den auffallendsten Proteinen an der Oberfläche von *Plasmodium falciparum*-Merozoiten gehören die Prozessierungsprodukte eines 190 Kilodalton großen Vorläuferproteins (gp190/MSA1). Die Lage dieser Proteine an der Oberfläche, sowie die Beobachtung, daß während der Invasion der Erythrozyten ein Großteil dieser Proteine „abgestreift" und dann im Medium bzw. Serum gefunden wird, hat zu der Hypothese geführt, daß sie am Invasionsprozeß selbst beteiligt sind. In der Maus wurde gezeigt, daß passive Immunisierung, d. h. Überführung von Antikörpern gegen das dem gp190/MSA1 aus *Plasmodium falciparum* analoge Protein eines Maus-spezifischen Parasiten *(Plasmodium yoelii)* vor Infektion schützt; aktive Impfung mit dem gereinigten Protein schützt ebenfalls vor Reinfektion [6].

Die Klonierung und Analyse des gp190/MSA1 Gens aus *Plasmodium falciparum* bestätigte frühere Beobachtungen, d. h. daß auch dieses Parasitenprotein, wie viele andere, polymorph ist. Das heißt, die Aminosäuresequenz und damit die Struktur des Proteins ist unterschiedlich in verschiedenen Parasitenisolaten. Nähere Untersuchungen haben jedoch gezeigt, daß nicht alle Bereiche des Moleküls dieser Variabilität unterworfen sind.

In unserem Labor haben wir Fragmente von gp190/MSA1 aus verschiedenen Parasitenisolaten gentechnisch in dem Bakterium *Escherichia coli* hergestellt. Sie repräsentieren den größten Teil der heute bekannten Varianten dieses Oberflächenproteins. Diese Teilsequenzen wurden dazu benutzt, um die humorale, d. h. die Antikörperantwort von Bevölkerungsgruppen in Malaria-endemischen Gebieten Westafrikas zu analysieren. Obwohl unsere Studien noch nicht abgeschlossen sind, läßt sich bei Jugendlichen eine Korrelation erkennen zwischen Schutz vor Reinfektion und der humoralen Immunantwort gegen einen bestimmten Bereich des MSA1/gp190, der interessanterweise nicht zu den hoch variablen Regionen des Moleküls gehört [7]. Es wird jedoch noch ein langer Weg sein, bevor wir wissen, ob sich gp190/MSA1-Derivate als Impfstoff eignen. In diesem Zusammenhang ist es interessant, darüber nachzudenken, daß bereits ein Impfstoff, der nur einen Teil der möglichen Sequenzvarianten enthält, wertvoll sein könnte, falls er bei Kindern eine Immunreaktion hervorrufen würde, welcher einer Primärinfektion ähnlich ist. Er könnte die hohe Mortalität und Morbidität der Erstinfektion bei Kleinkindern senken und ihre Chancen, die natürliche partielle Immunität durch nachfolgende natürliche Infektionen zu erwerben, erhöhen.

Verhinderung der Adhäsion von infizierten Erythrozyten an Endothelzellen

Die oft lebensbedrohenden Folgen einer *Plasmodium-falciparum*-Infektion beruhen zu einem erheblichen Teil auf der besonderen Affinität, welche infizierte Erythrozyten zu Endothelzellen während der Reifung der Parasiten entwickeln. Daher befinden sich Erythrozyten, welche die reifen Parasiten enthalten, nicht mehr in der peripheren Blutbahn; sie sind vielmehr eingefangen an der Oberfläche von Endothelzellen, welche die kapillaren Blutgefäße der Organe beispielsweise des Hirns, des Herzens, der Niere und der Leber auskleiden. Eine Folge der „Zytoadhärenz" infizierter Erythrozyten ist, z. B. durch die mangelnde Durchblutung des Hirns bewirkt, die Hirnmalaria, die häufig zum Tod oder zu schweren neurologischen Schäden führt. Laborstämme des Parasiten, welche die Eigenschaft der Zytoadhärenz verloren haben, sind im Tierversuch (Affen) nicht mehr virulent, da die Parasitämie in der Milz geklärt werden kann. Der Parasit entzieht sich also mit Hilfe der Zytoadhärenz diesem natürlichen Eliminierungsmechanismus. Eine Verhinderung oder Reduktion der Zytoadhärenz könnte daher zumindest vor den schweren klinischen Folgen einer *Plasmodium-falciparum*-Infektion schützen, möglicherweise sogar die Entfernung des Parasiten aus dem Organismus bewirken.

Neuere Untersuchungen haben gezeigt, daß der Zytoadhärenz eine raffinierte Doppelstrategie des Parasiten zugrunde liegt [8]. Einerseits werden auf der Oberfläche von infizierten Erythrozyten Rezeptoren induziert, welche Oberflächenproteine von Endothelzellen erkennen können (CD-36 und ICAM-1; Abb. 2); andererseits veranlaßt der Parasit Endothelzellen zur vermehrten Produktion dieser Oberflächenproteine. Diese Proteine spielen, ebenso wie Thrombospondin u. a. eine wichtige Rolle bei den normalen Wechselwirkungen zwischen den Zellen des Wirtes. Sie sind aber auch an Entzündungsprozessen beteiligt und unterliegen daher der Kontrolle des Immunsystems. Eine wichtige Steuersubstanz ist hierbei der „Tumor-Nekrosis-Faktor-α" (INF-α). Parasiten-infizierte Erythrozyten entwickeln nun nicht nur die be-

Abb. 2. Schematische Darstellung der Wechselwirkung zwischen infizierten Erythrozyten und Endothelzellen. (Nach [8])

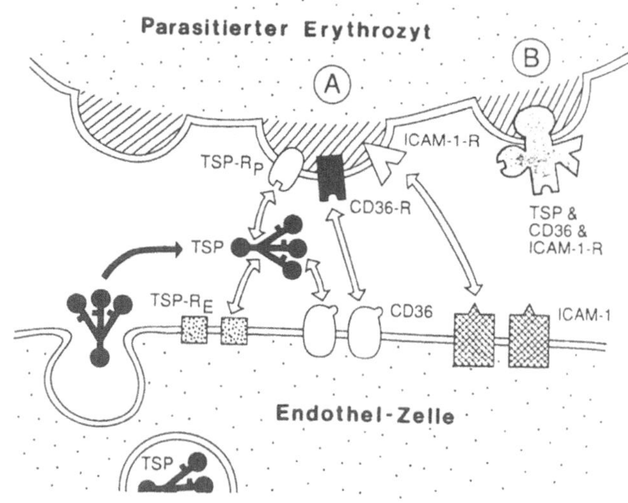

Abb. 3. *In-vitro*-System zur Analyse der Zytoadhärenz. (Nach [8])

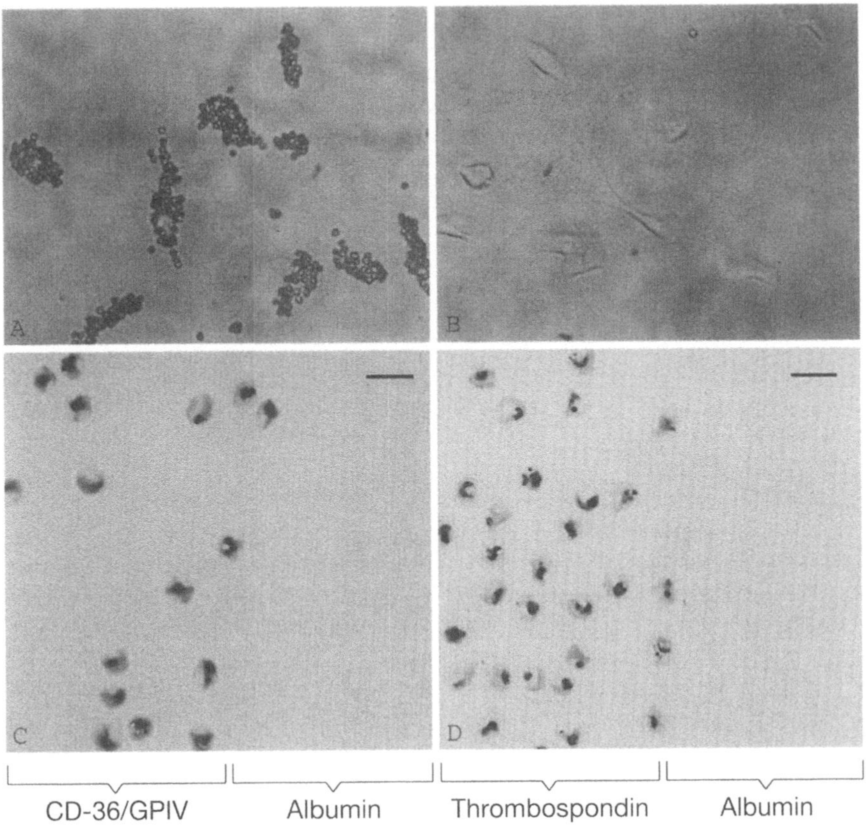

schriebenen Rezeptoren an ihrer Oberfläche, sie schleusen auch sog. Exo-Antigene aus, welche die Makrophagen (Freßzellen, welche die erste Abwehrreihe des Immunsystems darstellen) dazu stimulieren, TNF-α abzugeben. Dieses erhöht nun u. a. die Synthese von ICAM-1 und CD-36 an der Oberfläche von Endothelzellen, womit der Parasit die Bedingungen für die Adhäsion von infizierten Erythrozyten an diesen Zellen entscheidend verbessert.

Viele der an diesen Prozessen beteiligten Komponenten lassen sich heute mit gentechnischen Methoden herstellen. Damit ist es möglich, Testsysteme aufzubauen, mit deren Hilfe die Zytoadhärenz analysiert werden kann. So läßt sich z. B. nachweisen, daß infizierte Erythrozyten spezifisch an Säugetierzellen, welche CD-36 an ihrer Oberfläche tragen, binden, doch verhindert Serum aus Aotusaffen, welche mit *Plasmodium falciparum* infiziert worden waren, diese Adhärenz (Abb. 3). Das Ziel solcher Forschung ist es, parasitenspezifische Rezeptoren zu identifizieren, welche z. B. CD-36 erkennen. Es könnte dann gelingen, z. B. durch Impfung Antikörper gegen diese Rezeptoren zu richten und damit die Adhäsion zu verhindern. Dies wiederum könnte dazu führen, daß die Parasitämie in der Milz „geklärt" oder zumindest auf ein erträgliches Maß reduziert wird.

Ein „Antikrankheits"-Impfstoff

Eine besonders interessante Strategie ist in Abb. 4 dargestellt. Sie hat zum Ziel, die von infizierten Erythrozyten abgegebenen Exoantigene, welche Makrophagen zur Überproduktion von Zytokinen stimulieren und dadurch eine Reihe schwerer pathologischer Erscheinungen auslösen, zu neutralisieren. So wurde zunächst nachgewiesen, daß Überstände sowohl von *Plasmodium-berghei-* (ein Malariaerreger der Maus), als auch *Plasmodium-falciparum*-Kulturen die Sekretion von TNF aus Makrophagen induzieren. Diese Induktion konnte in der Maus spezifisch unterdrückt

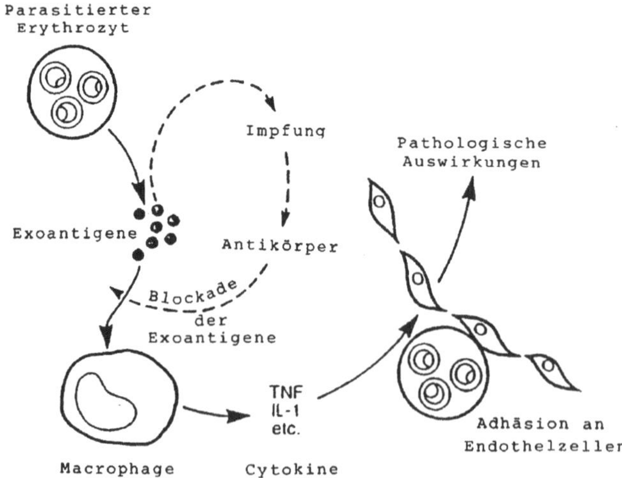

Abb. 4. Vereinfachtes Schema für die Induktion pathologischer Wirkungen von Malaria. (Nach [9])

werden, wenn die Tiere vorher mit einem Präparat von Exoantigenen des Parasiten immunisiert worden waren [9]. Ein Impfstoff gegen Exoantigene würde voraussichtlich nicht den Parasiten eliminieren, sondern in erster Linie die schweren pathologischen Folgen der Infektion verhindern. Er wäre ein „Antikrankheits"-Impfstoff, dessen Wirkung unter natürlichen Bedingungen durch regelmäßige Neuinfektionen aufgefrischt würde. Besonders hoffnungsvoll erscheint diese Strategie auch deshalb, weil kein zwingender Grund zu erkennen ist, warum Exoantigene des Parasiten, welche spezifische Wirtsfunktionen auslösen sollen und die nicht unmittelbar zum Überleben des Parasiten notwendig zu sein scheinen, in ihrer Struktur polymorph sein sollten. Das Hauptproblem von Impfstoffen aus Oberflächenproteinen – die Variabilität der Strukturen – würde sich damit hier nicht stellen.

Zwischenbemerkung

Die hier aufgezeigten Möglichkeiten zur Entwicklung von Impfstoffen gegen *Malaria tropica* sind nur ein kleiner Ausschnitt aus den Perspektiven, welche die Molekular- und Zellbiologie uns heute eröffnen. Ein gewisser Optimismus erscheint angebracht, doch muß man sich vergegenwärtigen, daß 1) wir bis heute kein einziges Antigen eines Malariaerregers des Menschen kennen, das als Impfstoff in naturnahen Modellsystemen reproduzierbar Schutzwirkung erzielt; 2) zwischen der Entdeckung eines schützenden Prinzips unter Laborbedingungen und dem erfolgreichen Einsatz eines Impfstoffes im Feld viele Jahre der Entwicklung liegen werden.

Die Lage nach einer möglichen Ausrottung der Malaria

In Regionen, in denen es gelingen würde, die Malaria zu eliminieren, werden wir mit den Folgen eines in seinem Ausmaß gewaltigen genetischen Selektionsprozesses konfrontiert. Der Grund hierfür ist, daß Menschen, welche bestimmte Anomalien in ihrem Hämoglobin, dem Sauerstoffüberträger in den Erythrozyten, aufweisen, weniger durch Malariainfektionen belastet sind, als Individuen mit normalem Hämoglobin. Der evolutionäre Vorteil von Hämoglobindefekten in Malariagebieten wird durch die geographische Verbreitung z.B. der Sichelzellanämie sichtbar. Sie stimmt überein mit den Regionen der Erde, in denen *Plasmodium falciparum* heimisch ist oder war, wie 1954 erstmals von T. Ellison aufgezeigt wurde. Der Schutz vor Malaria durch defektes Hämoglobin fordert jedoch einen hohen Preis. Nur heterozygote Träger, z.B. des Sichelzellgens (A/S; A = normales Hämoglobin z.B. von der Mutter, S = Sichelzellmutation, z.B. vom Vater stammend) sind weitgehend normal lebensfähig, während Individuen, welche von beiden Eltern den Sichelzellphänotyp geerbt haben und in bezug auf dieses Gen homozygot sind (S/S), ohne intensive medizinische Versorgung nur selten ihr 10. Lebensjahr erreichen.

Der Polymorphismus des Hämoglobins, wie er z.B. bei der Sichelzellanämie innerhalb einer Population sichtbar wird, spiegelt ein Gleichgewicht zwischen dem heterozygoten (A/S), vorteilhaften, dem homozygoten, weniger vorteilhaften (A/A) und dem homozygoten letalen (S/S) Zustand wider, das unter den herrschenden Bedingungen für das Überleben der Population optimal erscheint. Nach Eliminierung der

Malaria ist dieses Gleichgewicht nicht mehr an die Umwelt angepaßt. Der ursprüngliche Vorteil für heterozygote Individuen existiert nicht mehr, doch der Preis, die Homozygotie, muß weiter bezahlt werden. Das Ausmaß dieses Problems, das wir bereits aus dem Mittelmeerraum kennen, wird erst durch Zahlen faßbar. Im tropischen und subtropischen Afrika sind 10–20% der Bevölkerung Träger des Sichelzellgens, und in einigen Regionen Asiens werden die verschiedenen Thalassämievarianten bei bis zu 50% der Bevölkerung gefunden. Weltweit leben etwa 250 Millionen heterozygote Träger anomaler Hämoglobingene und jährlich werden etwa 200.000 Kinder als schwergeschädigte Homozygote geboren, davon allein 100.000 homozygote (S/S) Sichelzellkinder in Afrika. In Thailand, mit einer Bevölkerung von 48 Millionen leiden etwa 500.000 Menschen an Anämien unterschiedlicher Schwere durch die Kombination verschiedener Thalassämiegene. Diese sind in der Bevölkerung mit Häufigkeiten zwischen 10 und 50% verbreitet und resultieren in einer ungünstigen Hämoglobinkonstitution bei durchschnittlich jeder 70. Geburt [10]. Eine adäquate medizinische Versorgung für diese Menschen ist in den meisten der betroffenen Ländern nicht finanzierbar, und ein Heilverfahren nicht in Sicht. Die Koevolution von Parasit und Wirt wird daher noch lange nach der zu erhoffenden Ausrottung des Parasiten in Millionen an Anämie leidenden Kindern nachwirken.

Schlußbetrachtung

Zusammen mit anderen Infektionskrankheiten ist Malaria ein gewaltiges Gesundheitsproblem für große Teile der „Dritten Welt". In vielen Regionen erscheint eine Verbesserung der Lebensbedingungen insgesamt ohne die Eindämmung dieser Krankheit illusorisch. Die Bedrohung durch Malaria wird aber nicht kleiner, sondern größer, denn Malaria breitet sich rapide aus. Dafür gibt es eine Reihe von Gründen:

- Der Zusammenbruch des meist noch aus der Kolonialzeit stammenden Gesundheitswesens in vielen Ländern der „Dritten Welt", nicht zuletzt durch den Verlust einer, der letzten, Generation erfahrener Tropenmediziner aus den Industrieländern, die praktisch das Ruhestandsalter erreicht oder überschritten hat. Ihre Erfahrung wird kaum tradiert, und zwar weder in den Ländern der „Dritten Welt", noch in denen der „Ersten".
- Fehlerhaft konzipierte Entwicklungsprojekte, durch die oft in großem Maßstab neue Brutplätze für Moskitos entstehen: Bewässerungssysteme für exportierbare landwirtschaftliche Produkte, „cash crops", wie z.B. Reis; Bodenerosion durch Verkehrssysteme, Rodung von Wäldern.
- Flüchtlingsströme, durch Verarmung und Krieg hervorgerufen, transportieren Malaria in bisher malariafreie Regionen, wie z.B. nach Ruanda, Afrika.
- Die neue Interesselosigkeit in den reichen Industrieländern am Malariaproblem. Zu den Hauptförderern der Malariaforschung z.B. in den USA gehörten Army, Navy und AID (Agency for International Development). Nach der Ost-West-Entspannung ist der Schutz von Armeen in tropischen Regionen kein vorrangiges Ziel mehr. Die Mittel zur Erforschung der Tropenkrankheiten wurden daher drastisch gekürzt. Dies dürfte für die Forschung die nachhaltigsten Folgen haben.

– Die Industrie hat ihre z. T. sehr traditionsreiche tropenmedizinische Forschung weltweit so gut wie aufgegeben, da keine finanzkräftigen Märkte mehr in den Tropen erwartet werden – kein guter Indikator für das Vertrauen in die Entwicklungspolitik der „Ersten Welt". Dies hat insbesondere zur Folge, daß die Entwicklung neuer Medikamente nicht Schritt hält mit der Entwicklung der Resistenz der Erreger gegen neue Pharmaka.

Wir haben also die groteske Situation, daß die reichen Länder des Nordens derzeit aktiv dazu beitragen – z. T. durch Inkompetenz, z. T. durch kurzsichtiges wirtschaftliches Kalkül –, daß sich die Balance in den Ländern der Dritten Welt, was Malaria und andere Tropenkrankheiten betrifft, weiter zuungunsten der dort lebenden Menschen neigt.

Tropenmedizin und die Erforschung der Tropenkrankheiten sind auch in unserem Land kaum mehr existente Disziplinen. Trotz einer eindringlichen Denkschrift der DFG genießen sie an unseren Universitäten weder in den medizinischen, noch in den biologischen Fakultäten einen hohen Stellenwert, von außeruniversitären Einrichtungen wie Max-Planck-Instituten und Großforschungseinrichtungen ganz zu schweigen. Dabei gibt es eine Vielzahl triftiger Gründe, warum wir uns intensiv mit diesen Krankheiten befassen sollten, darunter zunächst humanitäre, die aus dem oben gesagten unmittelbar hervorgehen und daher keiner weiteren Erläuterung bedürfen, insbesondere wenn wir den gewaltigen Mitteleinsatz für unsere eigene, immer perfektere Medizin in Beziehung setzen zu den verschwindenden Summen, die für ein sinnvolles Engagement nötig wären.

Es gibt jedoch auch rein wissenschaftliche Gründe. Die Biologie der Parasiten birgt in den raffinierten Lebenszyklen und durch die Stellung dieser Organismen innerhalb der Evolution vieles grundsätzlich Neue, dessen Erforschung zu aufregenden Erkenntnissen führen wird. Schließlich sollte nicht übersehen werden, daß sich die Erforschung tropischer Parasitosen auch utilitaristisch begründen läßt, und wenigstens dies sollte überzeugen: Das Studium der Wechselwirkung Parasit/Mensch wird eine Vielzahl von Erkenntnissen liefern, die auch für die Medizin der „Ersten Welt" von Nutzen sein werden. Man denke allein an die Raffinesse, mit der Malariaparasiten das menschliche Immunsystem zu ihrem eigenen Vorteil ausnutzen und ihre damit einhergehenden immunsuppressiven Eigenschaften. Die Kenntnisse solcher Mechanismen könnten eines Tages selbst auf dem Gebiet der Organtransplantation hilfreich sein!

Nicht zuletzt muß erkannt werden, daß ein Großteil unserer heutigen und zukünftigen Krisenherde in Regionen liegt, in denen Tropenkrankheiten zu den entscheidenden Faktoren gehören, die eine Entwicklung heraus aus einer verzweifelten Lage verhindern. In unserem ureigensten Interesse sollten wir uns daher engagieren, um Ursachen für Bürgerkrieg und Flüchtlingsbewegungen zu verhindern oder zumindest zu mildern – eingedenk der Worte Rudolf Virchows: „Medizin ist eine soziale Wissenschaft, und Politik ist nichts weiteres als Medizin im Großen."

In einer Zeit hektischer und vordergründiger Programmdiskussionen und Entscheidungen, in denen große Teile der Politik und der Industrie über weite Bereiche den Mut für zukunftsweisende und nachhaltige Weichenstellungen vermissen lassen, müssen sich zumindest die Universitäten wieder der Verantwortung bewußt werden, daß sie der Ort sind, an dem langfristige Konzepte erarbeitet und durch Lehre und Forschung disseminiert werden. Forschung, Lehre und Ausbildung auf dem Gebiet der Tropenmedizin – ehemals eine Domäne unseres Landes – sind daher eine universitäre Aufgabe, die in ihrer Bedeutung kaum zu überschätzen ist.

Literatur

1. Schimitschek E, Werner GT (1985) Malaria, Fleckfieber, Pest. Hirzel, Stuttgart
2. Stuerehler D (1984) Malaria Prophylaxis in tavellers: the current situation. Experientia 40: 1357
3. Hoekmeyer WT, Ballou WR (1988) Sporozoite immunity and vaccine development. Prog Allergy 41: 1
4. Hoffmann SL, Oster CN, Plowe CU et al. (1987) Naturally acquired antibodies to sporozoites do not prevent malaria: Vaccine development implications. Science 237: 639
5. Hollingdale MR (1988) Biology and immunology of sporozoite invasion of liver cells and exoerythrocytic development of malaria parasites. Prog Allergy 41: 15
6. Holder AA (1988) The precursor to major merozoite surface antigens: Structure and role in immunity. Prog Allergy 41: 72
7. Tolle R, Früh K, Doumbo O et al. (1993) A prospective study of the association between the human humoral immune response to *Plasmodium falciparum* blood stage antigen gp190 and control of malarial infections. Infect Immun 61: 40
8. Howard RJ, Gilladoga AD (1989) Molecular studies related to the pathogenesis of cerebral malaria. Blood 74: 2603
9. Playfair JHL, Taverne J, Bate, CAW, de Souza JB (1990) The malaria vaccine: anti-parasite or anti-disease? Immunol Today 11: 25
10. Weatherall DJ (1985) The new genetic and clinical practice. Oxford Univ. Press, Oxford

Spezialist oder Generalist? Die innere Medizin im Spannungsfeld von Anspruch und Realisation

E. O. Riecken

Wie sehr die Umsetzung der aus der Grundlagenforschung erwachsenden Erkenntnisse in der Medizin diese befruchtet und ihre Perspektive bestimmt, ist in den Beiträgen von H. zur Hausen (s. S. 99) und H. Bujard (s. S. 104) dargelegt worden. Damit ist die Ebene unserer klinischen Arbeit angesprochen, die Promotor für Fortschritt und Entwicklung unserer Arbeit schlechthin ist. Ihre Realisation ist der Maßstab, an dem sich unsere Arbeit in Klinik, Lehre und Forschung messen lassen muß. Das gilt für jeden Bereich in der Medizin, gleichviel, wie wir sie gegliedert haben.

Die innere Medizin ist das große zentrale konservative, nicht-operative Fach der Medizin, aus dem sich andere nicht-operative Fächer, wie die Neurologie, die Dermatologie, die Pädiatrie und auch andere Fächer entwickelt haben. Nicht nur aus dieser Entwicklung und der ihr verbliebenen Größe heraus, sondern auch aus ihrem inhaltlichen Bezug hat die innere Medizin ihre zentrale Stellung im Fächerkanon der Medizin behalten; das gilt auch für ihr Verhältnis zur Chirurgie und zu den anderen operativen Fächern.

Ihr Selbstverständnis als einheitliches Fach entspringt dabei nicht nur aus dieser Urzellenfunktion, sondern aus der frühen Erkenntnis, daß Diagnostik und Therapie es mit der Komplexität eines kranken Menschen zu tun haben, indem gestörte Organfunktionen in ihrem pathophysiologischen Bezug zu somatischen und psychischen Auswirkungen gewichtet und gewertet sein wollen. Gleichwohl ist es angesichts des oben formulierten Anspruchs an Fortschritt und Entwicklung der Sache immanent, daß dieses große Fach auch Entwicklungen unterlegen ist, die sein Selbstverständnis schon immer hinterfragt, wenn nicht gar in Frage gestellt haben. Der Zwang zur Konzentration bei der Gewinnung neuer Erkenntnisse, aber auch die gewonnenen Kenntnisse selbst, sind sicher die entscheidende Triebfeder in dieser Entwicklung; andere Faktoren sind gesellschaftlicher und ökonomischer Art.

Wenn die Aufgabe gestellt wurde, zu dem Problem Generalist oder Spezialist in der inneren Medizin in der heutigen Situation Stellung zu nehmen, dann geht es dabei um alte Fragen, die seit der Etablierung unseres Faches, der Gründung der Gesellschaft für Innere Medizin im Jahre 1882, die Präsidenten dieser Gesellschaft bis in unsere Zeit hinein immer wieder bewegt und zur Reflexion herausgefordert haben [1]. Schon damals hat von Frerichs – ihr erster Präsident – sich leidenschaftlich dazu bekannt, die Einheit der inneren Medizin zu bewahren; ich zitiere aus der Eröffnungsrede im Jahre 1882 [2]: „Die Innere Heilkunde ist und bleibt der segenspendende Strom, von welchem die Spezialfächer wie Bäche sich abzweigen und gespeist werden, die aber im Sande verrinnen und versiegen werden, wenn sie sich abtrennen. Das ist die hohe Mission der Wissenschaft, welche wir hier vertreten." Auch die letzten Präsidenten unserer Gesellschaft, die sich mit dieser Problematik befaßt haben, sind mehr als 100 Jahre danach für diese Position vehement eingetreten, unter ihnen Mitglieder des Wissenschaftsrates [3, 4]. Eine solche Position kann sich nicht auf nostalgische Argumente gründen; sie hat viele Implikationen und muß in zahlreichen Ebenen analysiert werden, die im Rahmen dieser Erörterung nur in einigen Facetten angesprochen werden können und sollen.

Zwei große Komplexe haben die Entwicklung bestimmt, zu allererst die inhaltlichen Gegebenheiten und zum anderen die sozioökonomischen Bedingungen.

Welches sind die entscheidenden inhaltlichen Ebenen?

Es geht hier – und das wurde in den ersten beiden Beiträgen aufgezeigt – zuallererst um die Grundlagen der Fortentwicklung unseres Faches, nämlich die Forschung; sodann geht es um die Ausbildung und das Berufsbild des Arztes in der inneren Medizin, und nicht zuletzt geht es um den eigentlichen Ausgangspunkt dieses Gegenstandes: die Bedürfnisse und Notwendigkeiten des Patienten. Für die praktische Umsetzung ist dann die entscheidende Aufgabe, Organisationsformen zu finden, in denen die Notwendigkeiten der angesprochenen Ebenen optimal realisiert werden. Daß dies nicht nur eine Frage der rationalen Analyse ist, sondern auch von persönlichen Erfahrungen, von Überzeugungen, von ethischen und psychosozialen Faktoren, als auch von historischen Aspekten bestimmt wird, sei hier nur erwähnt, um die Komplexität und Größe der Aufgabe anzudeuten.

Die Forschung in der inneren Medizin nimmt ihren Ausgang in der kontrollierten Erfahrung und im Umgang mit ihren Aufgaben, der Beschreibung von Abweichungen von der Norm im Rahmen einer Erkrankung, und deren wiederholte kontrollierte Überprüfung, die sich paart mit dem Streben nach Wegen, die Ursachen der Veränderung aufzudecken, um sie rationalen Korrekturen zuzuführen. Derjenige, der hier in der Entwicklung der inneren Medizin voranschritt, war Friedrich Theodor von Frerichs, der Nestor der Inneren Heilkunde auf dem Lehrstuhl der Charité, indem er Maß und Zahl in seine kontrollierten Beobachtungen einbrachte [5]. Er unterlag mit seinen bahnbrechenden wissenschaftlichen Arbeiten über die „Verdauung", zur „Klinik der Lebererkrankungen" und „Über den Diabetes" ironischerweise der seiner Arbeit innewohnenden Eigendynamik, daß das Spezialgebiet der Gastroenterologie und Stoffwechselkrankheiten im Jahre 1924 – freilich erst 30 Jahre nach seinem Tod – als erstes von unserer Ständevertretung auf dem 43. Deutschen Ärztetag in Bremen als solches aus der inneren Medizin herausgestellt wurde, womit der niedergelassene Spezialist seine Spezialkenntnisse im wesentlichen auf diese Patientenversorgung zu beschränken hatte. Von Frerichs ist damit zum eigentlichen Nestor meines engeren Fachgebietes in der inneren Medizin geworden, auch wenn er selbst die formale Ausgliederung bekämpft hat. Sein leidenschaftliches, oben zitiertes Plädoyer dürfte der Ausdruck seiner eigenen Befürchtungen im Hinblick auf diese Entwicklung gewesen sein, denn seine Schüler Karl Anton Ewald und Ismar Boas, die Begründer unseres Faches, haben die Verselbständigung dieses Stoffgebietes durch ihre Arbeit an der von Frerichsschen Klinik vorangetrieben und mit der Einberufung der Ersten Tagung der Deutschen Gesellschaft für Verdauungs- und Stoffwechselkrankheiten im Jahre 1914 praktisch vollzogen.

Diese Entwicklung hat im Bereich organbezogener Systeme unaufhaltsam ihren Fortgang genommen. Im Jahre 1924 waren es unter den engeren, zur inneren Medizin gehörenden Fächern, nur drei, nämlich die Gastroenterologie und Stoffwechselkrankheiten, die Lungenkrankheiten und die Krankheiten der Harnwege, neben den anderen großen Fachgebieten wie Chirurgie, Kinderkrankheiten, Frauenkrankheiten und Geburtshilfe, HNO-Krankheiten, Haut- und Geschlechtskrankheiten, Zahn- und Mundkrankheiten, Röntgenologie und Strahlenkunde. Insgesamt wurden zu diesem Zeitpunkt 14 Fächer herausgestellt [6].

Diese Entwicklung ist nicht unmittelbar durch die sich explosionsartig ausweitenden Forschungserkenntnisse in der Medizin bedingt, die immer grundlagenorientierter und zunehmend von den sich weiter differenzierenden erkenntnistheoretischen Fächern getragen werden. Hier treten zunehmend ständepolitische Aspekte hinzu, dennoch ist dieser Prozeß auch eng mit der Forschung verknüpft. Ausdruck dieser Entwicklung ist, daß neben den klassischen Grundlagenfächern der Physiologie, der Biochemie, der pathologischen Anatomie und der Pharmakologie die Zellbiologie, Immunologie und Molekularbiologie hinzutreten, und unser Verständnis von den Erkrankungen immer weiter differenzieren. Mit dieser Differenzierung ist formal die Ausweisung immer weiterer Spezialgebiete durch unsere Ständeorganisationen verknüpft. Waren es 1924 noch 14, so waren es mit Beschluß von 1992 bereits 81, davon 7 im Bereich der inneren Medizin. Inhaltlich ist mit der Differenzierung eng verknüpft die Frage, wie sich Forschung in der Medizin, und hier namentlich in der inneren Medizin, angesichts des der Sache innewohnenden Anspruchs überhaupt noch realisieren läßt (s. Beitrag van de Loo, S. 11). Lassen Sie mich deshalb hier nur noch einmal das sich aus der Differenzierung ergebende fächerverbindende Element betonen: nämlich das breite Spektrum gemeinsam genutzter Methoden, das die Fächer in der Forschung von der Hepatologie bis zur Rheumatologie und von der Kardiologie bis zur Osteologie in weiten Teilen und darüber hinaus verbindet. Hier besteht nicht nur eine organisatorische Notwendigkeit, sondern vielmehr noch eine inhaltliche Brücke, das Gemeinsame zu entwickeln und pathophysiologisch begründete Medizin im gegenseitigen Voneinander-lernen und Verstehen zu praktizieren.

Wie aber lassen sich der immense Wissenszuwachs und die hohe Technisierung im Bereich der klinischen inneren Medizin praktisch bewältigen? Wie sieht das Berufsbild des Internisten aus?

Damit komme ich zur Aus- und Weiterbildung zum Internisten und zu den Bedürfnissen des Patienten an den Internisten.

Die Quantität an Einzelwissen wird heute von keinem Internisten im Fach der inneren Medizin, das ist eine Binsenweisheit, übersehen, und auch der Spezialarzt für Kardiologie und Gastroenterologie ist kaum noch in der Lage, sich in allen Nischen seines Spezialgebietes adäquat auszukennen. Die sich aus dieser Tatsache ergebende Zergliederung der inneren Medizin in immer weitere Spezialbereiche, die mit der Kenntnisausweitung durch Forschung auch unverzichtbar ist, produziert einen Mangel an Synopsis und Koordination, indem der Patient von einem Spezialisten zum anderen wandert, ohne daß Beschwerden und Befunde hinreichend Berücksichtigung finden und gewertet werden. Dies bedeutet weniger ärztliches Gespräch, eine unverhältnismäßige Aufblähung der Diagnostik und oft ein Zuviel an Therapie, wobei Aufwand und Gewinn für den Patienten, und nicht nur für diesen, in immer ungünstigerer Relation stehen.

Diese Entwicklung sei durch einige Fakten und Zahlen unterstrichen. Die Ausbildung zum approbierten Arzt vollzieht sich fast ausschließlich an Universitäten und großen Lehrkrankenhäusern, in denen die Spezialisation entwicklungsbedingt hochentfaltet und eine unverzichtbare Notwendigkeit ist. Das gleiche gilt für die Weiterbildung zum Gebietsarzt, also hier zum Internisten, und auch zum Spezialarzt, also z. B. zum Kardiologen, Gastroenterologen, Endokrinologen etc. Diese Entwicklung ist begleitet von einem ständig sinkenden Anteil niedergelassener Ärzte – vor über 100 Jahren von 88%, auf 42% im Jahre 1980 – und einem entsprechenden Anstieg der Krankenhausärzte auf 48%. Inzwischen hat dieser Anteil weiter zugenommen. Ferner haben etwa 2/3 der berufstätigen Ärzte während der letzten 25 Jahre in Krankenhäusern eine mehrjährige Weiterbildung zum Gebiets- bzw. Spezialarzt abgeschlossen, die sie in den niedergelassenen Bereich hineinnehmen. Bei Hinzurechnung der in Weiterbildung stehenden Krankenhausärzte lag dieser Anteil im Jahre 1990 bei 86% [8].

Es besteht kein Zweifel, daß hier entwicklungsbedingt Aus- und Weiterbildung geprägt werden durch die Spezialisierung in der Medizin, wobei vielfach die Lehrinhalte bereits den Studenten durch Spezialisten vermittelt werden. Demgegenüber haben die Notwendigkeiten des Patienten im niedergelassenen Bereich trotz der Einsicht, daß der Primärarzt, sei es nun ein Allgemeinarzt oder ein Internist, mit anderen Gegebenheiten konfrontiert wird als der an der Universität und im großen Krankenhaus tätige spezialisierte Arzt, nur zögerlich Berücksichtigung in Aus- und Weiterbildung gefunden.

Mit dieser Entwicklung hat sich die Medizin oft nicht an den Bedürfnissen und Erfordernissen des Patienten orientiert. Aus ihr resultiert eine Verunsicherung, wer denn der Erstansprechpartner eigentlich ist, ein Spezialist oder der Generalist?

In der Betrachtung dieser der Sache innewohnenden divergierenden Entwicklungen – Spezialisierung in der inneren Medizin einerseits und Bedarf an breit ausgebildeten Internisten andererseits – kann die bedeutende Rolle des sozioökonomischen Bereiches nicht außer acht gelassen werden. Es ist eine Tatsache, daß Differenzierung und Technisierung zur Verselbständigung von Entwicklungen beigetragen haben, die oft weniger an den Bedürfnissen des Patienten, als an denen des industrietechnischen Komplexes und wirtschaftlichen Gegebenheiten der Ärzteschaft selbst orientiert sind. Spezialisierung in diesem Zusammenhang schafft tendenziell Anreize zu einer ökonomisierten Medizin mit verzerrten Relationen, die künstlich Bedarf produziert, weil sie im Vergleich zur ärztlichen, nicht-instrumentellen Leistung überbewertet wird.

Eine bedarfsbewußte Aus- und Weiterbildung zum Internisten und Spezialisten kann hier nicht außer acht gelassen werden, und dies bedeutet für die Ausbildung, daß einerseits eine qualitative Neuorientierung erfolgen muß, daß andererseits die Frage nach dem Bedarf von Allgemeinärzten und Internisten wie auch von Spezialisten, Berücksichtigung finden muß. Nach einer Analyse an der amerikanischen Westküste werden für eine große klinische Praxis schätzungsweise nur 1,5 bis 2,7 Gastroenterologen pro 100.000 Patienten benötigt werden, wobei sich der Bedarf in einer älteren Population weiter erhöhen kann. Das bedeutet für eine Stadt mit einer Million Einwohner, wie für München, 27 Gebietsärzte für Gastroenterologie [9].

Die Dimension der sozioökonomischen Bedingungen in der Medizin kennt jeder aus der Debatte um die Gesundheitsstrukturreform bei uns selbst, und wir stehen mit diesem Problem nicht allein. So hat Hogan das Thema zum Gegenstand einer Analyse der amerikanischen Situation in seiner diesjährigen Präsidentenansprache gemacht [9]. In den USA hat die Spezialisierung in der Medizin bei uns nicht bekannte Dimensionen erreicht. Dadurch ist einerseits zweifellos die Vorreiterrolle der USA in Forschung und technischer Entwicklung in der Medizin erwachsen. Auf der anderen Seite ist diese Entwicklung mit einer Kostenexplosion und Verzerrung der Relationen verknüpft, die jetzt einschneidende dirigistische Maßnahmen erfordert. So nahm in den USA während der letzten 25 Jahre die Zahl der Kardiologen um 700% und die der Gastroenterologen um sogar 1000% zu. Jeder 6. Arbeitsplatz in der Zeit von 1980 bis 1990 wurde in den USA im medizintechnischen Bereich geschaffen. Heute sind etwa 10 Millionen Amerikaner im Gesundheitssektor beschäftigt, und die Kosten werden im Jahre 1994 14% des Bruttosozialprodukts betragen. Hochrechnungen haben ergeben, daß ohne Korrekturen mit einer weiteren Kostensteigerung bis zum Jahre 2000 auf 18% des Bruttosozialprodukts gerechnet werden muß. Die Bedarfsanalyse in den USA ergibt, daß weit an den Notwendigkeiten der Gesundheitsversorgung vorbei die Entwicklung der Spezialisierung der Medizin stattgefunden hat.

Anders bei uns, wo die Zahl der Gebietsärzte für innere Medizin von 1980 bis 1990 praktisch konstant geblieben ist, wo aber eine weiterbildungsbedingte „qualitative" Ausrichtung das Bewußtsein der Ärzteschaft bestimmt und einer ähnlichen Fehlentwicklung auf ein Zuviel an Spezialisierung hin Vorschub leistet [8, 10].

Welches Fazit kann nun in bezug auf die Situation in der Bundesrepublik im Hinblick auf die obigen Überlegungen und Fakten gezogen werden? Welche Schlüsse lassen sich aus diesen Ausführungen für die Situation in der Bundesrepublik ableiten?

1. Differenzierung und Spezialisierung der inneren Medizin sind aus inhaltlichen Gründen eine Notwendigkeit, wenn die Fortentwicklung dieses Faches und eine pathophysiologisch begründete Medizin stattfinden soll.
2. In der praktischen inneren Medizin ist die spezialfächerübergreifende Forschung das wesentliche, inhaltlich verbindende Element, das ein an den Bedürfnissen des Patienten ausgerichtetes Bild vom Internisten entwickelt, in dem Allgemeininternist und Spezialist zusammenwirken.
3. In der Primärversorgung sind Internist, Allgemeinarzt und praktischer Arzt gefragt, wobei in Zukunft Internist und Allgemeinarzt die Ansprechpartner sein werden.
4. Dieser Internist ist ein Generalist mit breiter internistischer Ausbildung, der Spezialprobleme der Patienten in Zusammenarbeit mit niedergelassenen Teilgebietsärzten und solchen im Krankenhaus löst.

Um dieses Ziel zu realisieren, sind Aus- und Weiterbildung gleichermaßen gefordert, so daß die Studentenausbildung nicht allein durch den Spezialisten geprägt sein, sondern auch und nicht zuletzt an den Notwendigkeiten des Patienten orientiert bleiben muß. Für dieses Ziel ist bei aller Fülle an Lehrinhalten ein Problembewußtsein unter Lehrenden und Lernenden erforderlich, das den der Sache immanenten divergierenden Kräften entgegenwirkt.

Darüber hinaus muß der Kraft sozioökonomischer Bedingungen stärker Rechnung getragen werden, da diese dem Zuviel an Spezialisierung und einer Überbewertung der Technik in der praktischen Medizin Vorschub leisten und zur Unterbewertung der nicht-apparativen inneren Medizin führen. Daß wir in dieser Frage in Deutschland bislang noch nicht eigentlich aus dem Ruder gelaufen sind, mag die Situation in Berlin beleuchten. So blieb die Zahl der Internisten in der westlichen Stadt in der letzten Dekade praktisch konstant um etwas über 1000, und die Zahl der Spezialisten, z. B. in der Gastroenterologie, hat mit 28 in der gesamten Stadt, gemessen an der oben zitierten Analyse in den USA, noch nicht einmal den optimalen Bedarf erreicht.

Für die wichtige Frage, wie diese Ärzte in einer medizinischen Klinik weitergebildet werden können, gibt es verschiedene Modelle, von denen organisatorisch zusammenwirkende Abteilungen für innere Medizin mit Schwerpunktbereichen und einem rotierenden Direktorium eines ist, das sich bewährt hat.

Voraussetzung für ihr Funktionieren ist, daß die Leistungsbereiche in sich genügend groß sind, um organisatorisch weitgehend eigenständig zu sein, daß sie aber im Verbund als eine medizinische Klinik arbeiten und Aus- und Weiterbildung realisieren. Für ihre wissenschaftliche Leistungsfähigkeit ist es ein Erfordernis, daß sie in ihrer Grundausstattung nach Raum und Personal garantiert sind. Die Einbindung in ein kooperatives Netz von Grundlagenfächern wird sie aber erst zu ihren vollen Möglichkeiten führen.

Mir scheint, daß von Frerichs Vision von der Einheit der inneren Medizin – trotz aller notwendigen Differenzierung und Spezialisierung, trotz der Komplexität der der Sache innewohnenden Probleme – im Kern für unser Fach unverändert bedeutsam ist.

Literatur

1. Lasch HG, Schlegel B (1982) Hundert Jahre Deutsche Gesellschaft für Innere Medizin. Die Kongreßeröffnungsreden der Vorsitzenden 1882–1982. Bergmann, München
2. Frerichs T v. (1982) I. Sitzung. In: Leyden E, Seitz E (Hrsg) Verhandl. des ersten Congresses für innere Medizin, I. Bergmann, Wiesbaden
3. Kochsiek, K (1991) Gibt es heute noch eine Innere Medizin? Verh Deutsch Ges Inn Med 97: XXIII–XXXI
4. van de Loo J (1992) Quo vadis – Internist? Internist 33: 274–277
5. Riecken EO: Siebzig Jahre Verhandlungen der Deutschen Gesellschaft für Verdauungs- und Stoffwechselkrankheiten, Verh.-Band 20. Z Gastroenterol 23: 1–5
6. Herausgeber Senatsverwaltung für Gesundheit (Hrsg) (1992) Jahresgesundheitsbericht Berlin 1991 S 366–376
7. Schagen U (1989) Ärztliche Weiterbildung – Aufgabe des Krankenhauses? In: Deppe H, Friedrich H, Müller R (Hrsg) Das Krankenhaus: Kosten, Technik oder humane Versorgung. Campus, Frankfurt/M., S 99–118
8. Das Gesundheitswesen (1991) In: Statistisches Jahrbuch (1991) Kulturbuch-Verlag, Berlin, S 122–136
9. Hogan W (1993) Viability of subspeciality of gastroenterology. State of the Art Lecture American Gastroenterological Association, J.B. Hynes Convention Center, Boston, Mass
10. Das Gesundheitswesen (1981) In: Statistisches Jahrbuch 1981. Kulturbuch-Verlag, Berlin, S 74–88

Chirurgie und Wissenschaft – eine bleibende Herausforderung

Ch. Herfarth

Der Konflikt ist alt: Wer hat die Priorität an einer chirurgischen Universitätsklinik – der exzellente Praktiker oder der klinische Wissenschaftler? Natürlich ist die einfachste Antwort: am besten beide in einer Person! Die Forschung erweitert den geistigen Horizont und fördert die Weiterentwicklung des Faches. Gleichzeitig soll sie nicht den jungen Arzt hindern, seine praktischen Fähigkeiten zu erlernen.

Billroth hat immer die wissenschaftliche Ausbildung des Nachwuchschirurgen vertreten. Er war der Meinung, daß nur durch Innovation und Forschung ein Fortschritt in der Chirurgie zu erzielen ist. Dem jungen Chirurgen muß daher Forschungsgeist und das Suchen nach Neuem ebenso eingeimpft werden, wie die Begeisterung für unser operatives Fach.

In der neuesten Zeit gibt es wiederum Vorstellungen, die klinische Praxis von der Forschung zu trennen. In einem Arbeitspapier der deutschen Kultusministerkonferenz wird vorgeschlagen, Patientenversorgung und Forschung komplett zu entkoppeln, d. h. auch in letzter Konsequenz an der gleichen Klinik den Professor und den Klinikdirektor bzw. Chefarzt in 2 Personen getrennt zu sehen. Ebenso fallen die Assistenten in 2 Lager – das praktische und das wissenschaftliche.

Während sich im angloamerikanischen Bereich und auch an den deutschen Hochschulen die klassischen Ansichten Billroths durchgesetzt hatten – jüngst wurde dieses Prinzip zum Jubiläum der Harvard Medical School wiederum betont –, wird bei uns sehr intensiv eine Trennung zwischen Forschung und Krankenversorgung angestrebt. Die Krankenversorgung erfolgt nach wirtschaftlichen Gesichtspunkten, und die Forschung läuft unabhängig, mit getrennten Etat und mit Hilfe von „Grants", evtl. in interdisziplinären Zentren organisiert.

Zu der Frage der Trennung von Klinik und Forschung ist interessant zu registrieren, daß gerade die sozialistischen Gesundheitssysteme der ehemaligen Ostblockstaaten die Trennung der Klinik von der Forschung mit der Einrichtung der wissenschaftlichen Akademien konsequent verfolgten. Inwieweit diese Einrichtungen in der bestehenden Form erhalten bleiben, ist offen. Die Ergebnisse der klinischen Forschung in diesen Ländern im allgemeinen Vergleich sprechen dagegen.

Ich möchte der Überlegung der Trennung von Klinik und Forschung die These entgegenstellen, daß nur die enge Vermischung von klinischer Tätigkeit – in unserem Falle der chirurgischen Expertise – mit Fragen der Forschung – d. h. gleichzeitig auch Fragen der Grundlagenwissenschaft – das Fach weiterentwickeln. Es ist kaum vorstellbar, daß in einem praktischen klinischen Fach, wie gerade der Chirurgie, Forschung nicht mehr betrieben werden kann, sondern diese Aufgaben an einen „theoretischen Chirurgen" übertragen werden sollen. Dieser theoretisch-wissenschaftlich ausgebildete Wissenschaftler müßte sich um die Weiterentwicklung der praktischen Chirurgie kümmern und vor allen Dingen auch die aktuellen klinischen Probleme kennen. Dies wäre denkbar mit einem zuvor noch praktisch ausgebildeten Chirurgen, der als „elder statesman" in die Theorie wechselt. Ist das aber überhaupt zu wünschen? Wie sähe andererseits der neue jüngere Nachwuchswissenschaftler aus: Entweder wäre er ein guter Grundlagenwissenschaftler oder ein in der Chirurgie vielleicht früh Gescheiterter.

Drei Fragenkomplexe seien angesprochen:

- die Grundlagen der chirurgischen Forschung,
- die speziellen Schwierigkeiten der chirurgischen Forschung,
- der chirurgisch-wissenschaftliche Paradigmawechsel.

Die Grundlagen der chirurgischen Forschung

Ohne eine exzellente Patientenversorgung ist eine erfolgreiche klinische Forschung nicht vorstellbar. Das Wohl des einzelnen Patienten zu verbessern, bleibt die vornehmste Aufgabe auch an einer Universitätsklinik. Es ist eine alte Erfahrung der klinischen Forschung, daß klinisch-wissenschaftliche krankheitsbezogene und theoretische Forschung mit ihren neuen Erkenntnissen auf dem soliden klinischen Fundament einer möglichst guten Krankenversorgung am besten gedeiht. Einbezogen ist damit auch empirische Forschung durch die Notwendigkeit, Daten zu sammeln und auszuwerten.

Die speziellen Probleme der chirurgischen Forschung

Aus der Vielfalt und der notwendigen methodischen Einbindung von Nachbardisziplinen und Grundlagenwissenschaften ergeben sich spezielle Probleme:

- aus den Kooperationsbedingungen,
- aus der speziellen Situation des praktisch arbeitenden Chirurgen,
- und damit auch aus der chirurgischen Klinikstruktur.

Der Chirurg muß von vorneherein lernen, mit *Nachbardisziplinen* zusammenzuarbeiten. Die Forschungsthemenkomplexe erfordern biometrische, morphologische, physiologische, biochemische, biologische und molekulare Untersuchungen. Bleibt die Fragestellung am Anfang zu eng, ist sie nur kasuistisch orientiert, kann sie nur zu Enttäuschungen führen. Die Kollegen der Nachbardisziplinen und Grundlagenwissenschaften gilt es zu begeistern, d. h. auch von dem *gemeinsamen* Interesse zu überzeugen. Man kann sich nicht einen Grundlagenwissenschaftler „halten" und schöpferische Arbeit erwarten.

Der Chirurg braucht *Freiräume* für die Forschung, ohne daß die Qualitätsmaßstäbe der Krankenversorgung sich verschieben. Immer wieder ist von der steilen exponierten Gratwanderung zwischen Klinik und Wissenschaft gesprochen worden. *Stelzner* beschrieb einmal so überzeugend den „wissenschaftsmüden" Chirurgen, der vom täglichen Siegen ermattet, mental und physisch nachläßt. Hierzu gehört auch die schon von Billroth beschriebene Beobachtung, daß eine mit übergroßem Einsatz und Akribie durchgeführte erfolgreiche Operation mehr mitreißen kann als ein zunächst abstrakter Erkenntnisgewinn ohne direkt sichtbare klinische Relevanz.

Die Klinik muß *räumliche, personelle und apparative Strukturen* und Ausstattungen für die Forschung immer wieder – entsprechend der Fragestellung – neu stellen. Nicht die Einrichtung fester Institutionen ist das Entscheidende, sondern die Verbundforschung und die Benützer entsprechender Einrichtungen auch außerhalb der Universität. In Heidelberg bestehen durch das Deutsche Krebsforschungszentrum (DKFZ), das Europäische Institut für Molekularbiologie (EMBL) oder das Max-Planck-Institut beste Bedingungen. Übersehen werden darf nicht das *Zeitproblem*. Nachts und an Wochenenden läßt sich nur bedingt forschen. Häufig klagt der noch vitale chirurgische Assistent nach 17.00 Uhr, daß er seinen Gesprächspartner im benachbarten Institut nicht findet, geschweige denn am Wochenende. Dies unterstreicht die Tatsache, daß während der klinischen Arbeit Freistellungen gewährleistet werden müssen. Abhängig von der Art der Arbeit sind hierfür entsprechend Tage, Wochen, Monate und Jahre angezeigt. Allerdings sollte das Ziel „Chirurgie" nicht vergessen werden. Die sehr gründliche Arbeit und gleichzeitig kompetitive Situation lassen die reine Wochenend- und Feierabendforschung nicht mehr adäquat erscheinen, wenn sie auch notwenig ist. Letzthin bestimmt das „kreative Klima" der Klinik und ein lebhafter Austausch mit besten Instituten die akademische Aktivität. Über 20 Mitarbeiter der Allgemeinen Chirurgie Heidelberg haben in der letzten Dekade für 1 1/2 – 2 Jahre an führenden Einrichtungen vor allem in den USA, aber auch in England, Belgien und Deutschland gearbeitet.

Der Paradigmawechsel in der chirurgischen Forschung

Bei meiner Antrittsvorlesung mit Übernahme des Lehrstuhls für Chirurgie in Heidelberg 1981 habe ich zur Frage der chirurgischen Forschung in der Allgemeinen Chirurgie Stellung genommen. Im wesentlichen sind die seinerzeit beschriebenen Forschungskomplexe nach wie vor gültig:

- wissenschaftliche Selbstkontrolle,
- kontrollierte klinische Studie,
- angewandte Forschung am Patienten,
- experimentelle Forschung.

Die wissenschaftliche Selbstkontrolle im Sinne einer dauernden Ergebniskontrolle

Es gilt eigenen Leistungen einzuschätzen und mit dem Ergebnis der anderen zu vergleichen. Es ist nichts anderes als eine eigene Qualitätskontrolle, die vielleicht wissenschaftlich nicht so attraktiv erscheint, jedoch entscheidende Bedeutung für die qualifizierte Krankenversorgung besitzt. Wechselnde Komplikatonen, nicht immer Verbesserung der Ergebnisse und der Einfluß des Operateurs – je nach Erfahrungsstand – lassen sich belegen (z. B. in der Chirurgie der Geschwülste [9] oder der chronisch-entzündlichen Darmerkrankungen [1]. Für die Selbstkontrolle ist eine optimale Dokumentation und die Datenverarbeitung ganz entscheidend.

Die kontrollierte klinische Studie

Während die Qualitätskontrolle Aufgabe jeder chirurgischen Einheit, Abteilung und Klinik ist, hat die kontrollierte klinische Studie das Ziel, bestimmte therapeutische Fragen zu beantworten. Eine forschungsfreundliche Infrastruktur ist hierfür ebenso notwendig wie ein erfahrener Studienleiter, der mit der medizinischen Biometrie vertraut ist. Von der Vielzahl von klinischen Studien sei die Studie zum Einfluß der chirurgischen Radikalität [6], die Studie über die aktive spezifische Immunisierung [36] und die medikamentöse Prophylaxe des Morbus Crohn [4] oder die Studie über die Entwicklung von Interleukin-II-Blockern auf die Transplantatabstoßung [22] erwähnt.

Zu diesem Komplex gehören auch die für die Onkologie so wichtigen Beobachtungs- und Therapiestudien von seltenen Karzinomen wie das C-Zellkarzinom [2], Weichteiltumoren [18, 33], aber auch Studien der häufigen Karzinome, wie z. B. die gastrointestinalen Karzinome der Speiseröhre [35], der Leber [34], des Kolons und Rektums. Es lassen sich auch ausgezeichnete Ergebnisse einer standardisierten Karzinomchirurgie belegen [8, 9].

Die angewandte Forschung am Patienten

Die angewandte klinische Forschung unter pathophysiologischen oder pharmakologischen Gesichtspunkten am chirurgischen Patienten ist unerläßlich, z. B. Studien nach restorativer Proktokolektomie, der kontinenzerhaltenden totalen Dick- und Mastdarmresektion: über die Kontinenz, die Funktionsadaption des intrapelvinen Dünndarmreservoirs, den Gallensäurestoffwechsel oder die Mechanismen der Erhaltung der Homöostase [7]. Ein anderes Beispiel sind begleitende Untersuchungen bei Patienten, die neben der Operation einer intraoperativen Strahlentherapie zugeführt werden. Fragen des Sauerstoffverbrauchs und damit der Strahlensensibilität oder der Angiogenese und Strahlentherapie gilt es hier zu beurteilen. Aufgrund der intraoperativen Situation können dabei strahlenbiologische Untersuchungen durchgeführt werden, die sonst praktisch human nicht möglich sind [8, 14]. Hierzu gehört auch die Selektion von Patienten für eine Zusatztherapie bei bösartigen Tumoren [10].

Die tierexperimentelle Forschung

Das Tierexperiment ist aus der chirurgischen Forschung nicht wegzudenken. Komplizierte neue diagnostische und therapeutische Verfahren lassen sich meist nur tierexperimentell primär überprüfen. Das Experiment muß von vorneherein prospektiv hohe klinische Relevanz besitzen. Zum Beispiel spielte das Tierexperiment für die Einführung der Lebertransplantation eine entscheidende Rolle. Neben dem Training und der klinischen Simulation spielten gleichzeitig Untersuchungen der Organkonservierung [19, 20] und der Mechanismen der Leberschädigung und des Reperfusionsschadens eine Rolle [23, 24]. Eine weitere Entwicklung ergibt sich durch Untersuchungen am Tierorgan selbst, wie z. B. die intravitalmikroskopische Mikrozirkulationsanalyse an der transplantierten Leber der Ratte, die optimal die Mechanismen des Reperfusionsschadens überprüfen läßt [25].

Aus den Experimenten zur aktuen Entzündung der Bauchspeicheldrüse stellen die intravital-mikroskopischen Untersuchungen am Organ [16, 38] und die Versuche über die intestinale Motilität einen Schwerpunkt [28–31] dar. Der Ablauf der Erkrankung, ihre Beeinflußbarkeit [15–17, 32] und die zusätzlichen Schädigungsmechanismen, wie z. B. die Gabe von Kontrastmittel [5]. Darüber hinaus entstand ein neues Verständnis funktioneller Zusammenhänge im biliopankreatischen System [29, 39].

Nach wie vor sind die klinische Selbstkontrolle, die klinische Studie, das Tierexperiment und die Beobachtung am Patienten die Säulen der chirurgischen Forschung. Trotzdem hat sich in jüngster Zeit eine beinahe tektonische Verlagerung der Forschung in Richtung Technik einerseits und Grundlagenforschung andererseits ergeben.

Tendenz in der Technik

Die Chirurgie des minimalen Zugangs, laparo- oder thorakoskopisch, hat das operative Fach zumindest im Denken revolutioniert. Analysiert man näher, so hat sich in der Tat nur der Zugangsweg zu einigen viszeralen Operationen geändert, auch ist das Verfahren nur bei einem Bruchteil chirurgischer Erkrankungen bisher anwendbar. Bezogen auf unser operative Krankengut – an einem Klinikum der Maximalversorgung – sind klinisch wissenschaftlich minimalchirurgische Eingriffe allenfalls bei 5-10% der Operationen vertretbar.

Die Aufschlüsselung nach Operationsarten zeigt ähnlich niedrige Zahlen: Die normale Gallenblasenoperation durch Laparoskopie macht nur 3,5% des gesamten viszeralchiurgischen Krankengutes aus, oder 18% der mittleren viszeralchirurgischen, aber 60% der Gallenblasen- und -gangeingriffe. Die arthroskopischen Operationen in der Extremitätenchirurgie belaufen sich auf 6%. In der Gefäßchirurgie beträgt der Anteil der minimalen Akzeßchirurgie in Form der interventionellen Verfahren 15% der gefäßchirurgischen Operationen.

Dies bedeutet nicht, daß die Chirurgie mit minimalem Zugang wenig Bedeutung hat – im Gegenteil: Für bestimmte Eingriffsformen, wie z. B. bei der Gallenblasenchirurgie, ist sie ganz entscheidend. Sie wird sich weiterentwickeln. Es bleibt aber eine Vielzahl von Fragen offen: über Qualität, Effektivität, Indikation und über das Phänomen der Wiederbelebung veralteter Operationen. Die neue technisch-intelligente Praxis muß *neue* Verfahren schaffen – es könnte sein, daß hier die Grundlagenforschung aufgrund ihrer neuen Erkenntnisse Wege aufzeigt.

Klinische Integration der Grundlagenforschung

Die zunehmende Rolle der Grundlagenforschung in der Chirurgie bzw. ihre direkte Verkoppelung mit der Klinik läßt sich anhand unserer Heidelberger Erfahrungen auf dem Gebiet der Onkologie und Transplantation aufzeigen.

Vor 6 Jahren begannen wir mit einem klinischen *Lebertransplantationsprogramm* und koordinierten es gleichzeitig mit einer Reihe von Forschungsprojekten. Die wissenschaftlichen Arbeiten für die viszeralchirurgischen Transplantationen der Leber und des Pankreas lassen sich dabei am besten in folgender Form gliedern:

1. Projekte, die wesentlich auf die Integrität des Transplantats durch optimale Konservierung und Rezirkulation abzielen,
2. Projekte, die Mechanismen der Abstoßung, deren Diagnostik und Modifikation verfolgen, und
3. Projekte, die auf die Langzeitfunktion des Transplantats durch Verhinderung von Infektion und toxische Einwirkung ausgerichtet sind.

Dieses ehrgeizige Programm kann beispielhaft belegen, daß nur eine enge Kooperation bzw. Verbundarbeit im Rahmen eines Transplantationszentrums faßbare Ergebnisse bringt.

Konservierung und Rezirkulationsschädigung wurden auf molekularbiologische Zusammenhänge zurückgeführt, die zunächst auf zellulärer Ebene Klärungsfunktion, Elimination für Endotoxine, Freisetzung zahlreicher Mediatoren, aber auch elektronenmikroskopische und morphologische Aspekte berücksichtigten. Protektive Maßnahmen lassen sich dann quantifizieren. Ebenso ist interessant, intravitalmikroskopisch die Zell-Zell-Interaktion zu überprüfen, um damit monoklonale Antikörper gegen Adhäsionskomplexe einsetzen zu können. Aufschlüsse über den Rezirkulationsschaden sind damit möglich und ebenso Folgerungen für die Therapie [12, 26, 27].

Ganz besonders gut läßt sich die Kooperaton in ihrer Wirkung bei den transplantationsimmunologischen Untersuchungen demonstrieren. Hochinteressante Wechselwirkungen zwischen Antigenen können möglicherweise eine Toleranziduktion bewirken. Läßt sich das mit einer verbesserten Transplantationsüberlebenszeit belegen, so wäre ein bedeutender Fortschritt erreicht. Komplikationsspezifische bzw. therapieabhängige Funktionsmuster der T-Zellen erlauben differential-diagnostische Folgerungen.

Der andere Themenkomplex über die Langzeitfunktionen der transplantierten Leber bezieht sich auf die Verhinderung toxischer und infektiöser Schäden. Die Kooperation mit dem Biochemiker ebenso wie mit dem Virologen und Gastroenterologen zur Überprüfung der Folgen der Cyclosporin-Gabe oder einer Virusinfektion ist hier typisch [13, 40].

Ähnlich interessante Zukunftspläne ergeben sich auf dem Gebiet der Pankreastransplantation zum Einsatz prophylaktischer Maßnahmen gegen die Transplantationspankreatitis und über die Neutralisierung von Sauerstoffradikalen durch Radikalenfänger in der Frühphase der Pankreastransplantation [39, 40].

Zweierlei Erfahrungen haben wir mit diesen Forschungsprojekten gesammelt. Die Forschung muß taktisch-strategisch und interkooperativ geplant werden. Es reicht nicht allein, ein Transplantationszentrum zu gründen, sondern es gilt auch, die Entwicklung der Arbeit laufend zu überprüfen und schließlich auch extern begutachten zu lassen. Die kritische Analyse der Gutachter deckt Schwächen auf und bestärkt die Arbeitsgruppen gleichzeitig in einem größeren Teil der Projekte.

Anhand dieser Forschungsverbundserfahrung sind einige Punkte als Novum herauszustellen:

1. Das Zentrum begutachtet eingereichte Projekte zunächst selbst. Die Hälfte der Projekte wurde dabei zurückgestellt und nicht zur externen Beurteilung weitergege-

ben. Trotzdem zeigte sich in diesen – meist auch sehr guten Planungen – ein hochinteressantes innovatives Forschungspotential, das nicht entmutigt werden darf.
2. Die Finanzierung der Projekte erfolgt zunächst aus einem Anteil der erarbeiteten Transplantationssonderentgelte. Hierbei mußte auch der Chirurg lernen, trotz des großen zeitlichen, physischen und psychischen Einsatzes für die klinische Transplantation, gleichzeitig an die Zusammenarbeit mit dem Kollegen im Labor nebenan zu denken. Die von ihm erarbeiteten Ressourcen dienen der klinisch-grundlagenwissenschaftlichen Forschung.

Das neue Konzept der Forschungsförderung aus der klinischen Aktivität heraus kann nur dann überleben, wenn das klinische Ziel immer im Auge behalten wird. Motivation und Interesse des Klinikers und Theoretikers müssen miteinander verkoppelt bleiben.
3. Mit den Geldern aus der klinischen Transplantationsaktivität gilt es, weitere Drittmitteln zu erwerben und ggf. für weiter entfernte theoretische Fragen Drittmittel zu gewinnen.

Ein weiteres Beispiel der neuen Art wissenschaftlichen Arbeitens in der Chirurgie liefert die Onkologie. Akzente wurden in der chiurgisch-onkologischen Forschung mit der Einrichtung der chirurgischen Onkologie an unserer Klinik gesetzt [33-36]. Das Tumorzentrum erlaubte Schwerpunkte ähnlich einem Sonderforschungsbereich [11].

Ich möchte heute ein spezielles Beispiel für unsere Arbeit anführen, neue molekulare Methoden in die Chirurgie einzuführen: Neben der Gentherapie primärer genetischer Defekte gibt es mittlerweile mehrere realistische Therapieansätze, auch erworbene Erkrankungen – dazu gehört das Karzinom – mittels Gentransfer günstig zu beeinflussen. Hierbei hat die Chirurgie integrale und zentrale Bedeutung: einmal für die Gewinnung des Tumormaterials und zweitens für die Applikation von Material in den Tumor bzw. für die standardisierte Karzinomchirurgie, um dann unter adjuvanten Bedingungen zu arbeiten.

Bauer veröffentlichte 1928 eine der am meisten zitierten Publikationen zum Krebs. *Die Mutationstheorie der Geschwulstentstehung* mit dem Untertitel „Übergang von normalen Körperzellen in Krebszellen durch Genänderung". Erst mit Hilfe moderner molekularbiologische Techniken konnte bewiesen werden, was Bauer postuliert hatte.

Inzwischen gibt es durch Fearon und Vogelstein ein genetisches Modell der kolorektalen Tumorentstehung. Im Jahre 1991 wurde die exakte Lokalisation des Gens für die FAP das APC-Gen beschrieben und die komplette Genfrequenz publiziert. Ebenso hat man jetzt die Lokalisation des Gens für das HNPCC-Syndrom gefunden. Weitere Fakten stehen vor der Entdeckung.

Es wird möglich sein, prophylaktisch Patienten der Hochrisikogruppen zu operieren oder zu behandeln. Allein in unserer Klinik hat die intensive Beschäftigung mit dem neuen chirurgisch-technischen Verfahren der restorativen Proktokolektomie mit intrapelviner Reservoirbildung und andererseits die Arbeit der molekularbiologischen Gruppe zu einem sprunghaften Anstieg der zu behandelnden und operierten Patienten mit familiärer adenomatöser Polyposis geführt. Ein Register enthält jetzt bereits nahezu 200 Patienten [21].

Die zukünftigen Perspektiven erlauben den Ausblick auf eine molekulare Nosologie für die Prävention und Früherkennung von malignen Tumoren, die frühzeitig präventive Chirurgie oder andere Maßnahmen einleiten.

Der molekularen chirurgischen Forschung soll ein Kooperationsvertrag mit dem Deutschen Krebsforschungszentrum für einen Forschungsverbund dienen. Der Verbund hat das Ziel, Grundlagen der Immunantwort des eigenen Köprperabwehrsystems gegen bösartige Tumoren im Detail zu verstehen, diese Kenntnisse zur Behandlung von Krebserkrankungen nutzbar zu machen und neue therapeutische Zugänge zur Behandlung maligner Tumoren durch gentherapeutische Maßnahmen zu entwickeln und klinisch zu evaluieren.

Schlußbemerkung

Forschung in der Chirurgie und exzellente praktische Tätigkeit mit Patientenbetreuung gehören zusammen. Zu den großen organisatorischen Aufgaben ist die Schaffung eines Freiraumes für kreative Tätigkeit und Forschungsarbeit, sowie das Zusammenwirken mit den aufgeschlossenen Disziplinen der konservativen Medizin und der Grundlagenwissenschaften zu zählen. Der Chirurg darf nicht in der „praktisch-technischen" Ecke stehen oder sich als theoretischer Chirurg allein in der Forschung ansiedeln. Er darf aber auch nicht zwischen klinischer Praxis und Forschung zerrieben werden. Der *Verbund* zwischen geeigneten Partner, den klinischen Disziplinen, den Grundlagenwissenschaften ist der entscheidende Schlüsselbegriff.

Schwerpunkte lauten jetzt Biometrie, intelligente Technik, Immunologie und molekulare Methoden. Es gilt der von Vielen ähnlich formulierte Satz – sei es von Th. Billroth, F. D. Moore, D. Sabiston oder von unserem heutigen historischen Kronzeugen Maximilian Josef von Chelius:

„Chirurgie kann nur überleben und blühen, wenn sie wissenschaftlich ist."

Literatur

1. Betzler M, Post S, Herfarth Ch (1991) Chirurgische Therapie des Morbus Crohn – Definition der Crohn-spezifischen Chirurgie. Internist 32: 524–529
2. Buhr HJ, Kallinowski F, Raue F, Frank-Raue K, Herfarth Ch (1993) Microsurgical neck dissection for occultly metastasizing medullary thyroid carcinoma. Cancer 72: 3685–3693
3. Eble MJ, Herfarth Ch, Wannenmacher M (1993) Grundlagen und Möglichkeiten der intraoperativen Radiotherapie. DMW 118: 981–985
4. Ewa K, Herfarth Ch, Malchow H, Jesdinsky JJ (1989) Postoperative recurrence of Crohn's disease in relation to radicality of operation and Sulfasalazine prophylaxis: A multicenter trial. Digenstion 42: 224–232
5. Foitzik T, Bassil DG, Schmidt J, Lewandrowski K, Fernandez-del Castillo C, Rattner DW, Warshaw AL (1994) Intravenous contrast medium accentuates the severity of acute necrotizing pancreatitis in the rat. Gastroenterology (in press)
6. Herfarth Ch, Hohenberger P (1989) Lymphadenektomie bei der Primärtherapie colorectaler Carcinome. Chirurg 60: 139–147
7. Herfarth Ch, Stern J (1990) Colitis ulcerosa – Adenomatosis coli funktionserhaltende Therapie. Springer, Berlin Heidelberg New York Tokyo
8. Herfarth Ch (1993) Current surgical diagnosis and management of Carcinoma of the colon and rectum. Ann Surg 218: Surg Residents Newsletter 4/9
9. Herfarth Ch, Schlag P (1993) Richtlinien zur operativen Therapie maligner Tumoren, 4. Aufl. Demeter

10. Hohenberger P, Schlag P, Frohmüller S, Strauß LG (1991) Selection of patients to regional chemotherapy by means of 18F-Uracil positron emission tomography. Int J Cancer [Suppl] 2: 205

11. Jahresberichte des Tumorzentrum Heidelberg/Mannheim 1984, 1986, 1988, 1990, 1992

12. Kadmon M, Bley J, Küppers G, Otto G, Herfarth Ch (1993) Biliary complication after prolonged UW preservation of liver allografts. Transplant Proc 25: 1651–1652

13. Kadmon M, Klünemann Ch, Böhme M, Ishikawa T, Gorgas K, Otto G, Herfarth Ch, Keppler D (1993) Inhibition by cyclosporin A of adenosine thriphosphate-dependent transport from the hepatocyte into bile. Gastroenterology 24: 1507–1514

14. Kallinowski F, Brownell A-L, Vaupel P, Brownell GL (1991) Combined tissue oxygen tension measurement and positron emission tomography studies on glucose utilization in oncogene-transformed cell line tumor xenografts in nude mice. Br J Radiol 64: 350–359

15. Klar E, Foitzik T, Buhr HJ, Messmer K, Herfarth Ch (1993) Isovolemic hemodilution with dextran 60 as treatment of pancreatic ischemia in acute pancreatitis. Clinical practicability of an experimental concept. Ann Surg 217: 369–374

16. Klar E, Mall G, Messmer K, Herfarth Ch, Rattner DW, Warshaw AL (1993) Improvement of pancreatic microcirculation by isovolemic hemodilution protects pancreatic morphology in acute biliary pancreatitis. Surg Gynecol Obstet 176: 144–150

17. Klar E (1993) Treatment of microciruculatory disorders of the pancreas in acute pancreatitis In: Beger HG, Büchler M, Malfertheiner PG (Hrsg), Standards in pancreatic surgery. Springer, Berlin Heidelberg New York Tokyo, pp 157–170

18. Lehnert Th (1993) Spezielle Probleme gastrointestinaler Weichteilsarkome. Chirurg 64: 535–543

19. Machens HG, Senninger N, Runkel N, Frank G, Kummer R v, Herfarth Ch (1992) Advantages and disadvantages of using the hydrogen clearance technique to measure pancreatic blood flow. Eur J Surg 158: 113–116

20. Manner M, Schult W, Sinninger N, Machens G, Otto G (1990) Evaluation of preservation damage after porcine liver transplantation by assessment of hepatic microciruculation. Transplantation 50: 940–943

21. Möslein G, Buhr HJ, Kadmon M, Herfarth Ch (1992) Familiäre adenomatöse Polyposis. Erste Erfahrungen mit dem Heidelberger Polyposis-Register. Chirurg 63 : 327–333

22. Otto G, Thies H, Manner M, Herfarth Ch, Hofmann W, Schlag H, Meuer S (1990) Monoclonal antibody to interleukin-2 receptor in liver graft rejection. Lancet 1: 1596–1597

23. Post S, Goerig M, Otto G, Manner M, Senninger N, Kommerell B, Herfarth Ch (1990) Prostanoid release in experimental liver transplantation. Transplantation 49: 490–494

24. Post S, Gonzales AP, Palma P, Rentsch M, Stiehl A, Menger MD (1992) Assessment of hepatic phagocytic activity by in vivo microscopy after liver transplantation in the rat. Hepatology 16: 803–809

25. Post S, Menger MD, Rentsch M, Gonzales AP, Herfarth Ch, Messmer K (1992) The impact of arterialization on hepatic microcirculation and leukocyte accumulation after liver transplantation in the rat. Transplantation 54: 789–794

26. Post S, Palma P, Rentsch M, Gonzales AP, Menger MD (1993) Differential impact of Carolina rinse and University of Wisconsin solution on microcirculation, leukocyte adhesion, Kupffer cell activity, and biliary excretion after liver transplantation. Hepatology 18: 1490–1497

27. Post S, Rentsch M, Gonzales AP, Palma P, Otto G, Menger MD (1993) Effects of Carolina rinse and adenosine rinse on microvascular perfusion and intrahepatic leukocyte-endothelium interaction after liver transplantation in the rat. Transplantation 55: 972–977

28. Runkel NSF, Moody FG, Smith GS, Rodriguez LF, LaRocco MT, Miller ThA (1991) The role of the gut in the development of sepsis in acute pancreatitis. J Surg Res 51: 18–23

29. Runkel NS, Smith GS, Rodriguez LF, Chen Y, Miller ThA, Moody FG (1991) Biliary and pancreatic obstruction reduces bowel motility, disrupte intestinal microflora, and promotes bacterial translocation. Surg Forum 42: 122–124

30. Runkel NSF, Smith GS, Rodriguez LF, LaRocco MT, Moody FG, Miller ThA (1992) Influence of shock on development of infection during acute pancreatitis in the rat. Dig Dis Sci 37: 1418–1425

31. Runkel NSF, Moody FG, Smith GS, Rodriguez LF, Chen Y, LaRocco MT, Miller ThA (1993) Alterations in rat intestinal transit by morphine promote bacterial translocation. Dig Dis Sci 38: 1530–1536
32. Schmidt J, Fernandez-del Castillo C, Rattner DW, Lewandrowski K, Compton CC, Warshaw AL (1993) Hyperoncotic ultrahigh molecular weight dextran reduce trypsinogen activiation, prevent acinar necrosis, and lower mortality in rodent pancreatitis. Am J Surg 165: 40–45
33. Schlag P (1990) Standardisierte multidisziplinäre Therapie von malignen Weichteilgewebs-tumoren im Extemitätenbereich. Chirurg 61: 17–20
34. Schalg P, Hohenberger P, Herfarth Ch (1990) Resection of liver metastases in colorectal cancer – competitive analysis of treatment results in synchronous versus metachronous meta-stases. Eur J Surg Oncol 16: 360–365
35. Schlag P (1991) Results of surgery in multimodality therapy of esophageal cancer. Onkologie 14: 13–20
36. Schlag P, Manasterski M, Gerneth Th, Hohenberger P, Dueck M, Liebrich W, Schirrmacher V (1992) Active specific immunization with NDV-modified autologous tumor cells following liver resection in colorectal cancer patients. Cancer Immunol Immunother 35: 325–330
37. Senninger N, Moody FG, Coelhol JCU, van Buren DH (1987) Intestinalization of pancreatic fragments in dogs – improvement in survival rate after acute segmental pancreatitis. Am J Surg 153
38. Senninger N (1991) Microcirulation monitoring in pancreas transplantation. Chir Gastro-enterol 2: 19–22
39. Tanaka M, Senninger S, Runkel N, Herfarth Ch (1989) Sphincter of Oddi cyclic motility. Effect of translocation on the papilla in opossums. Gastroenterology 98: 347–352
40. Theilmann L, Solbach C, Toex U, Müller HM, Pfaff E, Otto G, Goeser G (1992) Role of hepa-titis C virus infection in German patients undergoing orthotopic liver transplantation because of fulminant and subacute hepatic failure. Eur J Clin Invest 22: 569–571

7. Therapeutische Begrenzungen: medizinische und ethische Perspektiven

Chirurgie und ihre Grenzen – Jedem alles?

J. R. SIEWERT

Chirurgie kennt keine Grenzen!

Sie bringt denen, die ihrer bedürfen, grenzenlose Hoffnung, und denen, die sie beherrschen, grenzenlose Befriedigung. Die Chirurgie hat in den letzten 100 Jahren alle Grenzen gesprengt, die ihr scheinbar vorgegeben waren; sie hat alle Körperhöhlen eröffnet, alle Organe erobert und sie zum großen Teil ersetzbar oder zumindest entfernbar gemacht. Immer wieder ist in den letzten Jahrzehnten die chirurgische Entwicklung als endgültig abgeschlossen bzw. als an ihre nunmehr endgültigen Grenzen angelangt beschrieben worden. Alle diese Vorhersagen, gemacht von noch so berühmten Chirurgen, haben sich rasch ad absurdum geführt. Die Entwicklung der Chirurgie ging immer weiter als gedacht.

Es wäre unklug, den selben Fehler erneut zu machen. Vielmehr kann für die Zukunft eine ebenso stürmische wie scheinbar grenzenlose Weiterentwicklung vorausgesagt werden. Es gehört nicht viel Fantasie dazu, um z. B. den Einfluß der Gentechnologie auf die Xenotransplantation zu erahnen oder sich die Stimulation der laparoskopischen Chirurgie durch die moderne Computertechnologie vorzustellen. Ferngesteuerte roboterähnliche Instrumente werden, sowohl von intraluminal her wie auch laparoskopisch oder thorakoskopisch eingebracht, planbare und standardisierte Eingriffe ausführen. Der Chirurg wird zum Softwareproduzenten. Die Chirurgie wird – angetrieben durch diese und ähnliche Entwicklungen – die klassischen Strukturen des Krankenhauses sprengen und in Form der „Tageschirurgie" neue Dimensionen der Patientenfreundlichkeit eröffnen.

Es wäre verlockend, diesen Faden der Spekulation über die ungestüme, scheinbar grenzenlose Entwicklung der Chirurgie weiter zu spinnen und damit das gestellte Thema ganz subjektiv auszugestalten. Ich befürchte aber, daß dies der Realität nicht gerecht und natürlich auch den Intentionen unseres Gastgebers nicht entsprechen würde. Vielmehr wird es in Zukunft ohne Zweifel darum gehen, die Grenzen des sinnvoll Machbaren für die Chirurgie zu finden und zu beschreiben. In diese Formulierung sind 2 Prämissen bereits inkludiert: Der chirurgische Eingriff muß für den Patienten sinnvoll sein und er muß machbar sein, wobei weniger die technische Durchführbarkeit als vielmehr die Realisierbarkeit unter Berücksichtigung des jeweiligen Umfeldes (Chirurg, Krankenhaus, Gesellschaft, Zeitgeist) gemeint ist.

In einer Zeit, in der uns immer wieder deutlich vor Augen geführt wird, daß fast alles seine Grenzen hat – selbst das Wachstum –, wäre es vermessen, die Chirurgie von einer solchen Entwicklung ausnehmen zu wollen. Selbst wenn wir unterstellen, daß die chirurgische Entwicklung theoretisch grenzenlos ist, müssen wir ökonomische Grenzen des Machbaren mehr und mehr anerkennen. Diese ökonomischen Grenzen werden uns zur Zeit durch „Deckelung" und „Fallpauschalen" überdeutlich aufgezeigt. Dabei ist die Hinwendung zur Bezahlung der Leistung und das Abrücken von manipulierbaren Liegezeiten aus chirurgischer Sicht zu begrüßen. Chirurgische Leistung ist aufzeigbar, meßbar und wird in jedweder Form der Abrechnung finanziell umsetzbar sein. Es sei aber auch gleich zu Beginn hinzugefügt: Chirurgie ist aber auch anpassungsfähig, Chirurgen sind erfinderisch, gesetzliche Regelungen sind interpretierbar.

Man darf deshalb schon jetzt voraussagen, daß die Chirurgie sich durch derartig formale Vorgaben in ihrem Aktionsradius nicht einschränken lassen wird. Qualitative Begrenzungen, z. B. weniger große Eingriffe, sind ohnehin nicht vertretbar und nicht durchsetzbar; gemeint können nur quantitative, numerische Begrenzungen sein. Die Quantität der chirurgischen Eingriffe kann aber nicht durch therapieorientierte Fallpauschalen begrenzt werden, sondern einzig und allein durch eine Qualitätskontrolle der Indikation. Nur wer die Indikation zum chirurgischen Eingriff erfaßt und überprüft, kann die Chirurgie in ökonomische Grenzen zwingen und das „jedem alles" eindämmen.

Die Frage, ob die Chirurgie jedem Patienten alles anbieten und gewähren soll, ist – wie bereits angedeutet – die Frage nach der Indikation: Welchem Patienten, mit welcher Erkrankung soll wann und an welchem Ort – gemeint sind Chirurg und Krankenhaus – die individuell geeignete Therapieform angeboten werden? Aus dieser Definition wird klar, daß die Indikation in erster Linie von 3 Faktoren beeinflußt wird: Patient, Erkrankung, Chirurg. Jede dieser Einflußgrößen kann für sich allein gesehen der Chirurgie Grenzen setzen.

Zunächst zur *Erkrankung*: Um eine Erkrankung sinnvoll chirurgisch behandeln zu können, muß das Problem im weitesten Sinne mechanisch lösbar sein. Chirurgie ist eine mechanistische Therapieform, die überall da erfolgreich eingesetzt werden kann, wo mechanische Probleme mechanisch behebbar sind. Sie ist deswegen überall dort besonders erfolgreich, wo Hindernisse beseitigt, Öffnungen verschlossen, Blutungen gestillt, Tumoren exstirpiert, Entzündungsherde ausgeräumt, Organe ausgewechselt oder Funktionsstörungen mechanisch korrigiert werden können. In diesem Positivkatalog kommt zugleich aber auch zum Ausdruck, daß Chirurgie bei vielen anderen Erkrankungen eben nicht sinnvoll eingesetzt werden kann und damit ihre Grenzen findet. Die Chirurgie hat in dieser Hinsicht eine stattliche Anzahl historischer Irrtümer aufzuweisen.

Es mag darüber hinaus überraschen, daß der Faktor „Erkrankung" der Chirurgie auch dadurch Grenzen setzen kann, daß es sie – die Erkrankung – als solche gar nicht gibt. Gemeint sind chirurgische Eingriffe bei morphologischen oder funktionellen Veränderungen ohne Krankheitswert, z. B. Operationen bei sog. chronischen Appendizitiden, weichen Leisten oder symptomfreien Gallenblasensteinen. Damit habe ich zufällig die drei in Deutschland am häufigsten ausgeführten operativen Eingriffe genannt, ohne unterstellen zu wollen, das sie ausschließlich unter dieser Indikation ausgeführt werden.

Ein neuer Aspekt tritt hinzu: Je weniger invasiv der Zugang zu derartigen Eingriffen ist, desto niedriger wird offenbar die Hemmschwelle, ihn auszuführen. Wenn diese

Art der Eingriffe sich zudem in therapieorientierten Fallpauschalen wiederfindet, wird der Hang, sie auszuüben, übergroß werden. Die nur scheinbare Ungefährlichkeit dieser Eingriffe ist eine unzureichende Ausrede. Auch „Prävention" als Argument bleibt fraglich, wenn der Spontanverlauf einer Erkrankung unbekannt ist. Hier ist in der Tat Begrenzung notwendig, aber auch sie kann nur durch eine Überprüfung der Indikation erreicht werden.

Am nachdrücklichsten werden die Grenzen der Chirurgie naturgemäß durch den Faktor *„Patient"* geprägt. Theoretisch sind die Grenzen der Belastbarkeit eines Patienten durch exakte Risikoanalyse präoperativ erfaßbar. Die Literatur ist voller Empfehlungen und Klassifikationen, die sich mehr oder minder pauschal bemühen, die Ausgangssituation eines Patienten zu erfassen und zu klassifizieren und sie dann mit dem postoperativen Verlauf nach verschiedenen chirurgischen Eingriffen zu korrelieren. Pauschale Risikoscores, wie z.B. die ASA-Klassifikation oder der Karnofsky-Index, sind durchaus geeignet, Patientenkollektive zu definieren und sie damit vergleichbar zu machen; sie bringen aber in Hinblick auf das Individualrisiko des Patienten praktisch keine Erkenntnisse und sind damit nicht geeignet, individuelle Grenzen aufzuzeigen.

In der eigenen Erfahrung ergibt nur die individuelle Risikoanalyse bei jedem einzelnen Patienten sinnvolle Informationen hinsichtlich der Belastbarkeit. Dabei müssen alle *Organfunktionen* mit vitaler Bedeutung erfaßt und quantifiziert werden. Dies ist relativ einfach bei der kardialen und pulmonalen Funktion, noch einfacher ist die Analyse der Nierenfunktion, schwieriger dagegen die der Leberfunktion. Ist die Organfunktion einmal objektiv erfaßt, bedarf es noch einer Gewichtung der Organfunktion. So hat eine kardiovaskuläre Insuffizienz gewichtigere Einflüsse auf den weiteren postoperativen Verlauf als z.B. ein Nierenversagen, das leichter zu behandeln ist. In einer eigenen Klassifikation gewichten wir die kardiovaskuläre Funktion mit dem Faktor 3, die renale Funktion dagegen nur mit dem Faktor 1. Letztendlich muß der geplante Eingriff in die Risikoabschätzung miteinbezogen werden. So ist eine abdominothorakale Ösophagektomie bzw. eine Lebertransplantation in ihrer Gefährdung für den Patienten ganz anders zu gewichten als z.B. eine laparoskopische Cholezystektomie. Alles in allem lassen sich die Organfunktionen und ihre Bedeutung für den postoperativen Verlauf mit einem gewissen diagnostischen Aufwand letztendlich präoperativ zuverlässig erfassen und das Risiko hinsichtlich eines postoperativen Organversagens relativ sicher abschätzen.

Ein ganz wesentlicher Faktor, der den postoperativen Verlauf – insbesondere beim Auftreten von Komplikationen – entscheidend beeinflußt und damit der Chirurgie Grenzen setzen kann, ist die *Kooperationsfähigkeit* des Patienten. Sie wird in unserem Score bei der Gewichtung der Organfunktionen mit dem höchsten Faktor 4 bewertet. Ausgerechnet diese Fähigkeit des Patienten ist präoperativ aber nicht oder nur unzuverlässig objektivierbar. Von besonderer Problematik ist in diesem Zusammenhang der Alkoholabusus in seiner abortiven oder apparenten Form. Diese Situation spielt im chirurgischen Alltag nicht zuletzt deswegen eine besondere Rolle, weil viele der heute chirurgisch behandelten Erkrankungen durch Alkohol ausgelöst oder beeinflußt sind. Eine klare Abschätzung des Alkoholproblems ist aber auch in aufwendigen Analysen präoperativ praktisch nicht möglich. In gleicher Weise belasten natürlich auch andere Abhängigkeiten und mit zunehmendem Alter die Zerebralsklerose die

Kooperationsfähigkeit des Patienten und damit die postoperativen Verläufe. Eine mangelnde Kooperationsfähigkeit stellt somit nach unserer Erfahrung die wesentlichste Begrenzung der chirurgischen Aktivität dar. Überschreitet man diese Grenze, die zugegebenerweise nur unscharf definiert ist, werden die postoperativen Verläufe in einem hohen Prozentsatz kompliziert, die Letalität erhöht, und nicht zuletzt eskalieren die Kosten.

Eine wichtige Frage in diesem Zusammenhang ist, ob das *kalendarische Alter* eines Patienten per se als Risikofaktor herangezogen werden kann. Eine solche Lösung wäre verlockend einfach. Das Alter wäre unstrittig und objektiv erfaßbar. Es würde jedwede Entscheidungsfindung erleichtern und könnte so emotionsfrei Grenzen der Chirurgie festlegen. Ohne Zweifel steigt die allgemeine Letalität nach chirurgischen Eingriffen mit zunehmendem Alter an. Eine erste Unsicherheit entsteht, wenn es darum geht, die Altersgrenze zu definieren. Diese Unsicherheit hat eine Suche nach dem sog. Cut-off-point, d. h. die Suche nach dem Lebensalter, jenseits welchem sich das operative Risiko deutlich erhöht, initiiert. Alterungsprozesse werden bereits jenseits des 40. Lebensjahres meßbar. So beginnt z. B. jenseits des 40. Lebensjahres eine meßbare Reduktion der Vitalkapazität. In den meisten Studien wird ein Patient jenseits des 60. Lebensjahres bereits als biologisch alt eingestuft. Es gibt Studien, die das 65. Lebensjahr als derartigen Cut-off-point festlegen, andere jedoch das 75. Lebensjahr. Im sog. Goldmann-Score zur Erfassung des kardialen Risikos werden z. B. für ein Lebensalter jenseits der 75 5 Risikopunkte gegeben, ebensoviel wie für eine pulmonale Insuffizienz bzw. annähernd so viele wie für einen AV-Block 3. Grades.

Alter darf nicht als starre Grenze gewertet werden. Es gibt in der Literatur Berichte über Patientengruppen, die jenseits des 90., ja jenseits des 100. Lebensjahres mit Letalitäten deutlich unter 5% operiert worden sind. Vielleicht kann man sagen, daß mit dem 60. Lebensjahr das Altern beginnt und mit dem 75. Lebensjahr die entscheidende biologische Grenze zum Alter erreicht ist.

Zwei Faktoren sind für das Ansteigen der Letalität nach chirurgischen Eingriffen im Alter bestimmend: einmal die physiologischen, altersbedingten Veränderungen der Organfunktionen, die in aller Regel irreversibel sind. Ganz im Vordergrund steht hier ein Nachlassen der kardialen, respiratorischen und renalen Funktionsreserve. Den kardiovaskulären Problemen kommt dabei die größte Bedeutung zu. Die Kontraktionszeit des Myokards und seine Fähigkeit, auf inotrope Stimulation zu antworten, reduziert sich signifikant. Der periphere vaskuläre Widerstand steigt an, der maximale Cardiac output nimmt ab. Die Elastizität des Lungenparenchyms und damit die Vitalkapazität lassen nach. Die Anzahl der Glomeruli in der Niere reduziert sich und damit die Filtrationsrate. All diese Veränderungen sind Ursache dafür, daß ein alter Patient auf den Streß einer Operation nur noch schwer adäquat reagieren kann.

Zum anderen sind es erworbene pathologische Veränderungen – sog. Begleitkrankheiten –, die das Risiko einer Operation erhöhen. Diese sind aber in der Regel therapeutisch beeinflußbar und bieten somit eine Chance der präoperativen Besserung. Es ist vor allem diese Multimorbidität des alten Menschen, die die Letalitätsraten mit zunehmendem Alter ansteigen läßt. 30% aller Patienten jenseits des 70. Lebensjahres haben nach einer Tübinger Analyse 5 und mehr internistische Diagnosen. Nur bei 12% der Patienten bestand nur eine oder keine Begleiterkrankung. Nach einer amerikanischen Statistik nehmen nur 28% aller Patienten jenseits des 75. Lebensjahres keine Medikamente, 30% mehr als 3.

Somit ist es weniger das kalendarische Alter, das für die Chirurgie limitierend wirkt, als die Multimorbidität des älteren Menschen.

Diese Erkenntnis hilft für die alltägliche Entscheidung, die Grenzen der Chirurgie zu finden, nicht sehr viel weiter. Nur eines ist klar: Alter allein darf nicht als Argument für eine Kontraindikation gewertet werden, es sollte vielmehr Anlaß für eine besonders sorgfältige Risikoabschätzung im Individualfall sein. Das Lebensalter erleichtert somit nicht die Indikationsstellung, indem es z. B. zu einem objektiven Parameter der Grenzfindung würde, sondern erschwert sie. Es ist nicht geeignet, der Chirurgie Grenzen zu setzen, sondern macht die Grenzziehung nur schwerer.

Bleibt die Frage, ob alte Menschen von einem chirurgischen Eingriff überhaupt profitieren. Diese Frage kann aufgrund der vorliegenden Literatur eindeutig mit ja beantwortet werden. In mindesten 2 Studien konnte ein solcher prognostischer Gewinn für operierte Patienten im Vergleich zu einer vom Alter her vergleichbaren Kontrollgruppe aufgezeigt werden. Zwar kommt es zu einem vorübergehenden Abfall der Überlebenskurve als Folge der postoperativen Letalität, die Überlebenskurve kreuzt aber nach etwa 2 Jahren die der nicht operierten Kontrollgruppe und weist somit eindeutig die potentielle Sinnhaftigkeit chirurgischer Eingriffe auch im hohen Alter aus.

Der *Patient* nimmt nicht nur als Objekt auf die Therapieentscheidung Einfluß, sondern auch als Subjekt. Die Grundsatzentscheidung eines Patienten, ob er auch unter den Bedingungen eines möglicherweise erhöhten oder auch hohen Risikos seinem Schicksal in den Arm fallen oder ob er ihm seinen Lauf lassen will, kann nur von ihm selbst getroffen werden. Der Chirurg kann ihn bei dieser vitalen Weichenstellung nur beraten. Natürlich gibt es Entscheidungen, in denen der zu erwartende prognostische Gewinn durch die Operation so groß ist, daß der Chirurg eher drängt. Viele Entscheidungen haben aber einen weiten Ermessensspielraum. In einer solchen vitalen Situation ist die Bedeutung der Entscheidung des Patienten unumstritten.

Sie wird dann zweifelhaft, wenn er auf einen Eingriff drängt, obwohl die Indikation objektiv gesehen zumindest umstritten ist. Dies ist ein aktuelles Problem der modernen minimal invasiven Chirurgie. Ein noch so dringend vorgetragener Wunsch des Patienten nach einer Operation ergibt noch keine objektive Indikation. Hier ist der Chirurg aufgerufen, der Chirurgie die notwendigen Grenzen zu setzen.

Obwohl der *Chirurg* objektiv gesehen nur Mittler innerhalb des „Indikationsprozesses" sein sollte, wird er selbst nur allzuoft Anlaß zu Grenzüberschreitungen. Der Drang oder besser die Freude, eine interessante Operation auszuführen, wird allzuoft zur Triebfeder der Indikationsstellung. Objektive Risikofaktoren werden verharmlost oder gar nicht erst erfaßt, um sie nicht bewerten zu müssen. Dies ist vor allem ein Problem des reifenden Chirurgen.

Der reife, bereits in unabhängiger Position tätige Chirurg unterliegt dagegen mehr den Einflüssen des Marktes. In der Tat ist Chirurgie auch „freier Markt". Unkosten entstehen und müssen beglichen werden; Chirurgie ist die einzige Einnahmequelle, also muß sie auch betrieben werden. Chirurg und Krankenhaus müssen leben, die Konkurrenz drängt zudem. Führt der eine Chirurg den Eingriff nicht aus, wird der Patient im Nachbarkrankenhaus operiert. Die Indikation und damit die Grenzen werden weiter; dies um so mehr, als der risikoarme Patient am leichtesten und kostensparendsten zu operieren ist, noch dazu wenn der Aufwand der Operation gering ist.

Dies ist die eine Seite der Medaille die andere zeigt, daß auch Eingriffe ausgeführt werden, wohl wissend, daß sie nicht adäquat zu Ende gebracht werden können. Kompromisse müssen dann geschlossen werden, Rezidive und Reoperationen sind programmiert. Hier wird der Chirurg zum Problem. Kann er, obwohl er eigentlich müßte, seine Grenzen richtig einschätzen? Selbst wenn er sie kennt, wie kann er sie seinem Patienten mitteilen, ohne das Vertrauen des Patienten zu verlieren und sich selbst bloß zu stellen? Kann ein Chirurg überhaupt zugeben, daß es einen besseren als ihn selbst gibt?

Dieses Eingeständnis der eigenen Grenzen fällt selbst beim Eintritt postoperativer Komplikationen noch schwer. Es fällt leichter, seinem Patienten mit eingetretenen Komplikationen der Anästhesie des nächsten Zentrums, zur Behandlung der nur symptomatischen respiratorischen Insuffizienz zuzuweisen, als die chirurgische Komplikation durch einen erfahreneren Kollegen korrigieren zu lassen.

So ist auch der Chirurg selbst ein nicht immer effektiver Hüter der Grenzen der Chirurgie.

Wie können nun endlich die Grenzen der Chirurgie erkannt und festgelegt werden?

Die Grenzen des sinnvoll Machbaren kann nur der ausreichend erfahrene, verantwortungsbewußte Chirurg selbst für jeden einzelnen seiner Patienten erkennen und respektieren. Er steht allein in seiner Verantwortung. „Indikation" heißt hier das Schlüsselwort. Vielleicht kann das Instrument der „second opinion" in schwierigen Situationen helfen. Jeder Chirurg sollte sich im Zweifelsfall seiner uneitel bedienen.

Die Grenzen des ökonomisch Machbaren, d. h. des Realisierbaren, sind bislang von der Chirurgie nicht ernst genug genommen worden. Sie werden uns nun von extern vorgegeben. Ob allerdings therapieorientierte Fallpauschalen das dafür geeignete Mittel sind, muß bezweifelt werden, weil auch Fallpauschalen beliebig vermehrt und genutzt werden können. Man könnte naiverweise auf die Idee kommen, daß die Chirurgie ihre natürlichen Grenzen in der Zahl der chirurgischen Erkrankungen einer Population finden müßte. Dies ist nicht so. Der Chirurg bestimmt selbst, was eine chirurgische Erkrankung ist; er kann sich wie jeder Arzt seinen eigenen Markt schaffen. Hier gehorcht die Chirurgie nicht den Gesetzen des freien Marktes, in dem die Nachfrage das Angebot regelt. Eine Begrenzung der Chirurgie kann nur über eine Qualitätskontrolle der Indikationsstellung erreicht werden.

Natürlich kann die Chirurgie nicht jedem alles geben, aber sie muß für jeden das Notwendige bereithalten. Dies bedeutet eine sorgfältige, verantwortungsbewußte Indikationsstellung. Durch sie gelangt man an die wirklichen Grenzen der Chirurgie. Allerdings muß man einräumen, daß diese Grenzen nur schwer objektivierbar und allgemein verbindlich festschreibbar sind. Sie sind immer individuell und müssen in jedem Einzelfall neu gefunden und festgelegt werden.

So könnte man schließen: Natürlich nicht jedem alles, aber jedem Patienten sein Recht!

Literatur

1. Bartels H, Bollschweiler E, Siewert JR (1993) Analyse von Risikofaktoren bei der operativen Therapie des Oesophaguscarcinoms. Dis Esoph (im Druck)
2. Goldman L, Caldera DL, Nussbaum SR et al. (1977) Multifactorial risk index in cardiac risk in noncardiac surgical procedures. NEJM 297: 845–850
3. Hosking MPI, Warner MA, Lobdell CM et al. (1989) Outcomes of surgery in patients 90 years at age and older. JAMA 261: 1909–1915
4. Katlic MR (1985) Surgery in centenarians. JAMA 253:3139–3141
5. Linn BS, Linn MW, Wallen N (1982) Evaluation of results of surgical procedures in the elderly. Ann Surg 195: 90–96
6. Lubin MF (1993) Is age a risk factor for surgery? Med Clin North Am 77: 327–33
7. Siewert JR, Lehr L (1993) Ambulantes Operieren – Tageschirurgie – kurzstationäre Chirurgie. Dtsch Med Wochenschr (im Druck)

Grenzen des medizinischen Fortschritts aus ethischer Sicht[*]

W. HUBER

Dem wissenschaftlichen Fortschritt mit ethischen Überlegungen beizukommen, ist eine Gratwanderung. Das gilt ganz besonders im Blick auf diejenigen Disziplinen, in denen dieser Fortschritt technologischen Charakter angenommen hat. Als technologisch bezeichne ich dabei wissenschaftliche Entwicklungen, in denen eine klare Differenzierung zwischen Grundlagenforschung, angewandter Wissenschaft und technischen Verfahren nicht oder nicht mehr möglich ist.[1] Für technologische Fortschritte dieser Art ist kennzeichnend, daß technisch bisher nicht zugängliche Bereiche der Natur in den menschlichen Verfügungsraum einbezogen werden. Sie sind zugleich dadurch geprägt, daß wissenschaftliche Entwicklung und wirtschaftliche Verwertung eng miteinander verflochten sind. Daraus, daß es sich um ein Vordringen in bisher unzugängliche Bereiche der Natur handelt, erklärt sich der große ethische Orientierungsbedarf, der sich aus diesen Entwicklungen ergibt. Daraus, daß wissenschaftliche Entdeckungen und wirtschaftliche Interessen in Wechselwirkung miteinander stehen, erklärt sich, warum die Ethik es gerade in solchen Feldern besonders schwer hat.

Die Gratwanderung, auf die man sich mit jeder ethischen Überlegung zum wissenschaftlichen Fortschritt einläßt, soll in diesem Fall in vier Schritten erfolgen. Ich frage zunächst, um welche Grenzen es sich handelt, wenn von der Begrenzung des medizinischen Fortschritts die Rede ist. Ich diskutiere dann, von welcher ethischen Perspektive aus diese Grenzen betrachtet werden sollen. Ich ziehe in einem dritten Schritt als spezielles Beispiel das Problem der Organentnahme und in diesem Zusammenhang die Definitionen von Hirntod und Hirnleben heran. Ich schließe mit einigen knappen Folgerungen.

Welche Grenzen?

Warum stellt sich im Fall moderner Medizintechnologie die ethische Frage heute so, daß nach den Grenzen der Medizin bzw. des medizinischen Fortschritts gefragt wird? Zwei Antworten liegen nahe:

---

* Ich danke P. Bubmann herzlich für seine Hilfe bei der Literaturbeschaffung und für klärende Überlegungen, sowie T.M. Schroeder-Kurth für wichtige Hinweise.
1 Vgl. W. Ch. Zimmerli/H. Hartmann, Zur Übertragbarkeit der Resultate ethischer Reflexionen im Zusammenhang mit der potentiellen therapeutischen Anwendung gentechnischer Methoden auf die Erforschung des menschlichen Genoms, in: Med. Genetik 3/1992, 45 f.

Die eine verweist auf Richtung und Ausmaß medizinischen Fortschritts. Innerhalb weniger Jahrzehnte haben sich die medizinischen Möglichkeiten der Lebenserhaltung und der Lebensverlängerung in einem Ausmaß und in einem Tempo erweitert, die niemand vorauszusagen gewagt hätte. Dieser Fortschritt selbst führt unweigerlich auf Grenzen zu: auf Grenzen der menschlich zumutbaren Behandlung einerseits, der Finanzierbarkeit andererseits. Der Mangel an öffentlicher Diskussion über diese doppelte Begrenzung kann verhängnisvolle Konsequenzen haben: Er gefährdet zum einen das Vertrauen in die humane Qualität der Medizin; und er führt zum andern zu periodisch wiederkehrenden Einschnitten in das Gesundheitswesen, die diesen Vertrauensverlust politisch noch einmal verdoppeln.

Die zweite Antwort prüft nicht nur Ausmaß und Richtung, sondern darüber hinaus den Charakter der medizinischen Fortschritte, die wir gegenwärtig erleben. Sie haben ihr Wesen darin, daß sie dem Anfang und dem Ende des menschlichen Lebens sein Geheimnis rauben. Sie rauben dem Anfang des menschlichen Lebens sein Geheimnis, indem sie dieses Leben selbst technisch reproduzierbar machen.[2] Aus der Kombination von Reproduktionsmedizin und Pränataldiagnostik ergibt sich die Präimplantationsdiagnostik als folgerichtiger nächster Schritt; durch sie wird die Selektion von nach Geschlecht und genetischer Ausstattung gewünschten Kindern technisch durchführbar.[3] Die medizinischen Entwicklungen rauben zugleich dem Ende des menschlichen Lebens sein Geheimnis, indem sie den Vorgang des menschlichen Sterbens in Partialtode zerlegen. Einer dieser Partialtode wird dann per definitionem mit dem Tod der menschlichen Person identifiziert.[4]

Angesichts einer solchen Problemlage kann sich die Frage nach den Grenzen der Medizin leicht als eine Falle erweisen.[5] Sie verlockt dazu, sich in der Alternative zwischen Fortschrittsapologie und Fortschrittsverteufelung einzurichten. Für beides bietet die einschlägige Literatur eine Fülle von Beispielen.

So hat W. Krämer aus den Grenzen der Finanzierbarkeit medizinisch-technischer

---

2 Das besondere Charakteristikum einer nun hinter uns liegenden Epoche lag demgegenüber darin, daß Kunstwerke technisch reproduzierbar wurden. Vgl. W. Benjamin, Das Kunstwerk im Zeitalter seiner technischen Reproduzierbarkeit, Frankfurt 1963.
3 Vgl. T.M. Schroeder-Kurth, Stand und zukünftige Entwicklungen der pränatalen Diagnostik, in: Die Verwirklichung der Rechte schwerstbehinderter Menschen. Eine Herausforderung für Pädagogik und Politik. Sonderschule in Baden-Württemberg, Sonderheft 1991, 26–35. Dort werden insgesamt folgende zukünftige Entwicklungen und Trends in der Pränataldiagnostik genannt: 1. Anwachsen der Nachfrage nach Pränataldiagnostik; 2. Forderung jüngerer Frauen nach Pränataldiagnostik; 3. Geschlechtswahl durch pränatale Bestimmung der Geschlechtschromosome; 4. Identifizierung geringgradiger Defekte und weniger beeinträchtigender Krankheiten, auch mit später Manifestation; 5. Möglichkeiten für allgemeines Schwangerschaftsscreening auf relativ häufige Erbkrankheiten und Chromosomenaberrationen; 6. Vorverlegung der Diagnostik in das präembryonale Stadium mit Hilfe der In-vitro-Fertilisierung: Präimplantationsdiagnostik.
4 „Der an sich richtige Begriff des ‚Partialtodes' für den Zustand des Hirntodes, im Gegensatz zum ‚Totaltod' des traditionellen Todesbegriffes, hat sich klinisch nicht eingebürgert" (R. A. Frowein/B. Forster, Todesfeststellung/Todeskriterien/Todeszeitpunkt, in: Lexikon Medizin – Ethik – Recht, Freiburg i.Br. 1989, 1187–1198 [1190]). Siehe auch unten Anm. 30
5 Der Erlanger Fall der Marion P. hat eine neue Flut von Literatur zu diesem Thema ausgelöst. Repräsentativ und auf weite Strecken differenziert ist der Sammelband von A. Bubner (Hrs.), Die Grenzen der Medizin. Technischer Fortschritt, Menschenwürde und Verantwortung, München 1993.

Entwicklungen die Folgerung gezogen, auf bestimmte Therapiemöglichkeiten ganz zu verzichten, und das folgendermaßen erläutert: „Ich selbst hätte z. B. nichts dagegen, sämtliche Herzkliniken Deutschlands ersatzlos zu schließen. Wenn es keine Möglichkeiten für Herztransplantationen und Bypassoperationen gibt, kann auch kein konkreter Patient aus Kostengründen abgewiesen werden. Nur die Wahrscheinlichkeit eines vorzeitigen Herztodes nimmt für alle zu.[6]

Dieser fortschrittsverteufelnden Sichtweise lassen sich als Beispiel für die fortschrittsapologetische Betrachtung die Worte zur Seite stellen, mit denen K.-H. Weis die Berufsauffassung des Intensivmediziners beschrieben hat: „Ein Aufgeben auf halbem Wege widerspricht dem ärztlichen Auftrag. Die Grenzen weiten sich, und wer das Staunen auch als aktiv Handelnder bewahrt hat, wird feststellen, daß heute Kranke vollständig wieder hergestellt werden, die vor Jahren trotz der Intensivtherapie sterben mußten.... Die Grenzen der Intensivtherapie sind auch weiterhin offen, und Grenzen im Sinne eines weiteren Bedarfs an Intensivmedizin sind noch weniger abzusehen.“[7]

Die beiden Zitate von Krämer und Weis sollen die fatale Alternative zwischen Fortschrittsapologie und Fortschrittsverteufelung illustrieren, die sich alsbald auftut, wenn man die Frage nach den Grenzen der Medizin stellt. Nur jenseits dieser Alternative jedoch wird sich ein kritisch-unterscheidender Zugang zu den Fortschritten in der Medizin überhaupt finden lassen. Nur jenseits dieser Alternative kann die Ethik ihren Beitrag zu der Frage leisten, in welcher Richtung sich die Medizin weiterentwickeln soll.

Die Alternative zwischen Fortschrittsapologie und Fortschrittsverteufelung ist vor allem deshalb fatal, weil sie den Blick auf die unterschiedlichen Arten von Grenzen verstellt, mit denen die Medizin es heute zu tun hat. Drei Arten von Grenzen will ich in den Vordergrund rücken.

Die Medizin sieht sich zum einen mit Grenzen konfrontiert, die dringend überwunden oder doch verschoben werden müssen, um menschliches Leben zu retten. Daß Millionen von Menschen in Ländern der Dritten Welt an Infektions- und Mangelkrankheiten sterben,[8] ist eine solche Grenze. Dabei wird eine reflektierte Medizin auch dann, wenn es gelingt, solche Grenzen zu verschieben, trotzdem den Blick für die Endlichkeit und damit auch die Begrenztheit ihrer eigenen Bemühungen nicht verlieren.

Es gibt sodann Grenzen, welche die Medizin selber, und zwar gerade durch ihre Erfolge, aufrichtet. Solche Grenzen zeigen sich vor allem dort, wo eine spezialisierte und damit arbeitsteilige Medizin hinter der Konzentration auf die Krankheit oder das kranke Organ den Kranken und damit den Menschen im Geflecht seiner Lebensgeschichte aus dem Blick verliert. Auch das sind Grenzen, die keineswegs einfach hingenommen werden können, sondern Anlaß zu kritischer Selbstüberprüfung bieten.[9]

---

6 W. Krämer, Die Krankheit des Gesundheitswesens. Die Fortschrittsfalle der modernen Medizin, Frankfurt a.M. 1989, 10.

7 K.-H. Weis, Ethik und Grenzen der Intensivmedizin, in: Anästhesiologie und Intensivmedizin 1/1992, 1–3 (2).

8 Vgl. den Beitrag von H. Bujard zu dem Heidelberger Symposion über die Ausbreitung der Malaria in Ländern der Dritten Welt.

9 Zur kritischen Überprüfung des modernen Krankenhauses unter dem Gesichtspunkt der lebensgeschichtlichen Situation des Patienten siehe insbesondere G. Scharffenorth/A.M.K. Müller (Hrs.), Patienten-Orientierung als Aufgabe. Kritische Analyse der Krankenhaussituation und notwendige Neuorientierungen, Heidelberg 1990.

Schließlich gibt es pragmatische, rechtliche und ethische Grenzen, welche die Medizin zu respektieren, ja, welche sie u. U. selbst ins Bewußtsein zu heben hat. Zu diesen Grenzen gehört die Einsicht, daß das Gesundheitswesen nur eines unter mehreren gesellschaftlichen Aufgabenfeldern bildet und auch in Zukunft bilden wird, weshalb es nur über begrenzte Ressourcen verfügen kann. Zu ihnen gehört die Achtung vor der gleichen Würde und dem gleichen Lebensrecht jeder menschlichen Person. Zu diesen Grenzen gehört jedoch ebenso der Respekt vor der Integrität des menschlichen Sterbens.

Es hat wenig Sinn, diese unterschiedlichen Arten von Grenzen gegeneinander auszuspielen. Und es ist verhängnisvoll, sie miteinander zu verwechseln. Statt dessen kommt es gerade darauf an, sie voneinander zu unterscheiden und ebenso sachgemäß mit ihnen umzugehen.

Doch von welchem Ausgangspunkt aus, unter welcher ethischen Perspektive soll das geschehen?

Welche ethische Perspektive?

Die medizinethische Diskussion der Gegnwart ist in vollem Umfang in den Konflikt zwischen zwei ethischen Grundorientierungen einbezogen, von dem die Ethikdebatte der Gegenwart durchzogen ist. Ich bezeichne die beiden ethischen Grundorientierungen, die gegenwärtig miteinander im Streit liegen, als „Ethik der Würde" und als „Ethik der Interessen".[10]

Eine „Ethik der Interessen" bestreitet, daß es übergeordnete Prinzipien gibt, mit deren Hilfe ein Konsens in ethischen Konfliktfragen von öffentlichem Gewicht herbeigeführt werden kann. Solche Prinzipien sind angesichts des gesellschaftlichen Pluralismus immer im Streit; soweit sie in ihrer Begründung auf religiöse Wurzeln verweisen, gelten sie dieser Betrachtungsweise zufolge als ohnehin öffentlich nicht kommunikabel.[11] Ethische Urteile haben sich deshalb ausschließlich an den Interessen der beteiligten Personen zu orientieren; sie haben demjenigen Weg den Vorzug zu geben, der möglichst viele Präferenzen möglichst vieler Beteiligter berücksichtigt. Die entscheidende Implikation dieses Ansatzes heißt: Nur diejenigen Personen müssen innerhalb der ethischen Abwägung berücksichtigt werden, die ihrerseits überhaupt zur Entwicklung von Präferenzen in der Lage sind. Die Fähigkeit, Interessen zu haben und zu artikulieren, ist dieser Auffassung zufolge das entscheidende Definitionsmerkmal der Person. Nur Personen in diesem Sinn haben in ethischen Abwägungen einen eigenständigen Ort.

Ethiker, die so argumentieren, nehmen damit implizit das Recht für sich in Anspruch, abschließend darüber zu verfügen, was den Menschen zum Menschen macht. Sie unterwerfen den Menschen der Verfügung durch andere Menschen. Genau dagegen richtet sich der Widerspruch einer Ethik der Würde. Ihre neuzeitliche Ent-

---

10 Unter anderen Gesichtspunkten habe ich diesen Streit erläutert in meinem Buch: Die tägliche Gewalt. Gegen den Ausverkauf der Menschenwürde, Freiburg i. Br. 1993, z. B. 44 ff.
11 In der deutschen Diskussion verficht diese Auffassung, Anregungen Peter Singers aufnehmend, am extremsten N. Hoerster, Abtreibung im säkularen Staat. Argumente gegen den § 218, Frankfurt a. M. 1991.

wicklung wurzelt in einer grundlegenden Wiederentdeckung der Reformation. Sie sagt, daß der Mensch sich nicht durch seine eigenen Leistungen hervorbringt und nicht durch seine eigenen Werke letztgültige Anerkennung erwirken kann. Nicht die menschliche Vollkommenheit, sondern göttliche Gnade konstituiert die menschliche Person. Eben deshalb ist sie jeder Verfügung durch andere Menschen, durch gesellschaftliche Kräfte oder durch politische Mächte entzogen. In seiner Endlichkeit ist der Mensch mit einer unendlichen Würde begabt, die gerade nicht sein eigenes Hervorbringnis, sondern reines, unverdientes Geschenk ist.[12]

Die so begründete Ethik der Würde hat unter den Bedingungen der Moderne auch eine säkulare Gestalt angenommen. Sie tritt uns am reinsten in der Philosophie Kants entgegen. Kant gibt dem Kategorischen Imperativ unter anderem eine Fassung, die dazu verpflichtet, die Menschheit in der Person des andern wie in mir selbst niemals bloß als Mittel zu betrachten, sondern stets zugleich als Zweck an sich selbst anzuerkennen.[13] In dieser Selbstzweckformel kehrt der Gedanke wieder, daß kein Mensch einem andern gegenüber einen vollständigen Verfügungsanspruch erheben darf. Die – gerade in medizinethischen Zusammenhängen – oft kritisierte Unbestimmtheit im Begriff der menschlichen Würde[14] hat ihren Sinn eben darin, daß sie auf dasjenige verweist, was allem menschlichen Herrschafts- und Bemächtigungsanspruch entzogen bleibt. Der Würde-Begriff verlöre diese Funktion gerade, wenn wir uns zu einer ihn abschließend bestimmenden Definition aufschwingen würden. Definitionen nämlich sind eine Form menschlicher Herrschaft.

Aber auch helfendes Handeln kann die Form verfügender Herrschaft annehmen, wie nicht nur aus dem Bereich der Medizin vertraut ist. Eben deshalb ist alles helfende Handeln und so auch die Medizin auf eine kritische Instanz angewiesen, die ihren Herrschaftsansprüchen Grenzen setzt. Eine Ethik der Interessen erfüllt diese Aufgabe nicht. Sie paßt sich vielmehr den jeweils gegebenen Machtkonstellationen und Herrschaftsansprüchen an. Das haben zuletzt die präferenzutilitaristischen Stellungnahmen zum Erlanger Fall der Marion P. auf eindrückliche Weise gezeigt.[15]

In den wichtigsten Dokumenten zum Ethos der Medizin[16] herrscht demgegenüber bisher eine Einstellung vor, die sich am Ethos der Würde orientiert. Das gilt auch für die bisherigen Planungen des Europarats für eine Konvention über Fragen der Bioethik, die sich an folgenden grundlegenden Prinzipien orientieren soll: dem Respekt vor der Würde des Menschen; dem Schutz der individuellen Integrität; der Bekräftigung öffentlicher Verantwortung in der Anwendung biomedizinischer Forschungsergebnisse; der

---

12 Das ist die unvermindert aktuelle Bedeutung von Luthers anthropologischer Grundentscheidung, der philosophischen Definition des Menschen, wonach der Mensch ein vernunftbegabtes Wesen ist, die theologische Definition entgegenzustellen, nach welcher der Mensch allein durch Glauben gerechtfertigt wird („hominem iustificari fide": Disputatio de homine [1536], These 32; WA 39,1; 175–177; deutsche Übersetzung: Ausgewählte Schriften, hrs. von K. Bornkamm und G. Ebeling, Frankfurt a.M. 1983, II, 294–297).
13 I. Kant, Grundlegung zur Metaphysik der Sitten BA 66 f. (Werke, hrs. v. W. Weischedel, IV, 61).
14 Vgl. den Tagungsbericht: Die Begriffe „Menschenwürde" und „Sanctity of Life" und ihre Tragweite für ethische Konfliktlagen in der modernen Medizin, in: Ethik Med 1993, 5, 53–58.
15 Vgl. D. Birnbacher, Der „Fall Erlangen" aus der Sicht eines Ethikers, in: A. Bubner, Die Grenzen der Medizin, a.a.O., 78–83.
16 Vgl. dazu jetzt als Überblick E. Amelung (Hrs.), Ethisches Denken in der Medizin, Berlin/Heidelberg 1992.

Verhinderung aller kommerziellen Vereinbarungen über den menschlichen Körper und seine Organe; schließlich der Verurteilung aller Formen von Diskriminierung.[17]

Welche Haltung gegenüber dem Leben und den Aufgaben des Lebensschutzes folgt aus einer Ethik der Würde? Heinrich Schipperges hat diese Haltung unter Rückgriff auf Goethes *Wilhelm Meister* beschrieben.[18] Von *einer* Eigenschaft ist dort die Rede, die wir nicht von Natur aus mitbringen, auf die aber doch „alles ankommt, damit der Mensch nach allen Seiten ein Mensch sei". Diese eine Eigenschaft ist Ehrfurcht in dreifacher Gestalt: Ehrfurcht vor dem, was über uns ist, was unter uns ist, und was uns gleich ist.[19] Die Ehrfurcht vor Gott, vor der Erde, insbesondere vor aller leidenden Kreatur, und vor dem Mitmenschen ist die dreifache Bestimmung einer Lebenshaltung, die aus dem Respekt vor der Würde des Menschen wächst, einem Respekt, der den Menschen als Teil der Schöpfung und die Schöpfung im Gegenüber zu ihrem Schöpfer wahrzunehmen vermag.

Man pflegt eine solche Ethik der Ehrfurcht vor dem Leben als „neue Ethik" zu bezeichnen.[20] Neu ist sie nicht in ihren entscheidenden Prinzipien; vielmehr läßt sich nur mit Erstaunen feststellen, in welchem Umfang Autoren wie Goethe oder Albert Schweitzer den Respekt vor der Würde des Menschen in die Achtung vor der Würde der Natur eingezeichnet und damit Fragestellungen vorweggenommen haben, die uns heute durch die ökologische Krise aufgenötigt werden.[21]

Neu ist diese Ethik nicht ihres Alters, sondern ihrer Fremdheit wegen. Sie steht in offenkundiger Spannung zu einem Denken, das sich nicht in Kategorien der Ehrfurcht, sondern des Verfügens, nicht der Würde, sondern der Interessen, nicht des Lebens, sondern des Funktionierens eingerichtet hat. In vielen Bereichen zeigen sich jedoch die zerstörerischen und selbstzerstörerischen Folgen einer Haltung, die von dem Streben nach unbegrenztem Verfügen bestimmt ist. In vielen Bereichen zeigt sich, daß die Bewahrung unserer Lebensgrundlagen wie die Erhaltung humaner Lebensverhältnisse davon abhängt, ob es gelingt, die Herrschaft des Verfügens zu brechen und der Haltung der Ehrfurcht wieder Raum zu geben. Das kann nur in Akten bewußter Selbstbegrenzung geschehen, in denen die Würde der Natur wie die Würde des Menschen wieder bewußt anerkannt wird.[22]

Der Ethik der Würde den Vorrang vor einer Ethik der Interessen zuzuerkennen, bedeutet nicht, die Existenz und Wirksamkeit von Interessen zu leugnen. Doch gerade wer das Vorhandensein von Interessen nüchtern anerkennt, kann sich der Frage nach ihrer Beurteilung und nach Kriterien dafür nicht entziehen, wie zwischen widerstreitenden Interessen entschieden werden soll. Dieser Frage stellt sich eine Ethik der

---

17 Vgl. C. Byk, The European Convention on Bioethics, in: Journal of Medical Ethics 19, 1993, 1–16.
18 H. Schipperges, Wandlungen im Ethos des Arztes, in: P. Koslowski u. a. (Hrs.), Die Verführung durch das Machbare. Ethische Konflikte in der modernen Medizin und Biologie, Stuttgart 1983, 101–119 (112).
19 J. W. v. Goethe, Wilhelm Meisters Wanderjahre, 2. Buch, 1. Kap. (Hamburger Ausg. VIII, 154f.).
20 So z. B. Schipperges a.a.O.
21 Vgl. beispielsweise die Aufnahme Goethescher Gedanken bei K.M. Meyer-Abich, Wege zum Frieden mit der Natur. Praktische Naturphilosophie für die Umweltpolitik, München 1984, oder die Anknüpfung an Schweitzer bei G. Altner, Naturvergessenheit. Grundlagen einer umfassenden Bioethik, Darmstadt 1991.
22 Vgl. zur näheren Begründung W. Huber, Selbstbegrenzung aus Freiheit. Über das ethische Grundproblem des technischen Zeitalters, in: Evangelische Theologie 52, 1992, 128–146.

Interessen jedoch nicht. Sie erklärt alle Präferenzen beteiligter Personen unterschiedslos für legitim; dagegen, daß sich im Konfliktfall die mächtigeren Interessen durchsetzen, kann sie einen Einwand nicht geltend machen. Sie bestätigt damit die jeweils gegebenen Machtverhältnisse; die kritische Funktion der Ethik gibt sie damit auf. Vereinbar ist sie mit Verhältnissen, in denen wirtschaftliche Interessen die Oberhand über ethische Prinzipien und rechtlich-politische Rahmenbedingungen gewinnen; unvereinbar ist sie dagegen mit einer Rechtsordnung, die sich programmatisch zur Unantastbarkeit der menschlichen Würde bekennt.[23]

Hirntod und Hirnleben

Die Bedeutung, die einer neuen Zuwendung zur Ethik der Würde zukommt, will ich an einem derzeit wieder besonders umstrittenen Thema verdeutlichen. Ich vergesse das Erstaunen nicht, das mich befiel, als ich, bereits im Jahr 1968[24] zum ersten Mal mit der Nachricht konfrontiert wurde, die Medizin definiere den Tod des Menschen jetzt nicht mehr durch den Stillstand von Atem und Kreislauf, sondern durch den Ausfall der Hirnfunktionen. Es dauerte lange, bis ich verstand, welche Veränderungen der Medizintechnologie und der medizinischen Interessen diese neue Todesdefinition veranlaßt hatten. Die medizintechnischen Voraussetzungen liegen darin, daß man die Atem-, Kreislauf- und Stoffwechselfunktionen aufrechterhalten kann, obwohl die steuernden Funktionen des Hirns ausgefallen sind. Die medizinischen Interessen aber liegen darin, daß der Tod des Menschen festgestellt werden kann, obwohl wichtige Organe des menschlichen Körpers noch lebendig sind. Denn das ermöglicht eine rechtzeitige Entnahme dieser Organe zu Zwecken der Organtransplantation.[25]

Der Begriff der „Hirntoddefinition" ist doppeldeutig. Damit sind zum einen die Kriterien gemeint, die für die Feststellung des Hirntodes als Partialtod gelten; unter Hirntod versteht man in diesem Sinn das Erlöschen der Funktionen des Gehirns in seiner Gesamtheit, also des Großhirns und des Hirnstammes. Der Begriff der „Hirntoddefinition" meint aber zum andern die Gleichsetzung des Hirntodes mit dem Tod des Menschen überhaupt.[26] Seit 1968 hat sich die Hirntoddefinition weithin durchgesetzt.[27] In

---

23 „Die Würde des Menschen ist unantastbar. Sie zu achten und zu schützen ist Verpflichtung aller staatlichen Gewalt" (Art. 1,1 des Bonner Grundgesetzes).

24 Im Jahr 1968 erschien der Bericht des ad hoc-Committee der Harvard Medical School über die Definition des Hirntods, in: Journal of the American Medical Association 205, 1968, 337–340, von der die neuere Diskussion ausging. Zur daran anschließenden Diskussion in Deutschland vgl. die knappe Übersicht bei R.A. Frowein/B. Forster, Todesfeststellung/Todeskriterien/Todeszeitpunkt, a.a.O.

25 Vgl. dazu die zusammenfassende Darstellung in: H. Kim Lyerly, Chirurgische Intensivmedizin, Berlin/Heidelberg 1993, 553 ff.

26 Besonders nachdrücklich hat sich Hans Jonas gegen diese Gleichsetzung gewandt, in: H. Jonas, Technik, Medizin und Ethik. Zur Praxis des Prinzips Verantwortung, 219 ff. Seine Kritik – „ein Exerzitium in Vergeblichkeit" (a.a.O. 239) – bezieht sich vor allem darauf, daß die Umdefinierung „des Todes von pragmatischen Verfügungsinteressen diktiert ist. Meine im folgenden skizzierte Überlegung setzt dagegen dabei an, daß in diesem Konflikt beide Seiten ernster genommen werden müssen, als es üblicherweise geschieht: die Integrität des Sterbeprozesses potentieller Organspender und die Lebenshoffnung potentieller Organempfänger.

27 Vgl. Bundesärztekammer, Kriterien des Hirntodes, in: Dt. Ärzteblatt 79, 1982, 45–55; 83, 1986, B 2940–2946; Bundesärztekammer, Weißbuch Anfang und Ende des menschlichen Lebens – Medizinischer Fortschritt und ärztliche Ethik, Köln 1988, 123 ff.

Deutschland haben die beiden großen Kirchen in wichtigen Äußerungen aus den Jahren 1989 und 1990 diese Definition übernommen.[28] Sie taten dies wiederum aus begreiflichen, wenn auch der kirchlichen Tradition gegenüber teilweise neuen Interessen. Angesichts der Geschwindigkeit, mit der sich die Möglichkeiten der Organtransplantation entwickeln, und angesichts der Tatsache, daß geeignete Transplantate, gemessen am medizinisch definierten Bedarf, in viel zu geringem Umfang zur Verfügung stehen, erkannten sie, daß Menschen, die für den Fall ihres Todes ihre Organe zur Transplantation freigeben, damit anderen zum Leben helfen und so Nächstenliebe üben. Dieser Gesichtspunkt sollte den Vorrang vor Erwägungen der Pietät gegenüber dem Leichnam des oder der Verstorbenen zuerkannt erhalten. Um diese theologische Erwägung zu stützen, übernahmen die Kirchen die Hirntoddefinition.

Im Blick auf die Zielsetzung war diese Übernahme richtig: Die Organspende ist ein Akt der freien Nächstenliebe (und muß es bleiben); für den Zeitpunkt der zulässigen Organentnahme steht keine andere Definition zur Verfügung als der Hirntod. Doch unbeschadet dieser sachlich begründeten Zustimmung sollte man sich vor einer Überbewertung der Hirntoddefinition hüten. Man sollte es vermeiden, in der Hirntoddefinition eine bestimmte naturwissenschaftliche Feststellung mit einer allgemeinen ethischen Bewertung zu verknüpfen.[29] Die naturwissenschaftliche Feststellung heißt, daß mit dem Hirntod die Selbststeuerungsmöglichkeiten des menschlichen Körpers irreversibel zerstört sind. Die Bewertung aber heißt: Dieser Hirntod *ist* der Tod des Menschen.[30] In die-

---

28 Gott ist ein Freund des Lebens. Herausforderungen und Aufgaben beim Schutz des Lebens. Gemeinsame Erklärung des Rates der Evangelischen Kirche in Deutschland und der Deutschen Bischofskonferenz, Gütersloh 1989, 102 ff.; Organtransplantationen. Erklärung der Deutschen Bischofskonferenz und des Rates der Evangelischen Kirche in Deutschland, Hannover/Bonn 1990.

29 Weil die Kirchen diese Verknüpfung übernahmen, hat inzwischen (in der deutschsprachigen evangelischen Theologie erstmalig) eine breitere kritische Diskussion begonnen. Vgl. K.-P. Jörns, Organtransplantation: eine Anfrage an unser Verständnis von Sterben, Tod und Auferstehung, in: Berliner Theologische Zeitschrift 9, 1992, 15–39; ders., Eingriff ins Sterbegeschehen. Ein Diskussionsbeitrag aus theologischer Sicht, in: Dt. Ärzteblatt 89, 1992, A 2444–2447; ders., Leib und Tod. Organspende – eine Christenpflicht?, in: Ev. Kommentare 25, 1992, 593–597; H. Grewel, Zwischen Mitleid, Mord und Menschlichkeit. Eine ethische Standortbestimmung um Lebensrecht und Lebensschutz an den Grenzen des Lebens, in: Diakonie 1993, 3, 133–139; U. Eibach, Medizin und Menschenwürde, Wuppertal 1993, 476 ff.; ders., Organtransplantation. Stellungnahme zur Erklärung der Deutschen Bischofskonferenz und des Rates der EKD, in: Diakonie 1993, 3, 194–197; R. Anselm/Chr. Kupatt, An den Grenzen des Lebens. Organtransplantation – humanmedizinischer Fortschritt, in: Lutherische Monatshefte 1993, 2, 16–21. Aus dem katholischen Bereich vgl. u. a. R. Löw, Bioethik und Organtransplantation, in: ders. (Hrs.), Bioethik. Philsophisch-Theologische Beiträge zu einem brisanten Thema, Köln 1990, 125–152; J. Reiter, Organspende und Organtransplantation. Psychologische und theologisch-ethische Aspekte, in: Stimmen der Zeit 210, 1992, 219–233

30 Schon in den Kriterien der Bundesärztekammer heißt es apodiktisch: „Der Hirntod ist der Tod des Menschen" (Weißbuch, a.a.O. 125). Zu welchen Folgerungen eine solche, auf einen Punkt fixierte Definition des menschlichen Todes führen kann, zeigen die völlig überzogenen Äußerungen von W. Stroh, Organtransplantationen – eine Chance neuen Lebens, in: Diakonie 1993, 3, 188–193 (189): „Demgegenüber muß festgehalten werden, daß der Hirntod der Tod des Menschen ist und nicht nur der Tod eines Organs und damit eines Teils des Menschen. Wer sich dieser Feststellung, aus welchen Gründen auch immer, entziehen zu können glaubt, darf dann jede Sektion erst im Verwesungsfall zulassen, ebenso die Bestattung, oder er muß zumindest warten, bis sich das Gehirn des Menschen verflüssigt hat." Das ist kein sehr tauglicher Versuch, durch geschmacklose Übertreibungen eine notwendige Diskussion zu blockieren.

ser Bewertung wird versäumt, das irreversible Ende der Hirnfunktionen in den Prozeß des menschlichen Sterbens einzubeziehen und diesen Prozeß in seiner Integrität zu achten. In einer solchen Bewertung und erst recht in ihrer Übernahme durch die Kirchen wird also nicht ausreichend gewürdigt, daß der Hirntod nur einen Schritt in dem irreversibel gewordenen Prozeß des Sterbens darstellt, der in seiner Ganzheit Achtung verdient. Der Respekt vor der Würde des Menschen zeigt sich eben nicht nur darin, daß wir das uns Mögliche tun, sein Leben zu erhalten, sondern auch darin, daß der Prozeß seines Sterbens geachtet und in seiner Integrität geschützt wird.

Das medizinische Interesse, um der Lebenserhaltung willen postmortal Organe zu entnehmen, führt, so betrachtet, in einen Konflikt zwischen der geplanten Organentnahme und der Integrität des Sterbeprozesses. Wenn der Hirntod über seine naturwissenschaftlich-medizinische Bedeutung hinaus als „Tod des Menschen" gewertet wird, dann liegt darin der verständliche und in seiner Weise respektable – Versuch, diesen Konflikt zwischen der geplanten Organentnahme und der Integrität des Sterbeprozesses zu mindern. Eine Medizin jedoch, die für die ihr gesetzten Grenzen sensibel bleiben oder dafür wieder sensibel werden will, muß einem solchen Konflikt standhalten, statt ihm definitorisch aus dem Weg zu gehen.

Die Integritat des Sterbeprozesses wird sowohl dann verletzt, wenn die Körperfunktionen einer Hirntoten über lange Zeit aufrechterhalten werden, um sie dadurch zum Austragen eines Kindes zu veranlassen, als auch, wenn sie für einige Zeit aufrechterhalten werden, um dem Körper eines Hirntoten Organe zu entnehmen. Im einen wie im andern Fall muß der Grund des Eingriffs in die Integrität des Sterbeprozesses so eng mit der Würde des Menschen verflochten sein, daß diese Integritätsverletzung verantwortet werden kann. Eine Ethik der Würde bejaht Organtransplantationen, deren Dringlichkeit in der Aufgabe der Lebenserhaltung begründet ist; sie tut dies aber im Rahmen einer Abwägung, welche die Würde des Sterbenden ebenso ernst nimmt wie die Würde dessen, dem durch die Transplantation weiteres Leben ermöglicht werden soll. Sie bindet die Organtransplantation deshalb an strenge Kriterien der Dringlichkeit und lehnt eine Ausweitung von Organtransplantationen in den Bereich der „Schönheitsoperation" ab.

Wer die Zusammenhänge unter den jetzt entwickelten Gesichtspunkten betrachtet, wird die Aussage als begründet ansehen, daß die nach Eintreten des Hirntods vollzogene Organentnahme als Ausdruck der Liebe zum Nächsten verstanden werden kann.

Ein Akt der Liebe bleibt sie aber nur, solange in diese Organentnahme frei eingewilligt wurde. Zwar ist sie sittlich nicht nur erlaubt, sondern zu empfehlen. Doch jede Form des Zwangs würde ihr den Charakter als Tat der Liebe gerade nehmen.

Da die Zahl der zur Transplantation verfügbaren Organe nicht mit Mitteln des Zwangs erhöht werden darf und da ferner die Integrität des Sterbeprozesses Achtung erfordert, darf der Umfang der Organtransplantationen nicht etwa immer weiter ausgedehnt werden; er muß vielmehr begrenzt bleiben. Dafür sprechen keineswegs nur Gesichtspunkte der finanziellen und organisatorischen Leistungsfähigkeit[31] oder Erwägungen zur Verteilungsgerechtigkeit[32]. Sondern dafür sprechen vor allem Gründe, die sich unmittelbar aus einer Ethik der Würde ergeben.

---

31 Vgl. beispielsweise E. Renner, Kostenaspekte bei Organtransplantationen, in: Zentralblatt für Chirurgie 118, 1993, 13–16.
32 Vgl. den Beitrag von R. Pichlmayr zum Heidelberger Symposion.

Aus einer solchen Betrachtung folgt ferner, daß der Umgang mit dem menschlichen Körper und seinen Organen nicht kommerzialisiert werden darf.[33] Es ergibt sich aus ihr aber auch, daß Organtransplantationen auf lebens- und überlebenswichtige Fälle beschränkt bleiben müssen. Und sie führt schließlich zu dem Ergebnis, daß die Organentnahme – wie bisher in Deutschland schon – auch weiterhin an eine klare und bewußte Zustimmung des Sterbenden oder seiner Angehörigen gebunden sein muß. Unter Gesichtspunkten einer Ethik der Würde genügen eine Widerspruchs- oder auch eine Informationsregelung nicht.[34]

Man mag formal geltend machen, daß auch eine Widerspruchsregelung dem Selbstbestimmungsrecht des Menschen Genüge tut. Doch die Verschiebung, die durch eine solche Regelung eingeleitet würde, vollzieht sich auf einem anderen Gebiet. Durch sie wird aus der freiwilligen Organspende im Dienst am Mitmenschen eine Organabgabepflicht, von der durch Widerspruch Ausnahmen erwirkt werden können. Die Widerspruchsregelung – und ebenso die Informationsregelung[35] – geht von der Annahme aus, daß in einer fortgeschrittenen, durch Individualisierung der Lebensformen geprägten Gesellschaft nicht ausreichend viele Menschen bereit sind, aus freien Stükken einen Teil ihres Lebens für andere Menschen oder das Gemeinwohl einzusetzen, sondern daß sie dazu von Staats wegen verpflichtet werden müssen. Durch eine Widerspruchsregelung soll diese staatliche Verpflichtung mit dem Recht auf individuelle Selbstbestimmung vereinbar gehalten werden. Dieser Lösungsvorschlag entspricht der auch anderwärts zu beobachtenden Tendenz, auf die Individualisierung der Lebensformen durch Elemente einer Kommandogesellschaft zu antworten, statt sich darum zu bemühen, der Bereitschaft zum Gemeinsinn und der Kultur des Helfens neue Chancen und Entfaltungsräume zu eröffnen.[36] Es ist, wie Rudolf Pichlmayr zu Recht feststellt,[37] eine Aufgabe der Gesellschaft im Ganzen, die freiwillige Bereitschaft zur Organspende zu stärken. Dafür ist es erforderlich, daß die Kritien der Organverteilung ethisch erklärt und glaubwürdig angewandt werden. Menschen, die zur Organspende bereit sein sollen, müssen sich darauf verlassen können, daß diese

---

33 Vgl. hierzu wie zu anderen Rechtsfragen der Organtransplantation die übersichtliche Darstellung von G. Wolfslast, Organtransplantation: Recht und Ethik, in: Zentralblatt für Chirurgie 117, 1992, 623–626.

34 Bei einer Zustimmungsregelung muß entweder eine positive Willenserklärung des Hirntoten (z. B. in Form eines Organspendeausweises) oder, falls weder eine positive noch eine negative Willenserklärung von ihm bekannt ist, eine Zustimmung der Angehörigen vorliegen. Bei einer Informationsregelung geht man davon aus, daß ein Hirntoter, von dem keine Willensäußerung vorliegt, der Organentnahme zugestimmt hätte; die Angehörigen werden darüber informiert und können dazu ihrerseits Stellung nehmen, wobei ihr eventueller Widerspruch bindend ist. Bei der Widerspruchslösung dagegen gilt nur ein ausdrücklicher Widerspruch des Hirntoten zu seinen Lebzeiten als Hinderungsgrund für die Organentnahme. Es ist charakteristisch, daß W. Stroh, a.a.O. 190, sich ohne Wenn und Aber für die Widerspruchsregelung ausspricht: „Die Widerspruchslösung ist sachlich und menschlich am ehesten vertretbar." Der apodiktische Ton dieser Aussage wirft die Frage auf, ob die Reihenfolge von „sachlichen" und „menschlichen" Gesichtspunkten programmatischen Charakter trägt.

35 Auch die Informationsregelung ist nichts anderes als eine Widerspruchsregelung – nur daß sie auch noch den Angehörigen ein Widerspruchsrecht läßt, während dieses im Fall der Widerspruchsregelung nur dem potentiellen Organspender selbst zusteht.

36 Ich habe diese Tendenz an anderen Beispielen erläutert in: Die tägliche Gewalt, a.a.O., 130 ff.

37 Siehe Anm. 32.

Organe mit der größten denkbaren Sorgfalt dort verwendet werden, wo es am dringlichsten zur Erhaltung des Lebens eines Mitmenschen nötig ist.

Mit Absicht habe ich die Bedeutung einer Ethik der Würde am Thema der Organentnahme und der Hirntoddefinition verdeutlicht. Es handelt sich um einen Bereich, in dem die spezifische ethische Gefährdung der Medizin in besonderer Weise anschaulich wird. Sie besteht in der Neigung, um des Menschen willen über den Menschen verfügen zu wollen. Diese Verfügungsansprüche drücken sich darin aus, daß dem Ende wie dem Beginn des menschlichen Lebens sein Geheimnis genommen werden soll. Die Symmetrie zwischen beiden Vorgängen zeigt sich besonders anschaulich in dem Versuch, entsprechend der Bestimmung des menschlichen Todes als Hirntod auch den Beginn des menschlichen Lebens als Hirnleben zu definieren. Wenn das Leben der menschlichen Person erst mit dem Beginn der ersten Hirnfunktionen einsetzt, dann ist der Embryo, dem solche Hirnfunktionen noch nicht zugeschrieben werden, dem verfügenden Zugriff des Menschen freigegeben. Der Philosoph und Medizinethiker H.-M. Sass geht davon aus, daß am 70. Tag *post conceptionem* noch keine Hirntätigkeit gegeben ist. Um ein „zusätzliches ethisches Sicherheitsnetz" einzufügen, schlägt er vor, vom Beginn einer vorangehenden Phase der Neuronendifferenzierung, also „vom 57. Tag p.c. … dem werdenden menschlichen Leben den vollen rechtlichen Schutz und die volle ethische Solidarität und Achtung zuzusprechen". Nach dieser Auffassung bilden Hirnlebendefinition und Hirntoddefinition zusammen den Rahmen, „innerhalb dessen wir menschliches personales Leben ethisch würdigen und rechtlich schützen".[38]

Zu den einschneidenden Konsequenzen dieser Konzeption zählt, daß Schwangerschaftsabbrüche und Embryonenversuche vor dem Beginn des „Hirnlebens" als ethisch und rechtlich völlig unproblematisch gelten. Diese Betrachtungsweise aber verstößt ebenso gegen die Integrität der Lebensentstehung, wie vergleichbare Vorgänge in die Integrität des Ablebens eingreifen. In beiden Fällen darf gerade nicht ein naturwissenschaftlich definierter Punkt mit dem Entstehen und dem Ende des Lebens im Ganzen gleichgesetzt werden.[39] Vielmehr muß auch im Fall des Lebensbeginns auf eine umfassende definitorische Festlegung eines Anfangspunktes verzichtet werden. Innerhalb der Entwicklung des Embryos läßt sich eben nicht der eine Punkt festlegen, jenseits dessen das vorgeburtliche Leben noch ohne jeden Wert und diesseits dessen es in vollem Umfang ethisch und rechtlich zu schützen sein soll. Wann immer ein Eingriff in das vorgeburtliche Leben erfolgt, stellt sich die Frage, ob ein solcher Eingriff in die Integrität der Lebensentstehung verantwortet werden kann. Begründet werden kann er nur mit Gesichtspunkten, die ihrerseits eng mit der Würde menschlicher Personen verknüpft sind. Das Entwicklungsstadium des vorgeburtlichen Lebens kann allenfalls relative, aber keineswegs absolute Unterschiede begründen. Im Konfliktfall wird sich vorgeburtliches Lebens in einem früheren Entwicklungsstadium eher als in einem späteren gegen andere Lebensinteressen abwägen lassen. Verfehlt ist es jedoch, sich vor-

---

38 H.-M. Sass, Hirntod und Hirnleben (Medizinethische Materialien des Zentrums für Medizinische Ethik Bochum, H. 17), Bochum 1989, 16 f. Auch in: H.M. Sass (Hrs.), Medizin und Ethik, Stuttgart 1989, 160–183. Vgl. von demselben: Wann beginnt das Leben? Siebzig Tage nach der Empfängnis: Die Entwicklung des Gehirns macht den Menschen aus, in: Die Zeit 1990, Nr. 49, 95.
39 Zur Kritik an solchen „Punktmodellen" zutreffend U. Körner, Wann beginnt das menschliche Leben, und woraus folgt vorgeburtlich seine Schutzwürdigkeit?, in: EthikMed 1992, 4, 120–134.

zuspiegeln, nur im Fall des späteren Entwicklungsstadiums, nicht dagegen im Fall eines früheren Stadiums handle es sich um einen tiefgreifenden existentiellen wie ethischen Konflikt. Dieser Trugschluß aber ergibt sich, wenn man das „Hirnleben" zum Anfangspunkt menschlichen Lebens erklärt.

Die Diskussion des Vorschlags von H.-M. Sass hat die weitreichenden Konsequenzen verdeutlicht, die sich aus einem naheliegenden Mißbrauch der Hirntoddefinition ergeben können. Ein solcher Mißbrauch schleicht sich dann ein, wenn die Zweideutigkeit verkannt wird, die dem Begriff der „Hirntoddefinition" eignet, und wenn der Hirntod nicht als Partialtod anerkannt, sondern mit dem Tod des Menschen selbst gleichgesetzt wird. Ähnliche Auswirkungen könnten sich auch für den Begriff der „Lebensqualität" ergeben.[40] Wenn das Vorhandensein menschlichen Lebens in der geschilderten Weise von seinen Hirnfunktionen abhängig gemacht wird und wenn eine Ethik der Interessen die Fähigkeit, Präferenzen zu entwickeln, zum Kriterium menschlicher Persönlichkeit erklärt, dann kann auch von Lebensqualität nur dort die Rede sein, wo Menschen ihr Gehirn gebrauchen und Präferenzen entwickeln können. Wo dies nicht der Fall ist, fällt mit der Lebensqualität auch das Lebensrecht dahin. Der Begriff der Lebensqualität läßt sich also im Anschluß an die „Hirntoddefinition" so deuten, daß er lebenswertes von lebensunwertem Leben unterscheidbar macht. Der Begriff der Lebensqualität würde dann nicht mehr als therapeutisches Zielkriterium, sondern als Selektionskriterium eingesetzt.[41] Wer solche Konsequenzen verhindern will, muß den Anfängen wehren.

Folgerungen

Unsere Überlegungen zu Grenzen des medizinischen Fortschritts haben uns auf Grenzdefinitionen hingeführt, mit deren Hilfe Anfang und Ende des menschlichen Lebens bestimmt werden sollen. Die Funktion dieser Grenzdefinitionen besteht gerade darin, die ethischen Grenzen der Medizin selbst hinauszuschieben. Mein Plädoyer geht dahin, auf solche umfassenden Grenzdefinitionen zu verzichten und gerade so für die der Medizin gesetzten ethischen Grenzen eine neue Sensibilität zu entwickeln. Naturwissenschaftliche Grenzdefinitionen – wie der Hirntod – sollten in ihrer eingeschränkten Funktion ernstgenommen, aber gerade nicht mit umfassenden ethischen Bewertungen verknüpft werden.

Umfassende ethische Bewertungen ergeben sich nicht aus der Medizin selbst. In diesem Sinn gibt es keine besondere Medizinethik; vielmehr hat die Medizin am Streit um die ethischen Grundentscheidungen teil, der unsere Gesellschaft insgesamt durchzieht. Mein Vorschlag ist, die Prinzipien medizinischer Ethik unter den Bedingungen der Gegenwart konsequent an einer Ethik der Würde zu orientieren. Daraus ergeben sich Kriterien für den Umgang mit Grenzen in der Medizin, nämlich dafür, in welchen

---

40 Vgl. M. Honecker, Qualität des Lebens, in: Lexikon Medizin – Ethik – Recht, a.a.O., 873–880; H. Raspe, „Lebensqualität" in der Medizin, in: EthikMed 1990, 2, 1–4; P. Schölmerich/G. Thews (Hrs.), ‚Lebensqualität' als Bewertungskriterium in der Medizin. Symposium der Akademie der Wissenschaften und der Literatur (Mainz), Stuttgart u. a. 1990 [Symposion Mainz 1989].
41 Vgl. H. Ringeling, Christliche Ethik im Dialog. Beiträge zur Fundamental- und Lebensethik II, Freiburg i.Ue./Freiburg i.Br. 1991, 233.

Fällen vorzugsweise an der Überschreitung von Grenzen zu arbeiten ist, welche der
Medizin derzeit gesetzt sind, in welchen Fällen sie Grenzen revidieren muß, die sie
selbst hervorgebracht hat, und in welchen Fällen sie Grenzen anerkennen sollte, auf
die sie stößt.

Unter Gesichtspunkten der menschlichen Würde sollte die Medizin sich vorzugsweise dort um die Überwindung bisheriger Grenzen bemühen, wo dies weltweit am
dringlichsten ist. Massenhafte Infektionskrankheiten in Ländern der Dritten Welt,
weltweit sich neu ausbreitende Krankheiten wie Aids sind Anlässe zu konzentrierter
und prioritärer medizinischer Arbeit. Unter Gesichtspunkten der menschlichen
Würde sollte die Medizin sodann an der Korrektur derjenigen neuen Grenzen arbeiten, die sich aus der Spezialisierung eines hochdifferenzierten Medizinbetriebs ergeben: Also derjenigen selbst auferlegten Grenzen, welche der Betrachtung des Patienten in der Ganzheit seiner Lebenssituation und seiner Lebensgeschichte im Wege stehen. Unter Gesichtspunkten der menschlichen Würde sollte die Medizin schließlich
aber diejenigen Grenzen achten, die unseren Verfügungsansprüchen über das eigene
wie über fremdes Leben gezogen sind. Sie bestehen darin, daß die Würde des Menschen unverfügbar ist und deshalb auch Beginn und Ende des Lebens nicht menschlicher Herrschaft ausgeliefert werden dürfen. Daß in ihnen ein Geheimnis bleibt, zeigt
sich gerade an unseren Versuchen, definitorisch über sie zu verfügen. Dieses Geheimnis bewußt zu achten, ist die elementarste Voraussetzung einer Medizin, die dem
Leben dienen will. Aus einer solchen Achtung ergibt sich die ärztliche Pflicht, Leben
zu erhalten, ebenso wie der Behandlungsverzicht in Fällen, in denen eine weitere
Behandlung nichts anderes wäre als ein Eingriff in die Integrität menschlichen Sterbens.

Sozialethische Probleme in der Medizin

D. Mieth

Die soziale Frage im Hintergrund der Medizinethik

Wenn man über sozialethische Probleme spricht, dann denkt man nicht zuerst an die Medizin, sondern z. B. an das Problem der Änderung des Asylrechtes. Der Umgang mit zurückziehenden Deutschen oder mit Fremden, die unser Land als Asyl betrachten, ist eine sozialethische Frage. Aber in der Medizin pflegen wir im allgemeinen davon auszugehen, daß sie ein besonderer Handlungsbereich ist, in dem vor allem die Ärzte, die Pfleger, vielleicht auch die Seelsorger und die Patienten und Patientinnen gefragt sind, ein Handlungsbereich, der eine eigene Ethik hat, nämlich die Medizinethik oder noch enger: die Arztethik.

Warum also diese Fragestellung: sozialethische Probleme in der Medizin? Ich muß zuerst verdeutlichen, was die Verlagerung von einer medizinethischen Fragestellung in eine sozialethische Fragestellung ausmacht. Dabei gehe ich davon aus, daß Ethik immer und überall die gleiche ist. Ethik ist das Nachdenken über das gute und richtige Urteil, bezogen auf die Entscheidungen des Menschen, die er für sein Handeln zu treffen hat, bezogen auf seine Grundeinstellungen oder Haltungen, schließlich auf seine Institutionen. In den meisten Fällen wird Ethik falsch definiert, so z. B. in der Bilanz, die Hans Schaefer über „Medizinische Ethik und soziale Verantwortung"[1] gezogen hat, als Nachdenken über die Änderung von Moral, das wäre jedoch Moralsoziologie. An der Ethik ändert sich selbstverständlich nichts, ob man nun medizinethisch oder sozialethisch an die Probleme herangeht. Von einer Ausweitung der medizinethischen Fragestellung in die Sozialethik zu sprechen, setzt nur die Erkenntnis voraus, daß die Probleme der Verantwortung in der Medizin für die Gesellschaft viel zu bedeutsam sind, als daß man sie allein den Menschen überlassen könnte, die am medizinischen Handlungsbereich beteiligt sind. Sie gehen uns alle an. „Die Medizinethik", sagen die Herausgeber von „Medizinische Ethik und soziale Verantwortung", Odo Marquard, Eduard Seidler und Hansjürgen Staudinger, „betrifft nicht nur den handelnden Arzt, sondern erhebt auch Forderungen an die einzelnen Patienten, letztlich Herausforderungen an uns alle, die wir Nutznießer eines Systems „Medizin und Gesellschaft" sind (S. 7). Wir sind freilich nicht nur „Nutznießer", wir sind auch Zahlende und Leidtragende.

Das Erlanger Beispiel einer Entscheidung in einer ganz spezifischen Situation, nämlich für die Fortführung der Schwangerschaft einer Hirntoten, macht deutlich,

---

1 Medizinische Ethik und soziale Verantwortung, Paderborn/München 1989, Ethik in den Wissenschaften, Bd. 8, S. 87.

daß hier zwar ein Arzt die Entscheidung letztlich getroffen hat, daß aber die Gesellschaft über diese Entscheidung diskutiert. Offensichtlich stecken doch mehr Fragen in der Sache selbst als die Fragen, denen sich ein Arzt in seinem engeren Handlungszusammenhang und unter dem Zwang der Zeit zu stellen hat.

Man kann an Beispielen verdeutlichen, wie sich die Fragestellung ausweitet und verändert. Ein Beispiel ist für mich der Schwangerschaftsabbruch. Ich habe 1991 mit meiner Frau zusammen ein Buch über den Schwangerschaftsabbruch veröffentlicht, in dem wir versucht haben, die soziale Herausforderung zu sichten.[2] Der Schwangerschaftsabbruch ist ein Zeichen für ein Problem, das nicht unmittelbar mit der Entscheidung am einzelnen Fall zusammenhängt, ob in einer Konfliktschwangerschaft abgebrochen werden soll oder nicht. Vielmehr erscheint die Existenz der Frau als mögliche Mutter mit ihrer Existenz als Wirtschaftssubjekt bzw. als berufstätige Dienstleistungsperson unvereinbar. Männer sind selbstverständlich Wirtschaftssubjekte bzw. Dienstleistungssubjekte – heute gibt es ja viel mehr Menschen, die in der Dienstleistung beschäftigt sind als in der Wirtschaft –, aber für Frauen ist das nicht in gleicher Weise selbstverständlich. Da steht ihr mögliches Mutterwerden dazwischen. Seit etwa 100 Jahren führt die Entwicklung zur vollen Autonomie und Partizipation der Frau im Konflikt mit männlicher Dominanz und Gleichgültigkeit dazu, daß unsere Gesellschaft mit dem Schwangerschaftsabbruch zu tun hat. Wenn man dies sieht, dann erkennt man, daß der Schwangerschaftsabbruch nicht etwa nur ein Entscheidungsproblem für Frauen oder Ärzte ist. Die Rechtsreformdiskussion, Fristenregelung oder Indikationenregelung ging ja um diese Frage: Wer entscheidet denn, der Arzt oder die Frau? Die Sache selbst ist aber nicht ein Problem von Arzt oder Frau, sie ist ein Problem der Gesellschaft, d. h. ein Problem aller.

Wie kann die Gesellschaft es ermöglichen, daß es weniger Schwangerschaftskonflikte gibt? Wenn keine Schwangerschafts*konflikte* existieren, dann gibt es auch keine Schwangerschafts*abbrüche*. Ein Hauptgrund für den Schwangerschaftskonflikt ist die Unvereinbarkeit von Ausbildung, beruflichem Aufstieg, sozialer Chance und die Unlösbarkeit der zukünftigen Aufgabe als Mutter mit dem möglichen Mutterwerden. Wenn die Gesellschaft ein ernsthaftes Interesse daran hat, dies zu ändern, d. h. ein ernsthaftes Interesse daran hat, daß es weniger Schwangerschaftsabbrüche gibt und darin sind sich offensichtlich alle irgendwo moralisch einig –, dann ist dies eine sozialpolitische Frage. Dahinter steht eine *sozial*ethische Verantwortung. Es geht nicht in allererster Linie um eine *medizin*ethische oder *strafr*echtsethische Verantwortung. Die sozialethische These lautet, sozialrechtlich die Möglichkeiten zu schaffen, daß für Frauen die Ausbildung und der soziale Aufstieg mit ihrer Schwangerschaft vereinbar bleiben, was bisher nur für Männer selbstverständlich ist. Das aber kostet Geld. Und immer, wenn es ums Geld geht, geht es um die Frage der Solidarität der Menschen zueinander. Solidaritätsfragen sind in der Gesellschaft nicht mit spontanem Mitleid lösbar, sondern sie sind nur über die entsprechenden Sozialrechte und Sozialgesetze zu lösen. Es ist ein Sozialrecht, daß die Vereinbarkeit von Reproduktion und Selbstbestimmung für Frauen ermöglicht wird. Damit wird man nicht alle Konfliktschwangerschaften abschaffen können. Man wird auch die Schwangerschaftsabbrüche im Extremfall nicht vermeiden können, aber man wird die Extremfälle begrenzen können.

---

2 Vgl. D. u. J. Mieth, Schwangerschaftsabbruch, Freiburg 1991.

Man sieht daran, daß die Frage, wer denn nun das Subjekt der Entscheidung ist – die autonome Frau oder der autonome Arzt –, eine vordergründige Frage ist. Denn in Wirklichkeit geht es darum: Was sind wir zu zahlen bereit, um in Solidarität mit Frauen, die in Konflikt geraten können, eine Regelung zu schaffen, die die Konfliktlagen verringert? Das ist ein Beispiel dafür, wie man eine bereichspezifische Frage, sei es eine medizinethische oder eine strafrechtsethische Frage, in eine sozialethische Fragestellung verwandelt. Damit geht diese Fragestellung uns alle an, und nicht nur die in einem bestimmten Bereich Handelnden.

Wie wichtig das ist, kann man am Beispiel des Schwangerschaftsabbruchs noch einmal verdeutlichen: Die in diesem Bereich handelnden Ärzte und Ärztinnen, Pfleger und Pflegerinnen, die ja auch das Recht haben, auf die Teilnahme am Schwangerschaftsabbruch zu verzichten, stellen so etwas wie ein letztes Glied in der Kette in einer sozial unbewältigten Frage dar. Weil die Gesellschaft die Solidarität nicht findet, die hier erforderlich wäre, müssen sich die Ärzte am Ende der Kette mit diesem Konflikt auseinandersetzen, und, wenn man es plastisch ausdrücken will, sich die Hände blutig machen. Es ist mir glaubwürdig versichert worden, daß das nicht auszuhalten ist, daß also jemand, der das zwei Jahre gemacht hat und dabei von Mitleid für die betroffenen Frauen bewegt wurde, dann nicht mehr weitermachen kann und versucht, in der Klinik an eine andere Aufgabenstellung „wegrotiert" zu werden. Was muten wir unseren Ärzten und Ärztinnen zu aufgrund einer bestimmten gesellschaftlichen Vorgegebenheit? Aber auch: Was muten wir Frauen zu, von denen wir im Grunde erwarten, daß sie diese Konflikte durchstehen, ohne Schaden an Leib und Seele zu nehmen?

Der Gedanke, den ich über den Schwangerschaftsabbruch als Problem mangelnder Solidarität einzuführen versuchte, ist ungewohnt. Wir leben in einer liberalen Gesellschaft, die sehr viel Wert darauf legt, daß die Menschen als *einzelne* frei entscheiden können. Und so sehen wir oft bei dieser Frage das Subjekt der Ethik *im einzelnen*, in der einzelnen Frau oder im einzelnen Arzt. Wir müssen jedoch damit rechnen, daß es Entscheidungen in der Gesellschaft gibt, die nur im Dialog, im gemeinsamen Gespräch und unter Hinzuziehung aller möglichen Kompetenzen gelöst werden können. Wie notwendig der praktische Dialog ist, wird nicht nur aus den Hoffnungen deutlich, die viele auf die sog. Diskursethik setzen, sondern auch aus dem Bedarf an Ethikkommissionen.

Dieser Bedarf wird besonders deutlich, wenn es um Gesetze geht, z. B. bei der Organtransplantation, in der eine bestimmte gesetzgeberische Maßnahme kontrovers diskutiert wird: Ob man den Einzelnen nur eine Widerspruchsmöglichkeit einräumt für die Frage der Verwendung ihrer Organe im Falle des Todes, oder ob umgekehrt die Einzelnen für diesen Fall positiv erklären müssen, daß Organe entnommen werden können.[3] Mir scheint das eine gewichtige Frage zu sein, in der auch „*Autonomie*", also die Fähigkeit des Einzelnen, zu entscheiden, und *Solidarität*, nämlich die Bereitschaft, für andere einzutreten, eine große Rolle spielen.

---

3 Vgl. das entsprechende Themaheft: Ethik in der Medizin 4 (1992) Heft 4.

Die Verschiebung zentraler Begriffe zwischen Medizin und Gesellschaft

Der zweite Aspekt, mit dem ich meine Aussagen über ethische Kriterien unterbaue, ist die Frage der Verschiebung zentraler Begriffe in unserem Gesundheitswesen. Das Gesundheitswesen ist ein Teil unserer gesellschaftlichen Dynamik. Wie sich unsere gesellschaftliche Dynamik im Bereich der Wirtschaft oder der Dienstleistung weiter entwickelt, so entwickelt sich unsere Gesellschaft auch im Bereich des Gesundheitswesens weiter. Wir müssen diese Wirklichkeit wahrnehmen, wie sie ist, und wir dürfen uns nicht Vorstellungen davon machen, die einer alten Realität entsprechen. Die alten Realitäten stehen im Augenblick zur Disposition. Dazu gehört z. B. ein paternalistisches Arztethos.[4] Dieses Arztethos gibt dem *Arzt* die Entscheidung über Diagnose, Prognose und Therapie in die Hand. Daß der Arzt/die Ärztin als Fachmann oder als Fachfrau, bei welchen sich Wissenschaft, Technik, Praxis und auch Ethik verbinden, über Möglichkeiten der Diagnose und Prognose verfügt, die ein Laie nicht hat, liegt auf der Hand. Aber spätestens bei der Frage nach der Umsetzung der Therapie müssen Patienten und Patientinnen, Pfleger und Pflegerinnen in diesen Prozeß einbezogen werden. Inwieweit befinden wir uns in einer Entwicklung, in der das alte Arztethos, das nur den Arzt als Entscheidungsträger gesehen hat, oder auch das alte Arztrecht, das den Arzt als spezifischen Ansprechpartner rechtlicher Normen gesehen hat, verwandelt werden müssen in eine kommunikative Trägerschaft, in der *alle* Beteiligten, vor allem auch die Patienten und Patientinnen, ein Wort mitzureden haben?

Auch hierfür ein Beispiel: Eine unheilbar krebskranke Frau von 35 Jahren befindet sich in einem Zustand, in der ein Eingriff gemacht werden muß, damit sie überleben kann. Dieser Eingriff bringt zwar Lebensverlängerung mit sich, aber einen schwereren Tod, also eine Verringerung der „Sterbensqualität". Nun entscheidet der Arzt über diesen Eingriff unter dem Kriterium des Arztethos: Er will keinen Schaden zufügen, und es muß ihm um das Wohl des Kranken gehen. Das Wohl des Kranken wird dann, jedenfalls ist es überwiegende Praxis, in diesem Sinn interpretiert, auf jeden Fall ist die Entscheidung „für das Leben", d. h. für das *längere* Leben, zu treffen. Die betroffene Frau wird nicht gefragt. Der Eingriff wird vollzogen, sie lebt länger und stirbt schwerer. Möglicherweise aber hätte diese Frau, wenn sie gefragt worden wäre, gesagt: Ich will lieber kürzer leben und leichter sterben.

Daran sehen wir, worin sich das Ethos bewegen muß. Es muß vom Ein-Mann oder Ein-Frau-Ethos weg und muß zu einem Ethos werden, in dem Partizipation, Beteiligung und Mitsprache untergebracht sind. Der Dialog zwischen Arzt und Patient/Ärztin und Patientin wird innerhalb dieser Bewegung immer zentraler. In den USA hat sich diese Bewegung längst vollzogen. Wir haben dort ein patientenzentriertes und

---

4 Paternalismus: Zur Diskussion über Paternalismus versus Autonomy vgl. Allen Buchanan, Medical Paternalism, in: Philosophy and Public Affairs 7 (1978) 377 ff; Eric J. Casell, The Function of Medicine, Restoring Autonomy to the Patient, in: Hastings Center Report 7,6 (1977) 16–19; James F. Children, Who should decide? Paternalism in Health Care, New York 1982; Douglas N. Husak, Paternalism and Autonomy, in: Philosophy and Public Affairs 10,1 (1980), 27–46; Laurence McCullough/Stephen Wear, Respect for Autonomy and Medical Paternalism Reconsidered, in: Theoretical Medicine 6 (Oct. 1985), 294–308; Onora O'Neill, Paternalism and Partial Autonomy, in: Journal of Medical Ethics 10 (1984) 175 ff. Danny Scoccia, Paternalism and Respect for Autonomy, in: Ethics 100 (Jan. 1990) 318–334.

nicht mehr ein arztzentriertes Medizinethos. Der entscheidende Grundbegriff für das patientenzentrierte Ethos ist der sog. „informed consent"; die informierte Zustimmung des Patienten oder der Patientin ist das oberste Gesetz medizinischen Handelns. Selbstverständlich dürfen wir nicht übersehen, daß diese Verschiebung zweideutig ist. Die Ablösung des Beziehungsschemas „Autorität und Vertrauen" durch das Schema nicht-direktives Handeln plus informierte Zustimmung ist nicht ohne Verlust möglich, auch wenn der Gewinn auf der Hand liegt.[5]

Eine andere Verschiebung bezieht sich auf die Begriffe von Krankheit und Gesundheit. Während früher Krankheiten in ärztlicher Sprache als starke Belastungen und Veränderungen in der gesamten Funktionsfähigkeit des Leibes objektiv festgestellt werden konnten, geht man heute immer mehr davon aus, daß Krankheit eine subjektiv empfundene Sache ist – gerade die Erkenntnis psychosomatischer Zusammenhänge macht das deutlich. Krankheit wird von demjenigen her definiert, der eine Einschränkung seiner Existenz empfindet, der von einem Mangel an Selbstverwirklichung betroffen ist, der ein Interesse an Vermeidung von Einschränkungen geltend machen kann. Er hofft, daß sein Interesse durch medizinische Methoden eingelöst werden kann. Ein Extremfall, um das zu verdeutlichen: Eine französische Performance-Künstlerin arbeitet seit Jahren daran, sich selbst nach einem Plan in ihrer körperlichen Erscheinung ständig zu verändern. Dazu finden dann entsprechende Operationen statt. Dieser Eingriff in Körperteile wird von ihr auf Happenings, künstlerischen Ausstellungen, präsentiert, inklusive der abgeschnittenen Hautteile in Spiritus usw. Sie nimmt durch diese Vermarktung ihrer Operation Geld ein, damit sie weitere Operationen finanzieren kann. Offensichtlich gibt es Mediziner, die solche Operationen durchführen, die sich also im Sinne eines solchen Lebensplans instrumentalisieren lassen und auf diese Weise der Frau dazu verhelfen, sich selber in eine neue „Jeanne d'Arc", oder, wie sie auch sagt, in eine „Heilige des 20. Jahrhunderts" zu verwandeln. Sie hat ein bestimmtes ästhetisches Erscheinungsbild von ihrer Zukunft, das sie ständig wieder verändert.

Das ist gewiß ein Extrem, aber wie weit sind wir bei Geschlechtsumwandlungen und bei Schönheitsoperationen von diesem Extrem entfernt? Ist dieses Extrem nicht ein Symbol für etwas, was schon ständig geschieht, nur nicht in einem so extremen Ausmaß? Was ist dann noch Krankheit, wenn der Einzelne darüber entscheidet, wie er in seinem leiblichen Erscheinungsbild, möglicherweise auch in seiner Seele, so verändert werden kann, daß er sein Interesse einlöst? Die Medizin wird auf diese Weise zum Dienstleistungsbetrieb an Interessen, die sie nicht mehr beurteilen, denen sie nur noch im Sinne bezahlter Dienstleistung entsprechen kann.

Ähnliche Verschiebungen gibt es auch im Begriff der Gesundheit. Ist Gesundheit im wesentlichen körperliche Funktionsfähigkeit, wie man lange angenommen hat, oder ist Gesundheit das Verfolgen des eigenen Glückes im subjektiven Interesse? In der amerikanischen Verfassung meint „pursuit of happiness" das Recht, seinem eigenen Glücksverlangen ungestört folgen zu können. Dann steht auch die Medizin als Dienstleistungsbetrieb in diesem Interesse.

Schließlich gibt es neben Gesundheit und Krankheit, neben Arztethos und Patientethos noch einen dritten Bereich, in dem eine Verschiebung stattfindet: der

---

5 Vgl. W. Wachsmuth, Die Zwiespältigkeit des Selbstbestimmungsrechts, in: Deutsche Medizinische Wochenschrift 107 (1982) 1527–8.

Bereich von Leben und Tod. Leben und Tod bedeuten heute nicht mehr das gleiche wie noch vor Jahrzehnten. Auf der einen Seite hat sich seit 1968 die Bestimmung des Todes als „Hirntod" durchgesetzt, die eine einschneidende Veränderung darstellte, weil nicht mehr das Zusammenwirken von Atemstillstand und Herzstillstand entscheidend war, sondern die Unfähigkeit des Menschen, zu denken und zu empfinden, die in der Großhirnrinde ihren Sitz hat. Man hat freilich nicht nur das Erlöschen der Funktion der Großhirnrinde für den Hirntod verantwortlich gemacht, sondern den Totalausfall des Gehirns, weil man sonst Menschen ohne Großhirn wie Apalliker schon zu den Toten rechnen müßte und sie quasi noch bei lebendigem Leibe beerdigen könnte. Man war nicht konsequent in der Frage des Hirntodes und hat eine Definition geschaffen, die pragmatisch funktioniert, vor allem für die Organtransplantation, weil man dann Menschen, die als Hirntote nicht mehr zu den lebenden Personen gezählt werden, Organe entnehmen kann. Dazu hätte es eine Alternative gegeben: die solidarische Vorausverfügung betroffener Menschen, im Falle eines vegetativ reduzierten Lebens um der Organtransplantation willen den eigenen Tod in Kauf zu nehmen.

Eine enge Todesdefinition hat ein Gefälle, das sich auch auf die Frage des frühen menschlichen Lebens ausdehnt. Eine Zeitlang hat es eine Diskussion darüber gegeben, ob man nicht analog zum Hirntod auch vom Hirnleben zu sprechen hätte. Das menschliche Leben beginne erst in dem Zeitraum, in welchem sich beim Fötus im Mutterleib die Großhirnrinde ausbildet, also ungefähr im dritten Monat; dies würde also auch bestimmten Fristenvorstellungen ganz gut entsprechen. Der Medizinethiker Hans Martin Sass hat diese Auffassung vertreten: Man solle den Lebensbeginn des Menschen mit der Ausbildung der Hirnfunktion, also der Möglichkeit zu denken und zu fühlen, in eins setzen.[6] Die Probleme solcher Definitionen sind von Johannes Hoff und Jürgen In der Schmitten dargestellt worden.[7] Am Beispiel des Erlanger Falles machen sie deutlich, weshalb der Hirntod kein wissenschaftlicher Begriff ist. Sie schlagen statt dessen vor, daß man das Erlöschen der Hirnfunktionen, des Atemkreislaufes, des Herzkreislaufes für ein integratives Todesverständnis zusammenzieht. Das hätte freilich bedeutet, daß die Erlanger Frau während der „Behandlung" lebte und nicht tot war. Sie beweisen diesen Begriff mit der Inkonsequenz der Hirntoddefinition. Sie sind aber weit entfernt davon, daraus für die Frage der Organtransplantation Schlüsse zu ziehen, weil es darin wiederum um eine andere Frage der Solidarität geht. Ihre Überlegungen sind auch von der Sorge getragen, daß der Erlanger Fall möglicherweise auch dazu dienen sollte, Schwellen bei uns zugunsten eines neuen Transplantationsgesetzes abzubauen. Danach sollte man nur noch die Möglichkeit haben, einen expliziten Widerspruch gegen die Organtransplantation am eigenen Körper zu erheben und nicht umgekehrt sein Einverständnis explizit bekunden zu müssen. Der vom philosophischen Ethiker Dieter Birnbacher in einem Leserbrief an „Die Zeit" erhobene Einwand gegen die jungen Tübinger Autoren, man müsse die operationalisierbare Todes*definition* („Hirntod") von der umfassenderen Todes*vorstellung* unterscheiden[8], greift nicht, weil es die Wechselwirkung zwischen Begriff und Vorstellung nicht gewichtet, damit hermeneutisch nicht reflektiert.

---

6 Vgl. Hirntod und Hirnleben = Bochumer Materialien zur Medizinethik 20, Bochum 1989.
7 Vgl. Die Zeit, Nr. 47, vom 13.11.1992, S. 56.
8 Vgl. Die Zeit. Nr. 50 vom 4.12.1992, S. 82.

Mir scheinen solche Begriffe wie Hirnleben oder Hirntod jedenfalls zu zeigen, daß sich unser Gesundheitswesen zentral verschiebt. Auch die Fragen nach der Zugehörigkeit zur menschlichen Personalität spielen eine ganz große Rolle. Wenn Singer, Hörster u. a. nicht alle Mitglieder der menschlichen Gattung als menschliche Personen betrachten, sondern nur diejenigen „gehirnlichen" Mitglieder, die ihr Interesse an Zukunft artikulieren können, wird ein neuer Dualismus zwischen Geist und Körper oder Hirn und Körper geschaffen. Daraus ergibt sich ein nur noch relativer Lebensschutz für Menschen, die zwar der Gattung Mensch zugehören, aber nicht im gehirnlichen Sinne Personen sind. Diese Diskussion spielt in der Medizinethik eine große Rolle, nachdem utilitaristische Ethiker die Person dadurch definieren, daß man sich selbst bewegen kann, ein Selbstbewußtsein hat und seine Zukunft selbst bestimmen kann.[9] Damit fallen z. B. Säuglinge noch nicht unter den Personbegriff. Extrem und auf Dauer behinderte Kranke fallen auch nicht mehr unter den Personbegriff. Ihnen gegenüber ist dann Pietät am Platze, aber nicht der verfassungsrechtliche Lebensschutz, von dem wir sprechen, wenn wir sagen, die Würde des Menschen ist unantastbar. Ich nenne diese Position „Personizismus", während die Vertreter dieser Position jeden, der die Zugehörigkeit zum Menschheitsgeschlecht bereits als Persondasein auslegt, als „Speziesisten" bezeichnen.

Speziesismus gegen Personizismus ist die zu führende Debatte.[10] Mein schärfstes Argument gegen den Personizismus ist, daß er sein eigenes Begründungsargument nicht konsequent durchzieht. Die Utilitaristen sagen nämlich, daß, wenn man schon die Zugehörigkeit zur Gattung Mensch als Personwürde betrachte, man die Tiere diskriminiere, die möglicherweise über eine bessere Gehirnlichkeit verfügen als manches defiziente Mitglied der menschlichen Gattung. Dem kann man aber entgegensetzen, daß ein Unterscheiden der Menschen in Personen und Nichtpersonen auch eine diskriminierende Wirkung hat. Wenn man also konsequent nach dem Diskriminierungsverbot vorgehen will, dann landet man in Widersprüchen.

Der Streit um Speziesismus oder Personizismus greift über die Medizinethik hinaus, und diese Fragen sind gesellschaftlich von größter Relevanz. Ihre Auswirkung auf die Euthanasie oder die Behindertenproblematik ist mit Händen zu greifen. Ich habe in einer Diskussion Peter Singer gefragt, ob er einer Mutter, die in der Sahelzone ein Kind gebiert, von dem anzunehmen ist, daß es aus Mangel an Muttermilch in den nächsten Tagen sterben wird, empfehlen würde, das Kind gleich nach der Geburt zu töten. Er hat diese Frage bejaht. Das ist auch eine Art Früheuthanasie. Wenn man so vorgeht, besteht die Gefahr, daß wir möglicherweise eine Großindustrie zur Frühtötung von Hungernden entwickeln, statt eine Großindustrie zu entwickeln, um Hungernde am Leben zu erhalten. Das sind Probleme, die miteinander verknüpft sind. Die Fragen unserer wirtschaftlichen, unserer sozialen und medizinischen Entwicklung sind miteinander verkoppelt. Das wird vielleicht im folgenden noch deutlicher.

---

9 Vgl. Peter Singer, Praktische Ethik, Stuttgart 1984, 101–128; Norbert Hoerster, Abtreibung im säkularen Staat, Frankfurt a.M. 1991, 24 ff. und dazu Dietmar Mieth, Recht auf Leben beschnitten, in: Evangel. Kommentare 26 (1992) 26–28.
10 Vgl. z. B. Jean-Pierre Wils (Hrs.), Streitfall Euthanasie, Singer und der ‚Verlust des Menschlichen' = Ethik und Unterricht, Tübingen 1991.

Interesse gegen Wertung

Einer der bekanntesten Medizinethiker in den USA, Tristram H. Engelhardt[11] („The Foundation of Bioethics", 1987), hat mehrfach in Vorträgen den Satz geprägt: „They have the right to do it, but what they do, is wrong." Sie haben das Recht, es zu tun, aber was sie tun, ist falsch. Wenn man z.B. sagt, eine Frau habe das Recht, einen Schwangerschaftsabbruch vornehmen zu lassen, etwa aus sozialer Indikation, dann sagt man, sie habe zwar das Recht, es zu tun, aber was sie tue, sei möglicherweise „objektiv" falsch. „Objektiv" heißt freilich hier bei Engelhardt nicht mehr als: nach den transsubjektiven Wertmaßstäben einer Wertegemeinschaft, z.B. von Religionen und Kirchen. Oder man sagt, jemand hat das Recht, eine Selbsttötung vorzunehmen, sie wird ja nicht bestraft, aber in einem bestimmten Fall, beispielsweise aus Liebeskummer, ist das, was er tut, möglicherweise falsch. Die Rechtfertigung des Handelns bezieht sich nur auf die Frage: Wer hat das Recht, etwas zu tun, und nicht mehr auf die Frage, ist es richtig, was er tut? Dieser Ansatz ergebe sich daraus, daß wir in einer pluralistischen Gesellschaft leben, in der es ganz unterschiedliche Wertungen gibt und in der wir dennoch miteinander Frieden halten müssen. Unterschiedliche soziale Lebenswelten, beispielsweise, ob man einer Kirche angehört oder nicht, haben einen Einfluß darauf, ob man einen Wertungszusammenhang teilt oder nicht teilt. So stehen die Moralerkenntnisse oft gegeneinander. Um diesen Konflikt friedlicher zu lösen, fragt man nicht mehr: Was ist richtig? sondern man fragt: Wer hat das Sagen? Wer entscheidet? Bei der Frage „Arztethos oder Patientenethos?" ist diese Verschiebung bereits zu erkennen. Diese Frage scheint mir falsch gestellt. *Beide,* Arzt und Patient, sollten gemeinsam das Richtige tun. Und das Richtige kann doch nicht einfach zur Disposition gestellt werden durch die Frage, wer hat denn nun das berechtigte Interesse, und wer ist dann das Subjekt der Entscheidung? Daß die Entscheidungsfrage nicht mehr nach vorgängigen Wertungen, sondern nach berechtigten Interessen geht, das kann man auch am „Erlanger Fall" aufzeigen. Wäre die Mutter am Leben, dann würde man sagen, das berechtigte Interesse liegt bei ihr. Sie hat das Sagen. Denn ihr Interesse am Überleben oder an Lebensqualität ist im Konfliktfalle zwar nicht höherrangig, aber durchsetzbarer, stärker also als das Interesse des werdenden Lebens. Da die Mutter als tot betrachtet wird, ist das stellvertretend geltend gemachte Interesse des ungeborenen Lebens, auch wenn man darüber eine Auseinandersetzung führt, ob es personales Leben ist oder nicht – immerhin verfügt es schon über eine ausgebildete Großhirnrinde, würde also auch unter Hirnleben fallen –, dieses Interesse am Überleben als größer anzusetzen als die Pietät gegenüber der im Sterbeprozeß befindlichen Frau. Aber wir sehen auch an dieser Überlegung, daß sofort gefragt wird, wer hat das berechtigte Interesse? Und es geht immer mehr darum, Interessen miteinander abzuwägen. In einer Ethik, in der es um den je größeren Nutzen für den Menschen geht, im Utilitarismus, ist es heute üblich geworden, Interessensabwägungen vorzunehmen. Das Problem der Interessensabwägung liegt darin, daß man von vornherein auf einen diese Interessensabwägung beendenden oder präjudizierenden Wertmaßstab verzichtet. Man verzichtet zwar nicht auf Werte, stellt sie aber unter das Interessensurteil.

---

11 Tristram H. Engelhardt, The Foundation of Bioethics, 1987. Vgl. zur Konzeption Engelhardts Klaus Steigleder. Die Begründung moralischen Sollens, Tübingen 1992.

Man könnte dagegen sagen: Es gibt Wertmaßstäbe in den menschlichen Beziehungen, im menschlichen Verhalten zu sich selbst, aber auch im gesellschaftlichen Handeln, die so hochrangig sind, daß wir sie nicht einfach dem Interesse von einzelnen Personen überlassen können.

Wenn wir uns dann in der Frage festbeißen, wer denn das berechtigte Interesse hat, z. B. bei einem Schwangerschaftsabbruch, kann die Antwort nur lauten: Die Frau, weil sie ja dem Kind viel näher ist als der Arzt. Wie soll der Arzt diesen Zusammenhang Frau/Kind objektivieren können? Aber indem wir das tun, sind wir schon in das Fahrwasser geraten, daß wir nur noch die Entscheidungsfrage, die Frage nach dem Subjekt der Entscheidung stellen und nicht mehr die Frage nach der Richtigkeit der Entscheidung. Auch die feministische Ethik bevorzugt im übrigen diese Frage nach dem Subjekt der Entscheidung.

Wie können wir heute noch so werten, daß wir darüber einen gesellschaftlichen Konsens finden? Die Beantwortung dieser Frage ist eine Voraussetzung dafür, daß wir über die Interessensabwägung hinauskommen. Ich will an dem Beispiel des Erlanger Falles verdeutlichen, wo hier ein Wertungsproblem vorliegt. Die Frage, wer das größere Interesse hat, ist zugunsten des Ungeborenen beantwortet worden, die Frage, wer das Sagen hat, ist in diesem Fall zugunsten der Ärzte beantwortet. Bei der Entscheidungsfindung hat kein Stellvertreter der Frau mitgewirkt. Vorher ist nur garantiert worden, daß, wenn das Kind geboren wird, die Großeltern es in Pflege nehmen. Das ist zwar eine Entscheidungs*voraussetzung,* aber etwas anderes als eine Entscheidungs*beteiligung.* Meine Frage lautet also: Gibt es eine konsensfähige Wertung, von der man hätte ausgehen können?

Die Endlichkeit des Menschen und das Verteilungsproblem

Diese Frage nach dem Richtigen über individuelle Interessen hinaus bedeutet, sich darauf einzulassen, daß wir als Handelnde endliche Menschen sind. Diese Frage reicht ins Theologische hinein. Was heißt, daß wir als Handelnde *Menschen* sind? Das heißt, daß wir als Handelnde endliche, begrenzte, sozial angewiesene und fehlerfähige Wesen sind. Um das zu erkennen, muß man nicht Theologe sein. Das ist allgemein einsehbar, auch wenn der Schöpfungsgedanke zur Einsicht hilft.

Was ergibt sich daraus, daß wir endliche, begrenzte, sozial angewiesene, fehlerfähige Wesen sind? Daraus ergibt sich, daß wir keine Entscheidungen fällen sollten, deren Folgen man nicht genügend überschauen kann. Bezogen auf den Erlanger Fall heißt das, die Frage der Überlebenschance und die Frage der Lebensqualität des Kindes ist für die Ärzte im Augenblick der Entscheidung nicht beantwortbar gewesen, weil es keinen Analogiefall ähnlicher Art gab, der über einen so langen Zeitraum hinweg als Muster hätte herangezogen werden können, und weil die bisher bekannte Höchstzeit, in der es gelungen ist, Hirntote am Leben zu erhalten, etwa 14 Tage betrug. Inzwischen sind längere Zeiten bekannt aus dem sog. „Stuttgarter Fall" und aus dem Fall von Oakland (AP vom 15.8.93), die zu Geburten führten, im Falle von Oakland nach 104–105 Tagen. Aber die Entscheidung der beteiligten Ärzte ging in Ungewißheit hinein. Unklar war schon die Frage der Anwendung des Hirntodes, der ja in einen bestimmten Funktionszusammenhang gehört, nämlich in den der Organtransplantation.

Am Beispiel dieses Falles zeigen sich bereits gewisse Unsicherheiten, die unsere Definitionen betreffen. Daneben gibt es Unsicherheiten, ob unsere Prognosen stimmen. Schließlich bestehen Unsicherheiten, ob die Rechte der betreffenden Personen richtig geklärt sind. Entwicklungsbiologen weisen darauf hin, daß der Zusammenhang zwischen Mutter und Kind in den ersten Monaten sehr intensiv ist. Wenn dieser physisch-psychische Zusammenhang gestört wird, kann dies nicht ohne Einwirkungen auf die Entwicklung von Personen bleiben. Wir wissen nicht, wie diese Einwirkungen sind, weil wir dieses Abenteuer noch nicht vollzogen haben. Wir können natürlich, wie Kolumbus, auf die hohe See starten und sagen, wir wollen nach Indien und unterwegs landen wir dann in Amerika, ein großer, aber nicht geplanter Erfolg. Ungefähr so ist diese Entscheidung zu sehen. Wir wissen nicht, wo wir landen werden; wir wissen nur die Richtung, in die wir wollen. Dabei taucht die Frage nach der Wertung auf: Müssen wir nicht, bevor wir Entscheidungen fällen, unsere eigene Existenz auf die Waagschale werfen? Wir sind nicht wie Gott, wir sind endliche und begrenzte Wesen. Und wenn wir endliche und begrenzte Wesen sind, was berechtigt uns dazu, ins Dunkle Entscheidungen über andere Menschen zu fällen, denen wir in keiner Weise mit unserem Wissen garantieren können, was das Ergebnis dieser Entscheidung sein wird? Die Frage nach dem Menschen wird in einer bloßen Abwägung von Interessen viel zu wenig gestellt. Die individuellen Interessen werden wie letzte erratische Blöcke genommen, die man nicht mehr überprüfen kann, ohne daß gesehen wird, daß die Träger von Interessen allesamt schwache Menschen sind: endliche Subjekte. Endliche Subjekte können doch nicht nur nach begrenzten Interessen, sondern sie müssen auch nach vorausliegenden Wertungen entscheiden.

Ich wollte damit nur an das Problem heranführen, ob wir nicht doch vorausliegende Wertungen brauchen, bevor wir uns fragen, wer in dieser Wertung nach wessen Interessen zu entscheiden hat. Damit will ich keineswegs das Entscheidungsrecht aufheben, das in einer Zwangslage das betroffene Subjekt hat, ich will nur deutlich machen, daß wir eine gesellschaftliche Diskussion über die Kriterien brauchen, die wir in solchen Entscheidungen voraussetzen. Diese Frage nach den Kriterien wird vielleicht noch deutlicher, wenn wir das Gesundheitswesen nicht nur in unserer Republik, sondern in einer globalen Perspektive, in einer Weltperspektive betrachten. Dazu ein Beispiel:

Vor drei Jahren war ich mit einer kleinen Gruppe katholischer Ethiker in Washington im National Institute of Health, wo die ersten Versuche in Gentherapie am Menschen gemacht wurden. Es war eine medizinische Gruppe unter der Leitung von French Anderson, der sich mit der Frage der Einschleusung gentechnisch veränderter Organismen in den Blutkreislauf beschäftigt, um dadurch eine genetisch bedingte Immunschwäche zu bekämpfen. Dabei stellte sich eine interessante Frage, was das Handeln ins Dunkel hinein betrifft. Auf dem Werbeplakat, das diese Arbeitsgruppe für die somatische Gentherapie verfaßt und verbreitet hat, stand: Wir werden auf diese Weise Aids bekämpfen können, wir werden Immunschwächen bekämpfen, wir werden Krebs bekämpfen können. Ich habe den leitenden Forscher French Anderson gefragt: „Wenn ich mir vorstelle, Ihr Projekt läge auf einer Skala von 1–100, und der Punkt 100 wäre die erfolgreiche Aidsbekämpfung, die erfolgreiche Krebsbekämpfung und die erfolgreiche Immunschwächebekämpfung mit Hilfe der somatischen Gentherapie: Auf welchem Punkt in dieser Skala von 1–100 befinden Sie sich jetzt mit Ihren

Versuchen?" Darauf gab er ungefähr den Bereich 1–5 an. Ich fragte ihn darauf, wieso er *dann*, wenn er Gelder und Unterstützung anwirbt, den Punkt 100 versprechen könne. Ob er die Möglichkeut habe, auf der Stufe 1–5 eine wissenschaftlich gesicherte Aussage über das Erreichen des Punktes 100 zu treffen. Er antwortete: „Die Möglichkeit habe ich nicht, aber ich *glaube* daran." Ich habe geantwortet: „Mit der Frage des Glaubens und der Glaubenskritik haben wir Theologen uns Jahrhunderte lang herumgeschlagen." Wenn also jemand weiß, was am „Glauben" kritisch ist, dann sind es die Theologen. Es wäre gut, wenn man die Frage des wissenschaftlichen Glaubens miteinander stärker diskutieren würde. Oder die Frage, inwieweit jenes Grunddatum, daß nämlich der Mensch ein endliches, begrenztes, sozial angewiesenes und fehlerfähiges Wesen ist, noch bei solchen Prognosen überhaupt eine Rolle spielt. Leben wir nur noch in einer illusorischen Welt von Versprechungen, die davon zehrt, daß es uns in der Vergangenheit immer wieder gelungen ist, Teile solcher Versprechungeh einzulösen? Aber heute wissen wir, daß mit der Einlösung solcher Fortschrittsversprechungen auch stets neue Probleme verbunden waren.

Dazu genügt es, einen Blick auf die Unfruchtbarkeits- und Fruchtbarkeitstechniken zu werfen. Auch in diesem Bereich tritt das Interesse an die Stelle der Wertung. Wer das berechtigte Interesse hat, und dies gilt für jedes betroffene, mündige Individuum, kann viele Mittel als Dienstleistung in Anspruch nehmen, um unfruchtbar zu sein. Ein anderer, der das berechtigte Interesse hat, kann viele Hilfsmittel in Anspruch nehmen, um fruchtbar zu werden. Das ist ein objektiv gesellschaftlicher Selbstwiderspruch. Man muß sich fragen: Wie wollen wir denn – ethisch, d. h. nicht gesetzlich, nicht unter Zwang –, daß eine Gesellschaft der Zukunft aussieht? Wie soll sie mit Fruchtbarkeit und Unfruchtbarkeit umgehen? Wollen wir etwa einer Vision folgen, wie sie die Verkürzung der Verweildauer im Mutterleib zwischen Reagenzglas und Brutkasten heraufbeschwört: die endgültige Frauenbefreiung als Befreiung von der Möglichkeit, schwanger sein zu können? Dann wären die Frauen endlich wirklich gleichberechtigte Wirtschaftssubjekte und Dienstleistungssubjekte, sie brauchen dann alle diese Subsidien nicht mehr wie Schwangerschaftsurlaub, Mutterschutz und Erziehungsgeld, Familienzeiten und entsprechende Hilfen. Möglicherweise wird man ja dann den Männern einen Brutkasten unter die Röcke binden können, um die endgültige Solidarität der Geschlechter zu erreichen. Das sind im Augenblick noch völlig abstruse Visionen, aber sie sind dazu geeignet, an uns die Frage heranzuführen: Was für eine Gesellschaft wollen wir gemeinsam in Zukunft sein?

Zurück zu French Anderson und der somatischsen Gentherapie. In unserer Gruppe war auch ein Bischof aus Manila von den Philipinen. Dieser vertrat folgende Position: Ich sehe ein, daß man alles tut, um Menschen, die unter Immunschwäche leiden, möglicherweise in Jahrzehnten mit viel Aufwand eine Therapie zur Verfügung zu stellen. Aber ich sehe ständig das dafür eingesetzte Geld vor mir und frage mich, welche Effizienz es in der Gesundheitsfürsorge auf den Philippinen hätte, wo Menschen in weitaus größerer Zahl an sehr einfachen Krankheiten sterben.

Das ist das *Verteilungsproblem*. Immer mehr werden wir in der medizinischen Ethik und im weiteren Kontext der Sozialethik vor Fragen der Verteilung gestellt. Wollen wir die Mittel mehr für die Vorsorge oder mehr für die Reparatur, mehr für die Grundversorgung oder mehr für sehr spezifische Problemlösungen verteilen? Natürlich ist das keine sich ausschließende Alternative. Wenn es eine sich im Letzten ausschließende

Alternative wäre, würde man Spitzentechnik aufgeben und dann auch in der Breitenversorgung stagnieren. Davon kann keine Rede sein. Die Menschen, die therapiebedürftig sind, haben auch einen Anspruch auf Therapie. Aber wir haben inzwischen wenigstens in einigen Bereichen gelernt, auch nach Ursachen zu fragen und zu forschen. Das ist doch ein gewaltiger Verteilungsfortschritt. Die globale Perspektive stellt eine gewisse Hilfe dazu dar, daß wir unsere eigenen Verteilungsprobleme im Gesundheitswesen besser erkennen können.

Die transsubjektiven Kriterien

Wenn man nach Kriterien fragt, die als Grundregeln vor allen Äußerungen von einzelnen Interessen gelten, dann ist zunächst einmal das Verhältnis des Menschen zum Menschen gefragt. Was heißt es denn, daß wir von der Würde der menschlichen Person sprechen und daß wir diese Würde nicht nur uns selbst zuerkennen, sondern daß wir einen Anerkennungsakt gegenüber der gleichberechtigten Würde anderer menschlicher Personen setzen? Wie der amerikanische Philosoph Alan Gewirth (*Reason and Morality,* Chicago 1979) nachzuweisen versuchte, beruht diese Anerkennung darauf, daß wir im zwischenmenschlichen Bereich nicht handeln können, ohne den Menschen, die von unserem Handeln mitbetroffen werden, mindestens die gleiche Freiheit zuzugestehen wie uns selbst. (vgl. dazu K. Steigleder, *Die Begründung menschlichen Sollens,* Tübingen 1992). Indem wir ihnen die gleiche Freiheit zu handeln zugestehen wie uns selbst, müssen wir ihnen auch die gleichen Rechte zugestehen. Daraus ergibt sich die Regel: „Handle stets in Übereinstimmung mit den fundamentalen Freiheiten und Rechten deiner eigenen Person sowie aller anderen Personen, die von deinem Handeln betroffen werden." Ein solches Prinzip entspricht unserer Alltags*ethik.*

Es entspricht freilich nicht unserem Alltags*handeln,* denn wir handeln ja oft gegen unsere ethischen Überzeugungen. Aber wir können kaum in unserem Alltag ein Urteil über gut und richtig fällen, ohne daß wir von einem solchen Prinzip ausgehen. Dieses Prinzip liegt *vor* allem Einzelinteresse und *vor* aller Frage, wer denn nun in einem konkreten Fall das Sagen und die Entscheidung hat. Alan Gewirth nannte es das Prinzip der konstitutiven Konsistenz.

Ein *zweites* Prinzip hat eine ähnlich konstitutive Bedeutung. Es geht um das *Weltverhältnis* des Menschen. Es gibt ja nicht nur das zwischenmenschliche Verhältnis, sondern auch das Weltverhältnis. Nach Erich Fromm steht neben der zwischenmenschlichen Sozialisation die Assimilation von Welt. Dieses Weltverhältnis des Menschen geht durch ihn selbst hindurch. Im Weltverhältnis wird erst offenkundig, was er als Person ist. Wenn wir von unserem menschlichen Dasein die leibliche Erscheinung abspalten würden, dann wäre unsere Individualität, unsere Unauswechselbarkeit nicht mehr sichtbar. Die Tatsache, daß wir mit unserer leiblichen Ausdehnung, mit unserem Erscheinungsbild in der Welt sind, ist zugleich auch dafür konstitutiv, wie wir uns als Person in dieser Welt bewegen. Unser Leib ist als *ganzer* Person, nicht nur unser Hirn. Wenn das so ist, dann ist die Weltverhältnisregel (zugleich die Umweltregel) für das menschliche Handeln: „Handle stets so, daß die Erhaltung, Entfaltung und Gestaltung deiner eigenen Leiblichkeit in ihrer Umwelt möglich ist." Wir wissen alle angesichts der ökologischen Probleme, daß alles, was der Umwelt schadet, auch uns als Leib schadet. Die Verantwortung gegenüber unserer Leiblichkeit ist nicht zu fassen, wenn wir nicht zugleich unsere Verantwortung auch als ökologische und gesundheitliche Verantwortung begreifen. Das ist die Regel für das *Welt*verhältnis des Menschen.

Drittens gibt es noch eine Grundregel für das *Zeit*verhältnis des Menschen, die gerade angesichts einer immer ständig beschleunigten Zeit wichtig ist, wenn sie auch vielen Tendenzen zur Beschleunigung der Zeit widerspricht. Hermann Lübbe hat darauf hingewiesen: Gegenwart gibt es fast nicht mehr in unserer Zeit. Die Verweildauer der Gegenwart wird immer kürzer, weil immer schneller die Vergangenheit über die Zukunft hereinbricht. Die Beschleunigung des Veraltens des Neuen ist immer größer, in einer Medienwelt ist das Neue von heute der Schnee von gestern. Diese Beschleunigung bringt es mit sich, daß wir in der Gegenwart wenig Reflexionszeit haben. Die Zeit fährt über uns hinweg. Aus dem, was wir heute für neu halten, entsteht in kürzester Zeit das Museum. Angesichts des beschleunigten Zeitschwundes bedürfen wir der *Verlangsamung* und einer ethischen Regel, um mit unserer Zeit richtig umgehen zu können. Diese ethische Regel, die *Problemlösungsregel,* lautet: „Man soll Probleme nicht so lösen, daß die Probleme, die durch die Problemlösung entstehen, größer sind als die Probleme, die gelöst werden." Diese unmittelbar einsichtige Regel bedeutet eine Verlangsamung der Zeit. Denn wenn ich darüber nachdenken will, ob die Problemlösung nicht größere Probleme schafft, als sie löst, brauche ich Zeit. Das heißt, ich gerate in Zwiespalt mit der Beschleunigung im wirtschaftlichen, im wissenschaftlichen, im technischen und im medizinischen Fortschritt. Die Akzeleration des medizischen Fortschrittes erlaubt es nicht, die Problemlösungsregel einzuhalten. Auf der anderen Seite sind wir in unserer Alltagsethik auf die Problemlösungsregel verwiesen. Sie ist allgemein einsichtig. Jedem Mann und jeder Frau ist klar zu machen, daß man z. B. Beziehungsprobleme oder Erziehungsprobleme nicht so lösen kann, daß daraus größere Probleme entstehen als das Problem, das gelöst wird. Man kann diese Probleme auch nicht auf eine Zukunft hin verschieben und dann sagen, die Zukunft wird diese Probleme schon lösen. Wir müssen uns die Zeit nehmen zu überlegen, welche Probleme wir durch eine Problemlösung produzieren. Das ist eine ethische Regel, die dem Fortschrittskriterium im Sinne der Prämierung von Akzeleration diametral entgegensteht. Wenn Wissenschaftler auf die Problemlösungsregel mit Widerstand reagieren, weil sie sonst ihre Wissenschaft nicht mehr so weiterbetreiben können, dann lautet die Antwort des Ethikers: ändert den Wissenschaftsbetrieb. Das erscheint als abenteuerlich. Aber viel abenteuerlicher ist es, daß wir den Wissenschaftsbetrieb so beschleunigen, daß wir mit unserer Reflexionszeit nicht mehr mitkommen. Welche Probleme werden denn aus Problemlösungen entstehen, die bereits jetzt praktiziert werden? Haben wir uns die Frage nach den Folgen der Problemlösung angesichts unserer eigenen Endlichkeit und Selbstbegrenzung gestellt? Wird diese Endlichkeit und diese Selbstbegrenzung unseres Handelns überhaupt noch zureichend wahrgenommen?

Ich möchte mit diesem Durchgang durch sozialethische Probleme der Medizin eine Bewußtseinsverschiebung erreichen. Wir dürfen die ethischen Probleme, die die Medizin heute stellt, nicht in den Bereich des berufsspezifischen Handelns abschieben und sie nicht einfach den dort handelnden Personen überlassen, sondern müssen sie, da es Probleme unserer eigenen Zukunft sind, in gemeinsamer Verantwortung angehen.

8. Betrachtungen aus der Sicht eines Publizisten

Zwischen Zeitgeist und traditionellen Werten – aus der Sicht eines Publizisten

H.-J. Fischer

Mit einiger Beklemmung wage ich mich an das mir gestellte Thema, habe ich doch gestern und heute wissenschaftliche Experten zu verschiedenen Fragen unter dem Generaltitel „Möglichkeiten und Grenzen der Medizin" sprechen hören. Mit Bewunderung und mit etwas Neid. Mit Bewunderung wegen der immensen Belehrung für einen medizinischen Laien. Mit etwas Neid, weil sich da wissenschaftlich hochqualifizierte Fachleute zu klar umgrenzten Fragen äußern durften. Sie konnten souverän mit, wie es Descartes für jeden Fortschritt im Denken forderte, „klaren und bestimmten Ideen", mit experimentell bestätigten Ergebnissen und sich daraus ergebenden Schlußfolgerungen hantieren.

Nun mute ich Ihnen ein Thema zu, das fast als „Wort zum Sonntag" durchgehen könnte. Ganz im Gegensatz zu dieser scheinbar verharmlosenden Zuordnung bin ich jedoch der Überzeugung, daß diese Überlegungen alles andere als eine verbindlich-unverbindliche Erbauungspredigt darstellen. Sie sind meiner Meinung vielmehr eines der zentralen Themen unserer Gesellschaft, von der nichts weniger als unser Überleben abhängt – und werden es immer mehr.

Das mag zunächst verblüffen. Denn den Wissenschaftler erfüllt sofort mit Verdacht, daß ihm eben nicht „klare und distinkte Begriffe" vorgelegt werden. Und um solche handelt es sich zweifellos bei „Zeitgeist" und „traditionellen Werten". Ich begebe mich dazu noch auf dünneres Glatteis, wenn ich zunächst beide Begriffe, „Zeitgeist" und „traditionelle Werte", in ihrer ganzen verschwimmenden Vagheit konzediere. Ein jeder möge sich vorerst dabei denken, was ihm einfällt und beliebt. Ich bin sicher, daß uns dennoch ein kleiner gemeinsamer Nenner bleibt, von dem aus eine erste Verständigung möglich erscheinen kann. Vielleicht muß es gar nicht mehr sein.

Zunächst erscheint es mir notwendig, dieses Spannungspärchen, „Zeitgeist" – „traditionelle Werte", von einem Diskussionsklischee zu lösen. Denn nur zu leicht trifft man heute – natürlich von Publikum zu Publikum, von Leserschaft dieser und jener Zeitung, dieser oder jener Wochenzeitschrift, dieses oder jenes Nachrichtenmagazins verschieden – auf eine frohgemute Bereitschaft, über den Zeitgeist zu klagen, doch auch auf eine fast noch stärker ausgeprägte, sich diesem und seinen offensichtlichen Annehmlichkeiten willig hinzugeben. Sollte das paradoxerweise schon zum Zeitgeist gehören, über ihn die Nase zu rümpfen, aber ihm doch willig zu folgen? Zugleich mehren sich heutzutage Stimmen, die traditionellen Werten, was immer darunter zu verstehen sei, wieder mehr Raum geben wollen. Ich konstatiere das, ohne jedoch als Vertreter einer Zeitung, die sich nicht die Revolution aufs Panier geschrieben hat, die

Renaissance traditioneller Werte herbeiwünschen zu wollen oder zu können. Der Wunsch als Vater des Gedankens hat nicht immer reale Zeugungskraft.

Ich will mich nicht diesem Klischee des verführerischen und zugleich beargwöhnten Zeitgeistes beugen. Und ich kann nicht über den Zeitgeist klagen. Denn nach meinem Konzept ist er – anthropologisch gesehen – das dem Menschen notwendige Verhaltensbündel oder dessen Reflex, die kurzfristige Anpassung und erzwungen rasche Antwort auf die Erfordernisse des Daseins. Ich wiederhole, daß ich damit keine Definition versuche, geschweige denn eine, die einer wissenschaftlichen Nachprüfung, soziologischer und psychologischer Art, für das soziale und seelische Verhalten des einzelnen, der Familie oder Gruppe standhalten könnte. Es ist nicht mehr als ein Erklärungsversuch, um dem fast paradox ambivalenten Charakter des Zeitgeistes beizukommen. Das wichtigste daran ist mir das Wörtchen „kurzfristig" – wobei die Spanne zwischen Sekunden und Jahren schwanken kann. Die Tatsache, daß der Untertitel dieses Symposiums, „Anlaß zur Situationsanalyse", Bezug nimmt zu „175 Jahre Akademische Chirurgie Heidelberg" und zu einem runden Geburtstag, dem 60. von Professor Christian Herfarth, ist dafür Bestätigung.

Ich hoffe, daß ich mit dieser Bestimmung „kurzfristig" nicht nur die verschiedenen Vorstellungen von Zeitgeist an eine Leine habe legen können, sondern damit eben diesen kleinen gemeinsamen Nenner für die verschiedenen Phänomene des Zeitgeistes gefunden habe. Denn um sogleich einen weiten Bogen zu schlagen: Unter Zeitgeist kann man ebenso verstehen, daß man in Hamburg plötzlich in eine ganz bestimmte Kneipe geht, die eben „in" ist, daß in Berlin auf einmal der Prenzlauer Berg, zeitgeistgemäß korrekt muß es liebevoll „Prenzlberg" wegen des so schön Kaputt-Schrägen lauten, aber auch, über Waldsterben, Überbevölkerung und Ökologie hinweg, daß seit gut zweihundert Jahren, seit der Aufklärung der Zeitgeist die Erziehung des Menschengeschlechts empfiehlt, besonders in Deutschland.

Unser verehrter Dichter Gotthold Ephraim Lessing hat es uns zum Beispiel in hundert Paragraphen eingeschärft. Wenn gefragt wird, was daran menschlicher Zeitgeist sei, so muß ich darauf verweisen, daß jahrhundertelang das Christentum die „Erlösung" des Menschengeschlechts zu glauben und anzunehmen gelehrt hat, also die Überzeugung, daß für die Menschheit das Heil nicht aus ihr selbst entsteht, sondern von einem anderen, von oben gegeben wird. (Es wurde in diesem Kontext soeben auf die Bedeutung der Reformation verwiesen; dem kann ich, aus Rom kommend, nur zustimmen.) Ich habe diese extremen Beispiele angeführt, damit wir die ganze Spanne dessen ausmessen können, was Zeitgeist unter Umständen bedeuten kann.

Denn jede Zeit bringt ihren Geist hervor, um den Menschen einer bestimmten Epoche die Erfordernisse des Daseins zu erleichtern. Ich verwende dieses Wort „erleichtern" nicht ohne Vorbehalt, erst recht nicht in abwertendem Sinn. Ich meine, der Mensch hat ein Recht darauf, sich die Schwere des Daseins, sich die Anforderungen des Zusammenlebens in der Gesellschaft zu erleichtern. So tun wir also dem Zeitgeist nicht Unrecht, wenn er uns in die bequemere Richtung des Lebens zu wehen scheint.

Man müßte unter diesem Aspekt einmal jene Strömungen der europäischen Geistesgeschichte untersuchen, die als die leichteren Gegenbewegungen gegen die ihnen vorauslaufenden strengeren Philosophien bekannt sind, die Sophisten etwa, gegen deren Überlieferungskünste ein Sokrates die unüberbietbare Schärfe seines Freitodes im Gehorsam zu den Gesetzen stellte, oder die Nominalisten, welche die Kathedralen des mittelalterlichen Geistes durch Einzeluntersuchungen auf das Maß des Durchschnittsmenschen brachten.

Ich würde Ihnen nur allzu gern aus meinem wissenschaftlichen Stammgebiet, dem der Religionsphilosophie, einige Beispiele dafür geben, wie etwa der Zeitgeist der Aufklärung die Inhalte der christlichen Religion über verschiedene Stationen hinweg langsam „aufgelöst" hat. Ich verwende hierbei einen Begriff von Ludwig Feuerbach in jener mehrfachen Bedeutung, die in seiner Folge bis auf den heutigen Tag Schule gemacht hat: „auflösen", wie man ein Rätsel auflöst, aber auch „auflösen", wie sich Zucker in Wasser auflöst, indem er zu verschwinden scheint. Wenn wir heute in öffentlichen Diskussionen den Gehalt von zwei Jahrtausende alten christlichen Glaubenssätzen, der Auferstehung Jesu oder der Jungfräulichkeit Mariens etwa erläutert erhalten, so darf man vermuten, daß auch da mehr der Zeitgeist am Werke ist als das geduldige Bemühen darum, der theologischen Substanz, dem Wort von und über Gott darin nachzuspüren.

Ich glaube, diese kleinen Ausflüge in Philosophie und Theologie sind einem Publizisten erlaubt, der als Korrespondent der „Frankfurter Allgemeinen Zeitung" in Rom arbeitet. Aber in Rom arbeiten, den Atem von Jahrhunderten zu spüren und angesichts der Säulen des Forum Romanum von der Kurzlebigkeit vieler Meinungen überzeugt zu sein, bedeutet nicht, in einem Wolkenkuckucksheim die gesellschaftlichen Entwicklungen und Umbrüche in Deutschland zu verschlafen. Als Beleg für den Zeitgeist in Deutschland darf man wohl mit Fug und Recht das Nachrichtenmagazin „Der Spiegel" und die „Wochenzeitung für Politik, Wirtschaft, Handel und Kultur", „Die Zeit", nehmen, übrigens beim ersten in besonderer Weise die Werbung, die man in ihrer vielgestaltigen Buntheit auf die Schlichtheit von drei Worten reduzieren kann: „Ich will, deshalb ...". Auch so drückt sich Zeitgeist aus.

Um so nachdenklicher stimmt, daß diese beiden Institutionen der öffentlichen Meinung in Deutschland nachdenklich geworden sind. Als Beleg greife ich drei Titelgeschichten des „Spiegels" auf, in der dieser am 11. Januar 1993 über „Die schamlose Gesellschaft", am 17. Mai 1993 über „Die kinderlose Gesellschaft" und am 14. Juni 1993 über den Zusammenbruch unseres Schulsystems, kaputte Lehrer und kranke Kinder, klagte. Folgt man dem Duktus dieser Artikel, so besteht kein Zweifel mehr: Der Zeitgeist, vielleicht ein mißverstandener, vielleicht aber auch ein als bare Münze genommener, hat offenbar zu Fehlentwicklungen geführt.

Wenn die Schamlosigkeit in Deutschland dem „Spiegel" zuviel wird, dem die Freiheit der Sexualität heilig war, wenn er in Schulen und Universitäten mit den Personen Prinzipien zusammenbrechen sieht, die er vor kurzem noch selbst gepredigt hat, wenn er die Einwände von Wohlstandseltern gegenüber dem Nachwuchs am Schluß mit einem Liebesbekenntnis zu Kindern hinwegfegt, so muß mit dem Zeitgeist etwas geschehen sein. Denn sexuelle Revolution und Emanzipation, Selbstverwirklichung des einzelnen, antiautoritäre Erziehung und Bildungsreform waren – oder sind sie es gar noch? – Inkarnationen des Zeitgeistes.

Noch einen Kronzeugen möchte ich anführen, jenen deutschen Journalisten, der „Die Zeit" als Flaggschiff des gehobenen deutschen Zeitgeistes mitetabliert hat und der nicht wenige intellektuellen Irrtümer der alten Bundesrepublik mitgemacht hat. Theo Sommer führte in der „Zeit" vom 21. Mai 1993 beredte Klage unter dem Titel: „Krause, Streibl, Steinkühler: Die Bürger rümpfen die Nase – doch es stinkt nicht nur

in der Politik." Unter der kraftvollen Schlagzeile: „Ein Abgrund von Doppelmoral"
schreibt Sommer: „Wir leben in einer neuen Zeit mit neuen Herausforderungen.
Diese werden sich nur bewältigen lassen, wenn wir uns von der Egozentrik des zurück-
liegenden Vierteljahrhunderts verabschieden – von der moralischen Eigenbrötelei der
Achtundsechziger-Rebellen ebenso wie von der unmoralischen Selbstsucht der Acht-
ziger-Yuppies. Was not tut, ist ein neuer Gemeinsinn, der den Individualismus verwur-
zelt in der Gemeinschaft, nicht bloß in der Gesellschaft; in dem Bürgerrechte aufs
neue verknüpft sind mit Bürgerpflichten; der wieder Raum schafft für den Minimal-
konsens über bürgerliche Tugend und individuelle Haltung."

Haben wir – Theo Sommer auf seine Weise und ich mit ihm – damit schon die Brücke
geschlagen zu den traditionellen Werten? Zu Werten, die einst und nicht nur von dem
SPD-Politiker Oskar Lafontaine als „Sekundärtugenden" verspottet wurden, ja sogar
ein für allemal entwertet werden sollten, weil mit ihnen „Auschwitz möglich" war? Auch
hier will und kann ich nicht eine materiale oder formale Definition dessen geben, was
„traditionelle Werte" sind oder besagen. Ich vertraue auf Ihr Mitdenken, darauf, daß
Ihnen dazu Sprichworte wie „Ehrlich währt am längsten", oder „Lügen haben kurze
Beine", aber auch die vier Kardinaltugenden „Klugheit, Gerechtigkeit, Tapferkeit und
das rechte Maß" einfallen oder die theologischen, „Glaube, Hoffnung und Liebe".

Wie gesagt, ich kann dazu nichts Inhaltliches ausführen und auch nicht mich darüber verbreitern, warum zum Ende des zweiten Jahrtausends der traditionelle Werte-
Katalog des Abendlandes in den westlichen Industriegesellschaften offensichtlich in
ambivalentem Ansehen steht; in Deutschland in besonderer Weise, ob das nun an
Nietzsche oder am Nationalsozialismus liegt. Auch hier sollte man sich jedoch davor
hüten, all das für bewährte, bewunderte Praxis zu halten, was gegen die tradierten
Tugenden öffentlich propagiert wird. Die Halb- und Scheinwelt unserer Medien
bedarf einer viel gründlicheren Skepsis als so viele scheinbare oder wirkliche Fehler
der „Autoritäten", etwa der „Institution Kirche".

Aber eines muß sogleich zurechtgerückt werden, was sich gerade bei dem Begriff
„Werte" häufig in die Diskussion einschiebt. Man spricht oft von Werten, als ob es sich
dabei um eine nette, doch nicht unbedingt notwendige Zutat zu den harten Realitäten
des menschlichen Lebens handelt, wie wenn am Feiertage man noch einen Klecks
Sahne auf den Daseinskampf gibt. Das Gegenteil scheint mir zuzutreffen. Werte wurden in allen Gesellschaften der Menschheitsgeschichte erprobt und etabliert, als menschliche und göttliche Gesetze und Gebote ausgegeben und ihr Übertreten unter
Strafe gestellt, weil sie die Existenz des einzelnen und das Zusammenleben aller
sichern sollten.

Nur, mit einem Unterschied, und damit spanne ich den Bogen zu dem, was ich als
Kennzeichen des Zeitgeistes skizziert hatte: Die „traditionellen Werte" empfehlen
sich nicht durch ihre kurzfristige Einsehbarkeit, noch durch ihre unmittelbare Lebens-
erleichterung. Ihre Verwirklichung setzt immer Mühe und Bemühen voraus. Oder, um
es mit Robert Musil zu sagen, der in einem Bild, in einem römischen Sommer
geschrieben, „Das Fliegenpapier", „das Bedürfnis einer gegenwärtigen Sekunde"
„den mächtigen Dauergefühlen des Daseins" gegenüberstellt und formuliert – ich
wandle es leicht ab –, der Zeitgeist „ist der Augenblick, wo ein Kletterer wegen des
Schmerzes in den Fingern freiwillig den Griff der Hand öffnet, wo ein Verirrter im
Schnee sich hinlegt wie ein Kind".

Gerade als Vertreter einer als konservativ eingestuften Zeitung, gerade als genauer Beobachter einer Institution wie der katholischen Kirche in Rom kann ich mich mit einem kurzen Anreißen eines riesigen Komplexes begnügen. Nur ein Beispiel aus der Theologie- und Kirchengeschichte möchte ich nennen, um das Gegenspiel von Zeitgeist und traditionellen Werten zu illustrieren.

In der Enzyklika „Qui pluribus" vom 9. November 1846, also zwei Jahre vor den großen europäischen Revolutionen und der Veröffentlichung des Kommunistischen Manifests, verdammte Papst Pius IX. mit anderen Errores saeculi, Irrtümern des Zeitgeistes, auch den Kommunismus als „eine dem natürlichen Recht (des Menschen) zu höchst widerstreitende Lehre", „weil, einmal angenommen, durch diese Ideologie die Rechte aller, die Angelegenheiten, das Eigentum und die ganze menschliche Gesellschaft insgesamt von Grund auf umgestürzt würden". Wir wissen, daß dieses Papsturteil, dem sich Christen aus allen Kirchen, freilich nicht alle, anschlossen, die Menschheit eineinhalb Jahrhunderte nicht von einem gigantischen Irrweg bewahrt und der Kirche auch nicht den Ruf des unbestechlichen und daher zu befolgenden Zeitrichters eingetragen hat.

Wie aber wird denn nun in der nächsten Zukunft der offenbar unvermeidliche Antagonismus zwischell „Zeitgeist" und „traditionellen Werten" in Deutschland und in der Welt ausgehen? Auch hier muß ich mich auf wenige Ausblicke beschränken, die alle nicht ihren Ausgangspunkt in der Hoffnung auf einen sich selbst tragenden moralischen Aufschwung haben. Die Rückkehr zu traditionellen Werten oder, vorsichtiger ausgedrückt, ihre stärkere Berücksichtigung geschieht nicht aus Sonntagsgefühlen heraus, sondern wenn, dann nur unter Zwang. Aus der Erfahrung des politischen Journalisten muß ich hinzufügen: Reformen werden selten von jenen energisch vorangetrieben und glücklich abgeschlossen, die Einsicht in ihre Notwendigkeit besitzen, sondern von jenen, die daraus Vorteil ziehen.

1. Zunächst: Die Stürme des Zeitgeistes haben nachgelassen. In den westlichen Industriegesellschaften haben wir gegenwärtig nichts der geistigen Situation in den sechziger und siebziger Jahren Vergleichbares. Im Jahr 1993, ein Vierteljahrhundert nach der Achtundsechziger-Revolution, hören wir, daß einige Protagonisten von damals sich zur „Generation der Gescheiterten" erklären, so nachzulesen in der „Zeit" vom 9. April 1993, daß Professoren, die damals mit Enthusiasmus den Aufbruch in verschiedenen Bereichen befördert oder begleitet haben, deutlich auf Distanz gegangen sind zu den Idealen von einst. (Dazu gehört übrigens auch der Präfekt der Vatikanischen Glaubenskongregation, der deutsche Kardinal Ratzinger, der jedoch nur im innerkirchlichen Bereich halbwegs zu einem – und da zu einem heftig kritisierten – Konvertiten geworden ist; im Verhältnis zwischen Kirche und Gesellschaft ist er nämlich der Kritik der 68er an der Gesellschaft erstaunlich treu geblieben; allerdings honorieren ihm das heute weder die „Linken" noch die „Rechten".)

2. Damit hängt zusammen, daß sich Zeitgeist schnell verbraucht. Nun sinnen zwar heutzutage ungewöhnlich viele Leute ständig darüber nach, wie er zu erneuern ist, wie eine Mode die andere ablösen kann. Doch der Verfall, die Schnellebigkeit der Trends beschleunigt sich. Der Blick ist auch dafür geschärfter, daß jene, die Trends und Mode propagieren, die für Abwechslung in den gesellschaftlichen Positionen sorgen, die

Meinungsführer und Image-Macher, weniger die Erziehung des Menschengeschlechts oder den Fortschritt der allgemeinen Moral im Kopf haben, als sich selbst. Das schlägt zurück.

3. Mir scheint, daß langsam, langsam auch die Bürger, die natürlichen Träger traditioneller, d. h. kurzfristiger und nicht unbedingt bequemer Werte, wieder Tritt fassen und zu einem stärkeren Selbstbewußtsein gelangen. Wenn man 1968 den Professoren entgegenschleudern konnte: „Unter den Talaren den Muff von tausend Jahren", und viele damals geknickt in sich gingen, so würde man sich heute davon wohl nicht so leicht ins Bockshorn jagen lassen.

4. Natürlich ist der Bürger am Beginn des 3. Jahrtausends in erster Linie nicht mehr das idealisierte „Zoon politicon", das um das Gemeinwohl besorgte, sich für den Staat und die Allgemeinheit aufopfernde „Ens sociale", sondern der Bürger als wirtschaftliches Subjekt, der Steuerzahler, der Produzierende, der unter den Bedingungen knapper Ressourcen Operierende, auch der Arbeitslose, der Not bewältigen muß. Da darf man sicher sein, daß dieser Bürger als „Ens oeconomicum" traditionelle Werte wiederentdeckt, da es eben nicht mehr darum geht, im direkten und übertragenen Sinne, sich kurzfristig auf leichte Weise des Abfalls am nächstbesten Ort zu entledigen oder schnellen Ertrag auf Kosten anderer zu gewinnen und dies alles einem omnipotenten und omnisolventen Sozialstaat zu überlassen, sondern langfristig Vor- und Entsorge auf eigene Kosten zu treiben. (Der „Spiegel" lieferte mir dafür eine willkommene Bestätigung: In den Vereinigten Staaten gebe es eine neue Ethikwelle, weil, kurz gesagt, Unmoral eine Volkswirtschaft auf lange Sicht zu teuer kommt. Wohlerzogene Jugendliche, zuverlässige, ehrliche Arbeiter ... darin liege die Zukunft der Gesellschaft, nicht in Karriere um jeden Preis, die andere bezahlen müssen. Resümee: „Ethik ist kein Luxus. Sie ist der unverzichtbare Notproviant auf dem Weg ins nächste Jahrtausend.")

5. Der Ruf nach diesen traditionellen, sich wirtschaftlich niederschlagenden Werten wird in Westeuropa und den Vereinigten Staaten lauter, weil die ökonomische Konkurrenz aus Südostasien immer mächtiger auf den Plan tritt und den Wohlstand der westlichen Gesellschaft bedroht. Daß hinter dem Erfolg der südostasiatischen Länder, nicht nur Japans, auch Moral steckt, hat etwa das amerikanische Nachrichtenmagazin „Time" vor kurzem in einer Titelgeschichte über diesen „Konfuzius-Gürtel" im südöstlichen Asien beschrieben. Mit antiautoritärer Erziehung, der Verweigerung von Leistungen und einer schrankenlosen Verherrlichung des Individualismus wird man kaum mehr das Bruttosozialprodukt gegen Konkurrenz erhöhen können.

6. Diese Überlegungen, aber auch die Auseinandersetzung zwischen Nord und Süd, zwischem dem reichen Teil des Globus und dem überbevölkerten südlichen, zwischen dem gesunden und dem kranken Teil der Weltbevölkerung, und dazu die mehr oder weniger stark empfundene Bedrohung oder zumindest der Druck aus dem islamisch-arabischen Raum werfen die Europäer auch auf die Frage zurück, wie es mit der eigenen Identität bestellt sei, ob zu den traditionellen Werten ihres Kulturraums auch genuin christliche gehören oder nur säkularisierte eines allgemeinen Welt- und

Menschheitsethos, das unter Belastung gewöhnlich kaum standhält. Unsere proklamierte Universal-Solidarität endet schnell, wenn es ernst wird. Hier sind dann keine Zeitgeist-Lösungen mehr gefragt, sondern Werte als gültige Daseinsregeln, die durch Geschichte und beständige Kulturräume tradiert wurden, die auch von Menschen und Institutionen glaubwürdig bezeugt werden. Auf diese wird es ankommen.

Lassen Sie mich schließen mit einem Tribut an den Genius loci, mit einem Wort des Dichters Friedrich Hölderlin aus seinem Gedicht „Der Zeitgeist":

> Zu lang schon waltest über dem Haupte mir
> Du in der dunkeln Wolke, du Gott der Zeit!
> Zu wild, zu lang ist's ringsum, und es
> Trümmert und wankt ja, wohin ich blicke.

Da es in der Welt ringsum trümmert und wankt, stehen wir vor der Frage, wo das Rettende wachsen soll, im Zeitgeist oder in den traditionellen Werten.

Anhang:
175 Jahre akademische Chirurgie Heidelberg

Zeittafel

1818   1. Mai – Eröffnung der ersten Chirurgischen Universitätsklinik Heidelberg im Dominikanerkloster.

1818   Im Juli Übersiedelung der Chirurgischen Klinik in die Marstallkaserne.

1826   Am 30. Januar wird der erste urologisch operierte Patient entlassen. M.J. Chelius hatte bei ihm einen in der Leiste gelegenen zirrhösen Hoden exstirpiert.

1834   Chelius wird Rektor der Universität Heidelberg.

1844   Verlegung der Chirurgischen Universitätsklinik vom Marstallgebäude in das ehemalige Jesuitenkloster, heute Collegium academicum.

1847   Erstmalige Durchführung eines operativen Eingriffs in Narkose.

1864   M. J. Chelius wird auf eigenen Wunsch in den Ruhestand versetzt, sein Nachfolger wird O. Weber.

1864   Trennung der Ophthalmologie von der Chirurgie, Errichtung einer eigenen Augenklinik unter Knapp.

1867   G. Simon übernimmt die Chirurgische Klinik.

1869   Am 2. August führt Simon erstmals in der Welt die Exstirpation einer gesunden Niere bei bestehender Harnleiterfistel erfolgreich durch.

1871   Zum ersten Mal wird eine direkt erkrankte Niere unter der Indikation Steinniere mit Infekt entfernt.

1876   Am 1. Oktober Eröffnung des neuen akademischen Krankenhauses im Bergheimer Feld. Die Chirurgische Klinik besitzt jetzt 122 Betten.

1877   Czerny wird als Nachfolger Simons nach Heidelberg berufen.

1877   Am 2. Mai wird erstmals am Menschen eine Resektion des zervikalen Ösophagus durch Czerny erfolgreich durchgeführt.

1878   Erste vaginale Hysterektomie wegen eines Karzinoms durch Czerny.

1878   Czerny führt eine der ersten 6 erfolgreichen Splenektomien durch.

1880   Erste Pyelolithotomie durch Czerny.

1882   Trennung der operativen Gynäkologie von der Chirurgie und Errichtung der Frauenklinik in der Voltstraße.

1887   Czerny führt als Erster eine erfolgreiche Prostatektomie bei Prostatakarzinom durch.

1890   Erste Operation eines zerebralen Gliosarkoms am 21. November durch Czerny in Heidelberg.

1896   Eröffnung der ersten Ohrenklinik in Heidelberg, ebenfalls nach Trennung von der Chirurgie.

1897   Übernahme der ersten Medizinischen Pavillons durch die Chirurgische Klinik, dadurch Erhöhung der Bettenzahl auf 158.

1900   Die Zahl der Chirurgischen Krankenbetten wird auf 200 erhöht. In diesem Jahr werden 2.522 Patienten stationär und 6.601 ambulant behandelt.

1905   Erste Exstirpation eines Ganglion Gasseri.

1905   Erste Intubationsnarkose in Heidelberg durch Franz Kuhn.

1906   Berufung Narraths auf den Heidelberger Lehrstuhl für Chirurgie.

1906   Völcker und Lichtenberg führen erstmals eine retrograde Pyelographie durch.

1906   Czerny tritt im 64. Lebensjahr von seiner Professur für Chirurgie zurück und widmet sich dem Institut für Krebsforschung.

1907   Narrath und Völcker führen die Alkohol-Chloroform-Äthernarkose ein und Bromäthylen als Narkotikum.

1908   Fachliche Trennung der Zahn- und Kieferheilkunde von der Chirurgie.

1910   Narrath muß aus gesundheitlichen Gründen im Alter von 45 Jahren von seinem Amt zurücktreten. Die Chirurgische Klinik wird von M. Wilms übernommen.

1918   Anfang Juni nimmt Enderlen den Ruf nach Heidelberg an.

1919   Trennung der Orthopädie von der Chirurgie und Eröffnung einer eigenen Orthopädischen Universitätsklinik in Schlierbach.

1933   Enderlen legt sein Amt als Direktor der Chirurgischen Universitätsklinik nieder.

1933   Baubeginn der neuen Chirurgischen Klinik auf dem Neuenheimer Feld am 14. November.

1934   M. Kirschner übernimmt die Heidelberger Chirurgische Klinik.

1936   2. Juli – Richtfest der neuen Chirurgischen Universitätsklinik.

1939   3. Juli – Bezug der neuen Chirurgischen Universitätsklinik (350 Betten).

1943   1. Januar – K.H. Bauer wird auf den Heidelberger Lehrstuhl für Chirurgie versetzt.

1949   Erste Pneumonektomie durch K.H. Bauer in Heidelberg.

1962   1. März – F. Linder wird auf den Lehrstuhl für Chirurgie berufen.

1962   Erster Eingriff am Herzen mittels Herz-Lungen-Maschine in Heidelberg.

1963   Einrichtung eines Lehrstuhls für Anästhesiologie in Heidelberg unter Berufung von O.H. Just.

1963   Erster Ersatz einer künstlichen Herzklappe in Heidelberg.

1964   Einrichtung eines Lehrstuhls für Urologie in Heidelberg und Berufung von L. Röhl.

1965   Einrichtung eines Lehrstuhls für Neurochirurgie in Heidelberg und Berufung von E. Klar.

1967   16. Februar – Erste Nierentransplantation in Baden-Württemberg.

1968   Berufung von H. Penzholz auf den Lehrstuhl für Neurochirurgie.

1972   Einrichtung eines Lehrstuhls für Experimentelle Chirurgie in Heidelberg und Berufung von J. Schmier.

1973   Einrichtung des Lehrstuhls für Spezielle Thoraxchirurgie und Berufung von W. Schmitz.

1974   Einrichtung des Lehrstuhls für Kinderchirurgie und Berufung von R. Daum.

1975   Einrichtung der Sektion für Unfall- und Plastische Chirurgie sowie Einrichtung einer Sektion für Gefäßchirurgie.

1978 Einrichtung der Sektion für Chirurgische Onkologie.

1978 Etablierung der Psychosozialen Nachsorge-Abteilung im Moro-Haus.

1980 Einrichtung eines Lehrstuhls für Röntgendiagnostik und Berufung von P. Gerhardt.

1981 1. Oktober – Ch. Herfarth wird auf den Lehrstuhl für Chirurgie berufen.

1981 Berufung von K. Messmer auf den Lehrstuhl für Experimentelle Chirurgie .

1982 Berufung von St. Kunze auf den Lehrstuhl für Neurochirurgie.

1984 Erste extrakorporale Nierensteinlithotrypsie in Heidelberg.

1987 Einrichtung des Lehrstuhls für Kardiologische Epidemiologie unter Berufung von W. Schmitz.

1987 16. Juni – Erste Lebertransplantation in Heidelberg.

1987 Auszug der Neurochirurgie in die Kopfklinik in Heidelberg.

1988 Berufung von S. Hagl auf den Lehrstuhl für Herzchirurgie.

1988 Berufung von G. Kauffmann auf den Lehrstuhl für Röntgendiagnostik.

1989 Berufung von G. Staehler auf den Lehrstuhl für Urologie.

1989 Heidelberg wird zum Transplantationszentrum BadenWürttemberg.

1989 22. Juni – Erste Herztransplantation in Heidelberg.

1989 Errichtung einer intraoperativen Strahleneinheit.

1989 Neubau einer Transplantations-Intensivstation.

1990 Berufung von E. Martin auf den Lehrstuhl für Anästhesiologie.

1991 Berufung von P. J. Meeder als Sektionsleiter der Sektion Unfall- und Wiederherstellungschirurgie.

1992 21. Mai – Erste Pankreas-Nieren-Transplantation in Heidelberg.

1993 Berufung von M. M. Gebhard auf den Lehrstuhl für Experimentelle Chirurgie.

Springer-Verlag und Umwelt

Als internationaler wissenschaftlicher Verlag sind wir uns unserer besonderen Verpflichtung der Umwelt gegenüber bewußt und beziehen umweltorientierte Grundsätze in Unternehmensentscheidungen mit ein.

Von unseren Geschäftspartnern (Druckereien, Papierfabriken, Verpackungsherstellern usw.) verlangen wir, daß sie sowohl beim Herstellungsprozeß selbst als auch beim Einsatz der zur Verwendung kommenden Materialien ökologische Gesichtspunkte berücksichtigen.

Das für dieses Buch verwendete Papier ist aus chlorfrei bzw. chlorarm hergestelltem Zellstoff gefertigt und im pH-Wert neutral.